保健の実践科学シリーズ

学校看護学

編著 松浦賢長
笠井直美
渡辺多恵子

講談社

執筆者一覧

(執筆順。かっこ内は執筆担当)

松浦賢長
福岡県立大学看護学部 教授
(1, 2, 24, 27, 28章)

笠井直美
新潟大学人文社会・教育科学系 教授
(1, 2, 4, 20章)

渡辺多恵子
淑徳大学看護栄養学部 教授
(1, 2, 3, 19, 25, 29章)

太田泰子
岡山県和気郡和気町立和気中学校 養護教諭
(3章)

鈴木雅子
十文字学園女子大学人間生活学部 専任講師
(5, 6章)

上原美子
埼玉県立大学保健医療福祉学部 准教授
(7章)

石走知子
鹿児島大学学術研究院
総合科学域総合教育学系 准教授
(8章)

原田直樹
福岡県立大学看護学部 准教授
(9, 18, 22章)

丸岡里香
北翔大学教育文化学部 教授
(10, 11章)

梶原由紀子
福岡県立大学看護学部 助教
(12, 13, 15, 26章)

冨崎悦子
慶應義塾大学看護医療学部 専任講師
(14章)

綾部明江
茨城県立医療大学保健医療学部 准教授
(16章)

田原千晶
福岡県立大学看護学部 助手
(17章)

富樫和枝
元・東北文化学園大学医療福祉学部 講師
(21章)

助友裕子
日本女子体育大学体育学部 教授
(23章)

竹原健二
国立成育医療研究センター研究所
政策科学研究部 室長
(29章)

尼崎光洋
愛知大学地域政策学部 准教授
(30章)

『保健の実践科学シリーズ』の発刊にあたって

　わが国は，人口の高齢化と入院期間短縮化に伴い，医療ニーズと介護ニーズを併せ持つ高齢者を地域で支えていく持続可能な支援体制が今後一層必要になる．そのため保健師や看護師（以後，両者を含めて看護職と総称）には，住民間の支え合いやネットワークの強化を図り地域全体のQOL向上を目指す集団的働きかけが期待される．また産業看護職には，退職後の健康や家族の健康まで考慮した保健活動が重要になり，学校の養護教諭には，ストレスを克服し充実した人生を送るための基本的保健能力の養成などが求められる．このように地域・産業・学校の看護職が各現場で，対象者のライフコースや家族も含めた広い視野で看護を提供すると同時に，相互に有機的連携をとることで，多様な年齢層や健康レベルを包含する地域社会全体の健康と幸福を目指していける時代になると考えられる．

　変化する時代のニーズに合わせて課題を明らかにし，対策を考案し，現場に適合する方法を開発し，実践および評価するのが専門職であり，その裏づけとなるのが実践科学である．学生は，社会に出てからこの能力を十分に発揮できるよう，学生時代には基礎学力と応用力を身につけなければならない．

　一方，看護系大学の現状を見ると，今や日本の3大学に1大学以上を占め，入学定員約2万人と膨大化した．この状況下で看護教育の足並みを揃えることは喫緊の課題である．特に「産業・学校・行政看護学」については，専門研究者が極めて少ないこともあり，多くは専門外の先生方が試行錯誤の上，教授されているのがこれまでの実情ではないだろうか．

　そこで3領域各看護職の経験に基づく専門性をわかりやすく解説し，共通基盤理論の各領域における展開方法も比較・考察できるよう3冊シリーズの発刊に至った．3領域の学問性に焦点を当て，それぞれ独立した教科書とした本シリーズは，この分野初の試みである．

　本シリーズに共通した内容の特徴は以下のとおりである．
- ●看護師・保健師国家試験出題基準の内容を網羅し，タキソノミーレベルⅢ型（問題解決・評価型）にも対応した応用力を養う内容
- ●豊富な現場経験事例を，理論と対応させ実践知として解説した学問書
- ●日々直面する問題をリサーチ・クエスチョンとし，解明方法を紹介した研究入門書

　全看護系大学教員および学生に利用できるスタンダード・テキストであると同時に，修士・博士課程の大学院教育にも利用でき，現場で活躍する看護職には日々の活動の専門性を整理できる指南書ともなる．全3冊を合わせてお読みいただくと，3領域の共通点や相違点が，より深く考察できる．

　最後に本シリーズの出版にあたり，多大なるサポートを頂いた株式会社講談社サイエンティフィクの皆様に心より深謝申し上げる．

2017年2月　産業看護学・池田 智子
学校看護学・松浦 賢長
行政看護学・金子 仁子

序　文

　学校看護は，学術的に確立された分野の1つである。日本学術振興会の科学研究費助成事業（いわゆる科研費）においても，「学校看護」は正式な申請用キーワードとして用意されている。
　「学校看護学」は，3つの根拠・原則に支えられている。1つは文化に依存する根拠であり，他の2つは世界に共通する根拠・原則である。
　文化に依存する根拠とは，法的根拠のことである。学校は法体系の中にあり，わが国の法に基づいて運用されている。学校（で行われる教育）の最上位法規は教育基本法であり，その下に学校教育法や学校保健安全法などが広がっている。本書では，学校看護が依拠するこれらの法的根拠を第1章で扱うことにした。
　また本書では，これら法的根拠の前に日本国憲法をおくことにした。憲法（Constitution）とは，対国家概念であり，国家（広義では地方自治体や公務員等を含む）に対する制約が書かれている。最大の概念（国家に対する制約）は，国家に対して"人間を人間らしく扱う"ことを求めるという「人権」概念であり，この人権に関する条項は憲法条項の多くを占めている。学校看護の取り組みは，この国家と人権の枠組みを理解した上で展開されるべきであるという考えから，冒頭に憲法を配置した。
　世界に共通する根拠・原則の1つ目は，科学的根拠である。学校看護という人間を対象とする場では，2種類の科学的根拠があり，1つは自然科学から得られる根拠である。物理や化学，生物学などの成果がこれに含まれる。もう1つは行動科学から得られるモデルである。人間の行動を分析・予測（もちろん変容も）するためのこの学問（行動科学）は，自然科学の成果のように誤差の少ない成果を生み出すには至ってはいない。その代わり，多くの行動予測モデル（理論ともいう）が編み出されてきている。そしてこれらの行動予測（変容）モデルは，他の場における看護，たとえば産業看護，行政看護，地域看護等でも同様に用いられているものであり，取り組みの成果を世界的に他の看護領域と比較検討・共有できる状況になっている。本書では，これらのモデルや理論をできるだけ多く取り入れて（第3章以降），実践や実践研究と結びつけられる構成とした。
　世界に共通する根拠・原則の2つ目は，Health Promotionである。このHealth Promotionは，日本語ではカタカナで「ヘルスプロモーション」とされていることからわかるように，適切な和訳が見つからなかった概念である。この概念の要諦は，オタワ憲章に示されているように3つ（Advocate, Enable, Mediate）であり，これは健康関連領域"外"へ働きかける戦略のことである。本書ではここから，学校保健委員会等，学校外への働きかけについても重視することとした。また，Health Promotionにおいて実際の手段として最も重要なのは，Build Healthy Public Policyとされている。これは文字通り，健康的な公共政策の立案であり，本書では政策の要となる法律を重視する姿勢を打ち出し，学校関連法規だけではなく，他の法規も十分に視野に入れた構成（とくに第2章）としている。
　他にもICN（International Council of Nurses）の倫理原則など，学校看護の取り組みが依拠すべき根拠・原則は存在するが，本書では紙数の関係で割愛させていただいた。

最後に，各章のボリュームは大学の講義1回分（90分）に相当するように作られている。できるだけ図表を取り入れて，学生の理解に寄与するように工夫したところである。
　本書が学校看護学の礎としてより良いものになるために，忌憚のないご意見をお寄せいただければ幸いである。

2017年2月　松浦賢長

CONTENTS

『保健の実践科学シリーズ』の発刊にあたって iii
序文 v

第1章　学校保健関係法規Ⅰ 1
第1節　日本国憲法 1
第2節　学校教育，学校保健安全に関する法律 2

第2章　学校保健関係法規Ⅱ 9
第1節　児童福祉・障害福祉に関する法律 9
第2節　感染症に関する法律 14

第3章　学校保健のしくみ 17
第1節　学校保健とは 17
第2節　保健主事と養護教諭 18
第3節　学校保健計画と学校保健活動 19

第4章　学校環境衛生基準 22
第1節　学校環境衛生の意義 22
第2節　学校環境衛生の法的根拠 23
第3節　学校環境衛生基準 25

第5章　健康診断Ⅰ 33
第1節　健康診断の目的 33
第2節　健康診断の法的根拠 34
第3節　教育課程上の位置づけ 34
第4節　健康診断の種類 34

第6章　健康診断Ⅱ 41
第1節　健康診断の項目 41
第2節　健康診断の実施 45
第3節　技術的基準 46
第4節　事後措置 47
第5節　予防医学と学校健康診断 48

第7章　健康観察 ... 50

第1節　健康観察にかかわる法令 ... 50
第2節　健康観察の目的 ... 51
第3節　健康観察の実際 ... 51
第4節　健康観察の評価 ... 57

第8章　健康相談 ... 59

第1節　健康相談の目的と健康相談が求められる背景 ... 59
第2節　健康相談の対象となる者 ... 60
第3節　健康相談の進め方 ... 60
第4節　健康相談の支援計画の作成 ... 62
第5節　健康相談の支援者の役割 ... 62

第9章　学習指導要領 ... 67

第1節　学習指導要領の意義と法的根拠 ... 67
第2節　学習指導要領の史的変遷 ... 68
第3節　2008（平成20）年の改訂 ... 71
第4節　新学習指導要領と保健教育 ... 72

第10章　保健学習 ... 77

第1節　保健学習と保健指導 ... 77
第2節　保健学習の目的・目標・内容 ... 78
第3節　保健学習の指導計画 ... 81
第4節　保健学習を担当する教師 ... 82
第5節　健康教育における養護教諭の役割 ... 83
第6節　がん教育の導入と保健学習 ... 84

第11章　保健指導 ... 85

第1節　保健指導とは ... 85
第2節　保健指導の目的 ... 86
第3節　集団保健指導 ... 86
第4節　道徳と総合的な学習の時間 ... 88
第5節　個別保健指導 ... 88

第12章　感染症対策Ⅰ ... 93

第1節　感染症に関する基本的理解 ... 93
第2節　感染症の予防の原則 ... 94
第3節　感染予防の進め方 ... 95

第13章　感染症対策Ⅱ　　98

第1節　学校において予防すべき感染症の法的根拠　　98
第2節　学校において予防すべき感染症の種類と出席停止期間の基準　　101
第3節　注意すべき感染症　　101

第14章　災害（発達障害，小児慢性特定疾病）　　104

第1節　災害に備えて　　104
第2節　災害時の対応　　107
第3節　災害後の対応　　108

第15章　救急処置　　112

第1節　学校における救急処置の目的　　112
第2節　救急処置の法的位置づけ　　113
第3節　学校における救急処置の範囲　　113
第4節　救急蘇生法　　114
第5節　学校における救急処置　　116
第6節　学校における救急体制の確立　　116

第16章　疾病管理　　119

第1節　健康診断で発見された疾病の事後処理　　119
第2節　アレルギー対策　　120
第3節　慢性疾患の管理の概要　　122

第17章　（長期）入院している子どもへの支援　　127

第1節　小児の医療動向　　127
第2節　長期入院児の現状　　127
第3節　小児がんの現状　　128
第4節　長期入院中の小児がん患児への支援　　129

第18章　発達障害　　133

第1節　発達障害とは　　133
第2節　特別支援教育　　136
第3節　発達障害の二次障害　　136
第4節　急激な環境変化による二次障害化：災害時の対応　　138

第19章　児童虐待　　140

第1節　児童虐待とは　　140
第2節　児童虐待に関する法・制度　　140
第3節　児童虐待の現状　　143

第4節　児童虐待予防に向けた学校看護活動 144

第20章　LGBT 147
第1節　LGBTの概念 147
第2節　LGBTに関する権利 148
第3節　性感染症の現在 150

第21章　メンタルヘルス 154
第1節　自殺 154
第2節　心の病 158
第3節　学校における対策について 160

第22章　不登校 162
第1節　「不登校」の捉え方の史的変遷 162
第2節　現在の不登校の様態 163
第3節　不登校の支援 166

第23章　がん教育 169
第1節　がん教育の内容 169
第2節　配慮を要する事項 170
第3節　関係諸機関との連携 172
第4節　がん教育の計画と評価 173

第24章　性に関する指導・教育 176
第1節　「性教育」という言葉 176
第2節　保健学習と保健指導 176
第3節　保健学習の内容［小学校］ 177
第4節　保健学習の内容［中学校］ 178
第5節　保健学習の内容［高等学校］ 179
第6節　発達段階 181

第25章　飲酒，喫煙，薬物 183
第1節　未成年の飲酒・喫煙の現状と健康日本21（第二次）の目標 183
第2節　飲酒，喫煙，薬物乱用の関連要因 184
第3節　飲酒，喫煙，薬物乱用予防に向けた学校看護活動 185

第26章　特別支援教育・医療的ケア 187
第1節　特別支援教育の現状 187
第2節　「医療的ケア」とその史的変遷 189

第3節 医療的ケアを必要とする子どもの現状とケア実施者 189
第4節 医療的ケアを必要とする子どもと保護者への支援 191

第 27 章　成長曲線 193
第1節 成長曲線とは何か 193
第2節 グラフの実際 194

第 28 章　学校保健委員会 198
第1節 学校保健委員会とは 198
第2節 課題の設定 200

第 29 章　学校保健領域の研究 202
第1節 研究を行うために必要な具体的な研究仮説 202
第2節 研究の種類と特徴 204

第 30 章　保健理論と実践研究 215
第1節 ライフスキル教育に基づくアプローチ 215
第2節 映像を用いたアプローチ 216
第3節 認知行動理論に基づく面接形式のアプローチ 217
第4節 ピア・エデュケーションによるアプローチ 217

索引 220

カバーイラスト：平野こうじ

第1章 学校保健関係法規 I

松浦 賢長／笠井 直美／渡辺 多恵子

この章で学ぶこと
- 日本国憲法の概要と学校看護活動に係る主要な条文を知る。
- 学校教育に関する法律の概要と主要な条文を知る。

[キーワード] 日本国憲法，学校教育法，学校保健安全法，学校給食法，いじめ防止対策推進法

第1節 ● 日本国憲法

現行憲法*は1946（昭和21）年11月3日に公布，1947（昭和22）年5月3日に施行されて以来，一度も改正されていない。前文および11章103条で構成され，国民主権，基本的人権の尊重，平和主義を基本とする。

（国民の権利及び義務）

第11条 国民は，すべての基本的人権の享有を妨げられない。この憲法が国民に保障する基本的人権*は，侵すことのできない永久の権利として，現在及び将来の国民に与へられる。

第12条 この憲法が国民に保障する自由及び権利は，国民の不断の努力によつて，これを保持しなければならない。又，国民は，これを濫用してはならないのであつて，常に公共の福祉*のためにこれを利用する責任を負ふ。

第25条 すべて国民は，健康で文化的な最低限度の生活を営む権利を有する。

2 国は，すべての生活部面について，社会福祉，社会保障及び公衆衛生の向上及び増進に努めなければならない。

第26条 すべて国民は，法律の定めるところにより，その能力に応じて，ひとしく教育を受ける権利を有する。

2 すべて国民は，法律の定めるところにより，その保護する子女に普通教育を受けさせる義務を負ふ。義務教育は，これを無償とする。

[憲法]
国家の基本的事項を定め，他の法律や命令で変更することのできない，国家最高の法規範。

[基本的人権]
人間が人間である以上，人間として当然もっている基本的な権利。

[公共の福祉]
社会の構成員に等しくもたらされるべき幸福。

第2節 ● 学校教育，学校保健安全に関する法律

1. 学校教育法

　教育基本法に基づき，学校制度の基本を規定した法律である。義務教育，幼稚園，小学校，中学校，高等学校，中等教育学校，特別支援教育，大学，高等専門学校，専修学校などについて定めている。

　学校看護（養護教諭配置）は幼稚園から始まっていること，養護教諭を必ず置かねばならないのは小学校と中学校であること，また，養護教諭の使命は養護をつかさどる（最終判断をする）ことを理解しておこう。

（総則）
第1条　この法律で，学校とは，幼稚園，小学校，中学校，義務教育学校，高等学校，中等教育学校，特別支援学校＊，大学及び高等専門学校とする。
（義務教育）
第16条　保護者（子に対して親権を行う者（親権を行う者のないときは，未成年後見人）をいう。以下同じ）は，次条に定めるところにより，子に九年の普通教育＊を受けさせる義務を負う。
第27条　幼稚園には，園長，教頭及び教諭を置かなければならない。
2　幼稚園には，前項に規定するもののほか，副園長，主幹教諭，指導教諭，養護教諭，栄養教諭，事務職員，養護助教諭その他必要な職員を置くことができる。
第37条　小学校には，校長，教頭，教諭，養護教諭及び事務職員を置かなければならない。（中略）
12　養護教諭は，児童の養護をつかさどる。
第49条　第30条第2項，第31条，第34条，第35条及び第37条から第44条までの規定は，中学校に準用する。（後略）
第60条　高等学校には，校長，教頭，教諭及び事務職員を置かなければならない。
2　高等学校には，前項に規定するもののほか，副校長，主幹教諭，指導教諭，養護教諭，栄養教諭，養護助教諭，実習助手，技術職員その他必要な職員を置くことができる。（後略）
第69条　中等教育学校には，校長，教頭，教諭，養護教諭及び事務職員を置かなければならない。

2. 学校保健安全法

　学校での保健管理，安全管理に関する必要な事項を定め，学校教育の円滑な実施とその成果の確保に資することを目的とする法律である。

[特別支援学校]
視覚障害，聴覚障害，知的障害，肢体不自由病弱などの理由で支援を必要とする子どもに対して普通教育に準じる教育を施し，自立に必要な知識技能を授ける学校。

[普通教育]
社会の構成員となるすべての者に共通に必要とされる一般的基礎的な教育。

（学校保健・学校環境衛生基準・保健室）

第5条　学校においては，児童生徒等及び職員の心身の健康の保持増進を図るため，児童生徒等及び職員の健康診断，環境衛生検査，児童生徒等に対する指導その他保健に関する事項について計画を策定し，これを実施しなければならない。

第6条　文部科学大臣は，学校における換気，採光，照明，保温，清潔保持その他環境衛生に係る事項（学校給食法（昭和29年法律第160号）第9条第1項（夜間課程を置く高等学校における学校給食に関する法律（昭和31年法律第157号）第7条及び特別支援学校の幼稚部及び高等部における学校給食に関する法律（昭和32年法律第118号）第6条において準用する場合を含む）に規定する事項を除く）について，児童生徒等及び職員の健康を保護する上で維持されることが望ましい基準（以下この条において「学校環境衛生基準」という）を定めるものとする。

2　学校の設置者は，学校環境衛生基準に照らしてその設置する学校の適切な環境の維持に努めなければならない。

3　校長は，学校環境衛生基準に照らし，学校の環境衛生に関し適正を欠く事項があると認めた場合には，遅滞なく，その改善のために必要な措置を講じ，又は当該措置を講ずることができないときは，当該学校の設置者に対し，その旨を申し出るものとする。

第7条　学校には，健康診断，健康相談，保健指導，救急処置その他の保健に関する措置を行うため，保健室を設けるものとする。

（健康相談・保健指導・健康診断）

第8条　学校においては，児童生徒等の心身の健康に関し，健康相談を行うものとする。

第9条　養護教諭＊その他の職員は，相互に連携して，健康相談又は児童生徒等の健康状態の日常的な観察により，児童生徒等の心身の状況を把握し，健康上の問題があると認めるときは，遅滞なく，当該児童生徒等に対して必要な指導を行うとともに，必要に応じ，その保護者（学校教育法第16条に規定する保護者をいう。第24条及び第30条において同じ）に対して必要な助言を行うものとする。

第11条　市（特別区を含む。以下同じ）町村の教育委員会は，学校教育法第17条第1項の規定により翌学年の初めから同項に規定する学校に就学させるべき者で，当該市町村の区域内に住所を有するものの就学に当たつて，その健康診断を行わなければならない。

第12条　市町村の教育委員会は，前条の健康診断の結果に基づき，治療を勧告し，保健上必要な助言を行い，及び学校教育法第17条第1項に規定する義務の猶予若しくは免除又は特別支援学校への就学に関し指導を行う等適切な措置をとらなければならない。

[養護教諭]
幼児，児童，生徒の養護をつかさどる幼稚園，小学校，中学校，高等学校，中等教育学校および特別支援学校の教諭。

第 13 条　学校においては，毎学年定期に，児童生徒等（通信による教育を受ける学生を除く）の健康診断を行わなければならない。

2　学校においては，必要があるときは，臨時に，児童生徒等の健康診断を行うものとする。

第 14 条　学校においては，前条の健康診断の結果に基づき，疾病の予防処置を行い，又は治療を指示し，並びに運動及び作業を軽減する等適切な措置をとらなければならない。

（感染症）

第 19 条　校長は，感染症にかかつており，かかつている疑いがあり，又はかかるおそれのある児童生徒等があるときは，政令で定めるところにより，出席を停止させることができる。

第 20 条　学校の設置者は，感染症の予防上必要があるときは，臨時に，学校の全部又は一部の休業を行うことができる。

第 21 条　前 2 条（第 19 条の規定に基づく政令を含む）及び感染症の予防及び感染症の患者に対する医療に関する法律（平成 10 年法律第 114 号）その他感染症の予防に関して規定する法律（これらの法律に基づく命令を含む）に定めるもののほか，学校における感染症の予防に関し必要な事項は，文部科学省令で定める。

COLUMN

子どもの定義

法律によって子どもの定義（年齢）が異なっている。

【学校教育法】子どもが年度によって区切られている。修業年限が校種によって定められているので，たとえば小学生としての身分は 6 年生の 3 月 31 日までとなる。

第 17 条　保護者は，子の満 6 歳に達した日の翌日以後における最初の学年の初めから，満 12 歳に達した日の属する学年の終わりまで，これを小学校，義務教育学校の前期課程又は特別支援学校の小学部に就学させる義務を負う。ただし，子が，満 12 歳に達した日の属する学年の終わりまでに小学校の課程，義務教育学校の前期課程又は特別支援学校の小学部の課程を修了しないときは，満 15 歳に達した日の属する学年の終わり（それまでの間においてこれらの課程を修了したときは，その修了した日の属する学年の終わり）までとする。（後略）

第 32 条　小学校の修業年限は，6 年とする。

【児童福祉法での分類】

第 4 条　この法律で，児童とは，満 18 歳に満たない者をいい，児童を左の

ように分ける。
一　乳児　満1歳に満たない者
二　幼児　満1歳から，小学校就学の始期に達するまでの者
三　少年　小学校就学の始期から，満18歳に達するまでの者

【少年法の定義】少女という表記は存在しない。「少年」をもって，男女を対象とする。

第2条　この法律で「少年」とは，20歳に満たない者をいい，「成人」とは，満20歳以上の者をいう。

2　この法律で「保護者」とは，少年に対して法律上監護教育の義務ある者及び少年を現に監護する者をいう。

第3条　次に掲げる少年は，これを家庭裁判所の審判に付する。
一　罪を犯した少年
二　14歳に満たないで刑罰法令に触れる行為をした少年

【民法】民法では成年に満たないものを未成年とみなしている。

第4条　年齢20歳をもって，成年とする。

【刑法】責任年齢が規定されている。

第41条　14歳に満たない者の行為は，罰しない。

【子ども・子育て支援法】年度による定義が採用されている。

第6条　この法律において「子ども」とは，18歳に達する日以後の最初の3月31日までの間にある者をいい，「小学校就学前子ども」とは，子どものうち小学校就学の始期に達するまでの者をいう。

2　この法律において「保護者」とは，親権を行う者，未成年後見人その他の者で，子どもを現に監護する者をいう。

そのほか，第26条〜第30条には，学校安全に係る内容が規定されている。

3. 学校給食法

学校給食，学校給食を活用した食に関する指導に関し，適切な事項を定め，学校給食の普及充実，学校における食育の推進を図ることを目的とする法律である。

（学校給食の目標）

第2条　学校給食を実施するに当たつては，義務教育諸学校における教育の目的を実現するために，次に掲げる目標が達成されるよう努めなければならない。

一　適切な栄養の摂取による健康の保持増進を図ること。
二　日常生活における食事について正しい理解を深め，健全な食生活を営むことができる判断力を培い，及び望ましい食習慣を養うこと。
三　学校生活を豊かにし，明るい社交性及び協同の精神を養うこと。

四 食生活が自然の恩恵の上に成り立つものであることについての理解を深め，生命及び自然を尊重する精神並びに環境の保全に寄与する態度を養うこと。
五 食生活が食にかかわる人々の様々な活動に支えられていることについての理解を深め，勤労を重んずる態度を養うこと。
六 我が国や各地域の優れた伝統的な食文化についての理解を深めること。
七 食料の生産，流通及び消費について，正しい理解に導くこと。

（学校給食を活用した食に関する指導）

第10条　栄養教諭*は，児童又は生徒が健全な食生活を自ら営むことができる知識及び態度を養うため，学校給食において摂取する食品と健康の保持増進との関連性についての指導，食に関して特別の配慮を必要とする児童又は生徒に対する個別的な指導その他の学校給食を活用した食に関する実践的な指導を行うものとする。この場合において，校長は，当該指導が効果的に行われるよう，学校給食と関連付けつつ当該義務教育諸学校における食に関する指導の全体的な計画を作成することその他の必要な措置を講ずるものとする。

2　栄養教諭が前項前段の指導を行うに当たつては，当該義務教育諸学校が所在する地域の産物を学校給食に活用することその他の創意工夫を地域の実情に応じて行い，当該地域の食文化，食に係る産業又は自然環境の恵沢に対する児童又は生徒の理解の増進を図るよう努めるものとする。

3　栄養教諭以外の学校給食栄養管理者は，栄養教諭に準じて，第一項前段の指導を行うよう努めるものとする。この場合においては，同項後段及び前項の規定を準用する。

[栄養教諭]
栄養に関する専門性をもち，児童生徒に対して食に関する指導と給食の管理を行う教諭。

4. いじめ防止対策推進法

児童等の尊厳を保持するため，いじめの防止等のための対策の基本となる事項を定めることにより，いじめの防止等のための対策を総合的かつ効果的に推進することを目的とする法律である。

（定義）

第2条　この法律において「いじめ」とは，児童等に対して，当該児童等が在籍する学校に在籍している等当該児童等と一定の人的関係にある他の児童等が行う心理的又は物理的な影響を与える行為（インターネットを通じて行われるものを含む）であって，当該行為の対象となった児童等が心身の苦痛を感じているものをいう。

2　この法律において「学校」とは，学校教育法（昭和22年法律第26号）第1条に規定する小学校，中学校，高等学校，中等教育学校及び特別支援学校（幼稚部を除く）をいう。

3　この法律において「児童等」とは，学校に在籍する児童又は生徒をいう。

4　この法律において「保護者」とは，親権を行う者（親権を行う者のないときは，

未成年後見人）をいう。
（責務）
第5条　国は，第3条の基本理念（以下「基本理念」という）にのっとり，いじめの防止等のための対策を総合的に策定し，及び実施する責務を有する。
第6条　地方公共団体は，基本理念にのっとり，いじめの防止等のための対策について，国と協力しつつ，当該地域の状況に応じた施策を策定し，及び実施する責務を有する。
第7条　学校の設置者は，基本理念にのっとり，その設置する学校におけるいじめの防止等のために必要な措置を講ずる責務を有する。
第8条　学校及び学校の教職員は，基本理念にのっとり，当該学校に在籍する児童等の保護者，地域住民，児童相談所その他の関係者との連携を図りつつ，学校全体でいじめの防止及び早期発見に取り組むとともに，当該学校に在籍する児童等がいじめを受けていると思われるときは，適切かつ迅速にこれに対処する責務を有する。
第9条　保護者は，子の教育について第一義的責任を有するものであって，その保護する児童等がいじめを行うことのないよう，当該児童等に対し，規範意識を養うための指導その他の必要な指導を行うよう努めるものとする。
2　保護者は，その保護する児童等がいじめを受けた場合には，適切に当該児童等をいじめから保護するものとする。
3　保護者は，国，地方公共団体，学校の設置者及びその設置する学校が講ずるいじめの防止等のための措置に協力するよう努めるものとする。
4　第1項の規定は，家庭教育*の自主性が尊重されるべきことに変更を加えるものと解してはならず，また，前3項の規定は，いじめの防止等に関する学校の設置者及びその設置する学校の責任を軽減するものと解してはならない。

[家庭教育]
家庭での生活を通して，父母やその他の家族によって行われる教育。子どもの人格形成に重要な役割をもつ。

法律の三層構造

　法律は立法府であるところの国会にて制定される。法律の改正も国会で決議される。各法律には，施行令と施行規則が制定されることがあり，三層構造をとっている。施行令とは政令であり，政府（行政府）によって策定され，またその改正も政府（内閣）によって行われる。施行規則とは省令であり，各省庁（行政）によって策定され，その改正は各省（大臣）によって行われる。このような三層構造によって，改正に迅速に対応することができる。
　学校保健安全法に規定されている健康診断を例にすると，健康診断の対象や学年は法律に定められている。施行令には就学時の健康診断の時期や項目が定められている。施行規則には，健康診断の方法・技術的基準，事後措置等の細かい内容が規定されている。

> **各自治体の条例**
>
> 　法律，施行令，施行規則は国の法体系である。対して，地方自治体（都道府県や市町村）が定めるのが条例であり，それはいわば自治体の"法律"である。
> 　青少年の健全育成に関する条例は多くの自治体が定めており（例：東京都青少年育成条例），青少年（18歳未満）との性交の規制や有害図書の規制が行われている。

この章のまとめ

- 本章では，日本の最高規範である日本国憲法のほか，学校教育に関係する法律のうち，学校教育法，学校保健安全法，学校給食法，いじめ防止対策推進法について，主要な条文を列記した。
- 本章で取り上げた以外の条文や，教育基本法，食育基本法，学校図書館法，社会教育法，就学困難な児童及び生徒に係る就学奨励についての国の援助に関する法律，特別支援学校の幼稚部及び高等部における学校給食に関する法律，特別支援学校への就学奨励に関する法律などを参照しながらの学校看護活動が期待される。

第2章 学校保健関係法規 II

松浦 賢長／笠井 直美／渡辺 多恵子

この章で学ぶこと
- 学校看護活動に関係する児童福祉・障害福祉に関する法律の概要と主要な条文を知る。
- 学校看護活動に関係する感染症に関する法律の概要と主要な条文を知る。

[キーワード] 児童福祉法，児童虐待防止法，発達障害者支援法，障害者基本法，感染症法，予防接種法

第1節 児童福祉・障害福祉に関する法律

1. 児童福祉法

児童福祉法は児童の健全育成，権利擁護，福祉の保障と積極的な増進を基本理念とする法律である。1947（昭和22）年に制定され，日本の母子保健行政の環境を整えることに寄与した。

（総則）
第1条　全て児童は，児童の権利に関する条約の精神にのっとり，適切に養育されること，その生活を保障されること，愛され，保護されること，その心身の健やかな成長及び発達並びにその自立が図られることその他の福祉＊を等しく保障される権利を有する。

第2条　全て国民は，児童が良好な環境において生まれ，かつ，社会のあらゆる分野において，児童の年齢及び発達の程度に応じて，その意見が尊重され，その最善の利益が優先して考慮され，心身ともに健やかに育成されるよう努めなければならない。

2　児童の保護者は，児童を心身ともに健やかに育成することについて第一義的責任を負う。

3　国及び地方公共団体は，児童の保護者とともに，児童を心身ともに健やかに育成する責任を負う。

第3条　前2条に規定するところは，児童の福祉を保障するための原理であり，この原理は，すべて児童に関する法令の施行にあたって，常に尊重されなければならない。

[福祉]
社会の構成員に等しくもたらされるべき幸福。

(国及び地方公共団体の責務)

第3条の二　国及び地方公共団体は，児童が家庭において心身ともに健やかに養育されるよう，児童の保護者を支援しなければならない。ただし，児童及びその保護者の心身の状況，これらの者の置かれている環境その他の状況を勘案し，児童を家庭において養育することが困難であり又は適当でない場合にあっては児童が家庭における養育環境と同様の養育環境において継続的に養育されるよう，児童を家庭及び当該養育環境において養育することが適当でない場合にあっては児童ができる限り良好な家庭的環境において養育されるよう，必要な措置を講じなければならない。

(子育て支援事業)

第21条の十の五　病院，診療所，児童福祉施設，学校その他児童又は妊産婦の医療，福祉又は教育に関する機関及び医師，看護師，児童福祉施設の職員，学校の教職員その他児童又は妊産婦の医療，福祉又は教育に関連する職務に従事する者は，要支援児童等と思われる者を把握したときは，当該者の情報をその現在地の市町村に提供するよう努めなければならない。

2　刑法の秘密漏示罪の規定その他の守秘義務に関する法律の規定は，前項の規定による情報の提供をすることを妨げるものと解釈してはならない。

(養育里親及び施設)

第48条の三　乳児院，児童養護施設，障害児入所施設，情緒障害児短期治療施設及び児童自立支援施設の長並びに小規模住居型児童養育事業を行う者及び里親は，当該施設に入所し，又は小規模住居型児童養育事業を行う者若しくは里親に委託された児童及びその保護者に対して，市町村，児童相談所，児童家庭支援センター，教育機関，医療機関その他の関係機関との緊密な連携を図りつつ，親子の再統合のための支援その他の当該児童が家庭（家庭における養育環境と同様の養育環境及び良好な家庭的環境を含む）で養育されるために必要な措置を採らなければならない。

2. 児童虐待の防止等に関する法律（児童虐待防止法）

　児童に対する虐待の禁止，児童虐待の予防及び早期発見その他の児童虐待の防止に関する国及び地方公共団体の責務，児童虐待を受けた児童の保護及び自立の支援のための措置等を定め，児童虐待防止に関する施策の促進，児童の権利利益の擁護に資することを目的に定められた法律である。

(児童虐待の定義)

第2条　この法律において，「児童虐待」とは，保護者（親権を行う者，未成年後見人その他の者で，児童を現に監護するものをいう。以下同じ）がその監護する児童（18歳に満たない者をいう。以下同じ）について行う次に掲げる行為をいう。

一　児童の身体に外傷が生じ，又は生じるおそれのある暴行を加えること。
二　児童にわいせつな行為をすること又は児童をしてわいせつな行為をさせること。
三　児童の心身の正常な発達を妨げるような著しい減食又は長時間の放置，保護者以外の同居人による前2号又は次号に掲げる行為と同様の行為の放置その他の保護者としての監護を著しく怠ること。
四　児童に対する著しい暴言又は著しく拒絶的な対応，児童が同居する家庭における配偶者に対する暴力（配偶者（婚姻の届出をしていないが，事実上婚姻関係と同様の事情にある者を含む）の身体に対する不法な攻撃であって生命又は身体に危害を及ぼすもの及びこれに準ずる心身に有害な影響を及ぼす言動をいう）その他の児童に著しい心理的外傷を与える言動を行うこと。

（児童虐待の早期発見）

第5条　学校，児童福祉施設，病院その他児童の福祉に業務上関係のある団体及び学校の教職員，児童福祉施設の職員，医師，保健師，弁護士その他児童の福祉に職務上関係のある者は，児童虐待を発見しやすい立場にあることを自覚し，児童虐待の早期発見に努めなければならない。

2　前項に規定する者は，児童虐待の予防その他の児童虐待の防止並びに児童虐待を受けた児童の保護及び自立の支援に関する国及び地方公共団体の施策に協力するよう努めなければならない。

3　学校及び児童福祉施設は，児童及び保護者に対して，児童虐待の防止のための教育又は啓発に努めなければならない。

（児童虐待にかかる通告）

第6条　児童虐待を受けたと思われる児童を発見した者は，速やかに，これを市町村，都道府県の設置する福祉事務所若しくは児童相談所又は児童委員を介して市町村，都道府県の設置する福祉事務所若しくは児童相談所に通告しなければならない。

2　前項の規定による通告は，児童福祉法（昭和22年法律第164号）第25条第1項の規定による通告とみなして，同法の規定を適用する。

3　刑法（明治40年法律第45号）の秘密漏示罪の規定その他の守秘義務に関する法律の規定は，第1項の規定による通告をする義務の遵守を妨げるものと解釈してはならない。

3. 発達障害者支援法

　発達障害を早期に発見し，発達支援を行うことで，発達障害者の自立と社会参加に資する支援を図り，その福祉の増進に寄与することを目的とする法律である。

（定義）

第2条　この法律において「発達障害」とは，自閉症，アスペルガー症候群その他

の広汎性発達障害，学習障害，注意欠陥多動性障害その他これに類する脳機能の障害であってその症状が通常低年齢において発現するものとして政令で定めるものをいう。

2　この法律において「発達障害者」とは，発達障害がある者であって発達障害及び社会的障壁により日常生活又は社会生活に制限を受けるものをいい，「発達障害児」とは，発達障害者のうち18歳未満のものをいう。

3　この法律において「社会的障壁」とは，発達障害がある者にとって日常生活又は社会生活を営む上で障壁となるような社会における事物，制度，慣行，観念その他一切のものをいう。

4　この法律において「発達支援」とは，発達障害者に対し，その心理機能の適正な発達を支援し，及び円滑な社会生活を促進するため行う個々の発達障害者の特性に対応した医療的，福祉的及び教育的援助をいう。

（教育）

第8条　国及び地方公共団体は，発達障害児（18歳以上の発達障害者であって高等学校，中等教育学校及び特別支援学校並びに専修学校の高等課程に在学する者を含む。以下この項において同じ）が，その年齢及び能力に応じ，かつ，その特性を踏まえた十分な教育を受けられるようにするため，可能な限り発達障害児が発達障害児でない児童と共に教育を受けられるよう配慮しつつ，適切な教育的支援を行うこと，個別の教育支援計画の作成（教育に関する業務を行う関係機関と医療，保健，福祉，労働等に関する業務を行う関係機関及び民間団体との連携の下に行う個別の長期的な支援に関する計画の作成をいう）及び個別の指導に関する計画の作成の推進，いじめの防止等のための対策の推進その他の支援体制の整備を行うことその他必要な措置を講じるものとする。

2　大学及び高等専門学校は，個々の発達障害者の特性に応じ，適切な教育上の配慮をするものとする。

（発達障害者支援センター）

第14条　都道府県知事は，次に掲げる業務を，社会福祉法人その他の政令で定める法人であって当該業務を適正かつ確実に行うことができると認めて指定した者（以下「発達障害者支援センター」という）に行わせ，又は自ら行うことができる。

一　発達障害の早期発見，早期の発達支援等に資するよう，発達障害者及びその家族その他の関係者に対し，専門的に，その相談に応じ，又は情報の提供若しくは助言を行うこと。

二　発達障害者に対し，専門的な発達支援及び就労の支援を行うこと。

三　医療，保健，福祉，教育，労働等に関する業務を行う関係機関及び民間団体並びにこれに従事する者に対し発達障害についての情報の提供及び研修を行うこと。

四 発達障害に関して，医療，保健，福祉，教育，労働等に関する業務を行う関係機関及び民間団体との連絡調整を行うこと。
五 前各号に掲げる業務に附帯する業務
2 前項の規定による指定は，当該指定を受けようとする者の申請により行う。
3 都道府県は，第1項に規定する業務を発達障害者支援センターに行わせ，又は自ら行うに当たっては，地域の実情を踏まえつつ，発達障害者及びその家族その他の関係者が可能な限りその身近な場所において必要な支援を受けられるよう適切な配慮をするものとする。

4. 障害者基本法

　障害者の自立および社会参加の支援等のための施策を，総合的かつ計画的に推進することを目的とする法律である。

（地域社会における共生）
第3条　第1条に規定する社会の実現は，全ての障害者が，障害者でない者と等しく，基本的人権を享有する個人としてその尊厳が重んぜられ，その尊厳にふさわしい生活を保障される権利を有することを前提としつつ，次に掲げる事項を旨として図られなければならない。
一 全て障害者は，社会を構成する一員として社会，経済，文化その他あらゆる分野の活動に参加する機会が確保されること。
二 全て障害者は，可能な限り，どこで誰と生活するかについての選択の機会が確保され，地域社会において他の人々と共生することを妨げられないこと。
三 全て障害者は，可能な限り，言語（手話を含む）その他の意思疎通のための手段についての選択の機会が確保されるとともに，情報の取得又は利用のための手段についての選択の機会の拡大が図られること。
（差別の禁止）
第4条　何人も，障害者に対して，障害を理由として，差別することその他の権利利益を侵害する行為をしてはならない。
2 社会的障壁の除去は，それを必要としている障害者が現に存し，かつ，その実施に伴う負担が過重でないときは，それを怠ることによつて前項の規定に違反することとならないよう，その実施について必要かつ合理的な配慮がされなければならない。
3 国は，第1項の規定に違反する行為の防止に関する啓発及び知識の普及を図るため，当該行為の防止を図るために必要となる情報の収集，整理及び提供を行うものとする。
（教育）
第16条　国及び地方公共団体は，障害者が，その年齢及び能力に応じ，かつ，その特性を踏まえた十分な教育が受けられるようにするため，可能な限り障害

者である児童及び生徒が障害者でない児童及び生徒と共に教育を受けられるよう配慮しつつ，教育の内容及び方法の改善及び充実を図る等必要な施策を講じなければならない。
2 国及び地方公共団体は，前項の目的を達成するため，障害者である児童及び生徒並びにその保護者に対し十分な情報の提供を行うとともに，可能な限りその意向を尊重しなければならない。
3 国及び地方公共団体は，障害者である児童及び生徒と障害者でない児童及び生徒との交流及び共同学習を積極的に進めることによつて，その相互理解を促進しなければならない。
4 国及び地方公共団体は，障害者の教育に関し，調査及び研究並びに人材の確保及び資質の向上，適切な教材等の提供，学校施設の整備その他の環境の整備を促進しなければならない。

第2節 感染症に関する法律

1. 感染症の予防及び感染症の患者に対する医療に関する法律（感染症法）

感染症の予防及び感染症の患者に対する医療に関し必要な措置を定めることにより，感染症の発生を予防し，およびそのまん延の防止を図り，もって公衆衛生の向上および増進を図ることを目的とする法律である。

（国民の責務）
第4条　国民は，感染症に関する正しい知識を持ち，その予防に必要な注意を払うよう努めるとともに，感染症の患者等の人権が損なわれることがないようにしなければならない。
（定義）
第6条　この法律において「感染症」とは，一類感染症，二類感染症，三類感染症，四類感染症，五類感染症，新型インフルエンザ等感染症，指定感染症及び新感染症をいう。
（定期の健康診断）
第53条の二　学校（専修学校及び各種学校を含み，修業年限が1年未満のものを除く。以下同じ）の長又は矯正施設その他の施設で政令で定めるもの（以下この章及び第12章において「施設」という）の長は，それぞれ当該事業者の行う事業において業務に従事する者，当該学校の学生，生徒若しくは児童又は当該施設に収容されている者（小学校就学の始期に達しない者を除く）であって政令で定めるものに対して，政令で定める定期において，期日又は期間を指定して，結核に係る定期の健康診断を行わなければならない。

（受診義務）

第53条の三　前条第1項又は第3項の健康診断の対象者は，それぞれ指定された期日又は期間内に，事業者，学校若しくは施設の長又は市町村長の行う健康診断を受けなければならない。

2　前項の規定により健康診断を受けるべき者が16歳未満の者又は成年被後見人であるときは，その保護者において，その者に健康診断を受けさせるために必要な措置を講じなければならない。

2. 予防接種法

予防接種の実施その他必要な措置を講ずることにより，国民の健康の保持に寄与するとともに，予防接種による健康被害の迅速な救済を図ることを目的とする法律である。

（定義）

第2条　この法律において「予防接種」とは，疾病に対して免疫の効果を得させるため，疾病の予防に有効であることが確認されているワクチン*を，人体に注射し，又は接種することをいう。

2　この法律において「A類疾病」とは，次に掲げる疾病をいう[*1]。

一　ジフテリア
二　百日せき
三　急性灰白髄炎
四　麻しん
五　風しん
六　日本脳炎
七　破傷風
八　結核
九　Hib感染症
十　肺炎球菌感染症
十一　ヒトパピローマウイルス感染症
十二　前各号に掲げる疾病のほか，人から人に伝染することによるその発生及びまん延を予防するため，又はかかった場合の病状の程度が重篤になり，若しくは重篤になるおそれがあることからその発生及びまん延を予防するため特に予防接種を行う必要があると認められる疾病として政令で定める疾病

3　この法律において「B類疾病」とは，次に掲げる疾病をいう[*2]。

一　インフルエンザ
二　前号に掲げる疾病のほか，個人の発病又はその重症化を防止し，併せてこれによりそのまん延の予防に資するため特に予防接種を行う必要があると認められる疾病として政令で定める疾病

【ワクチン】
感染症の予防のため，各種伝染性疾患の病原菌から製した抗原の総称。弱毒化した病原体を含む生ワクチン，殺した病原体を含む不活化ワクチン（死菌ワクチン），病原体の毒性をなくしたトキソイドがある。

*1 一〜十一の疾病のほか，水痘（平成26年10月1日）とB型肝炎（平成28年10月1日）がA類疾病の対象となっている。
*2 一の予防接種のほか，肺炎球菌がB類疾病の対象となっている。

この章のまとめ

- 本章では，学校看護活動に関係する児童福祉，障害福祉，感染症に関する法律のうち，児童福祉法，児童虐待防止法，発達障害者支援法，障害者基本法，感染症法，予防接種法について，主要な条文を列記した。
- 本章で取り上げた以外の条文や，他の法律（母子保健法，母体保護法，少子化対策基本法，身体障害者福祉法，知的障害者福祉法，障害者総合支援法，障害者虐待防止法，障害者差別解消法，精神保健福祉法，検疫法，環境基本法，健康増進法，がん対策基本法，自殺対策基本法など）を参照しながらの学校看護活動が期待される。

第3章 学校保健のしくみ

太田 泰子／渡辺 多恵子

この章で学ぶこと
➡ 学校保健のしくみを理解する。
➡ 学校保健活動への基盤理論の活用について考える。

[キーワード] 学校保健, 保健教育, 保健管理, 組織活動, 養護教諭, 保健主事, 学校保健計画

第1節 ● 学校保健とは

　学校保健とは，学校において，児童生徒等の健康の保持増進を図ること，集団教育として学校教育活動に必要な健康や安全への配慮を行うこと，自己や他者の健康の保持増進を図ることができるような能力を育成することなど，学校における保健管理と保健教育をいう（文部科学省）。

　「保健教育」は児童生徒の健康の保持増進に向け，健康に関する知識や技能，身近な健康問題への対応など，実践的な能力と態度を育成するものであり，「保健学習」と「保健指導」に大別される。「保健学習」は教科教育として行われ，「保健指導」は教育活動全体を通じて行われる。「保健管理」は健康診断，健康相談，学校環境衛生検査などの活動を通して，児童生徒及び教職員の健康の保持増進を図り，学校教育の円滑な実施と成果の確保に寄与するものであり，「対人管理」と「対物管理」に分けられる。「対人管理」は，健康観察，健康診断，健康相談，疾病・感染症の予防，救急処置などの「心身の管理」と，「生活の管理」に分けられる。「対物管理」は，衛生面と情緒面（環境の美化）配慮した「学校環境の管理」である。そのような保健教育と保健管理を円滑かつ効果的に進めるには，教職員の協力体制，家庭や地域の関係機関等との連携など「組織活動」が不可欠である（図3.1）。

　学校保健活動は学校の教育活動を通じて行われるものである。学校長，保健主事，養護教諭，栄養教諭はもちろんのこと，学校の全教職員，学校三師（学校医，学校歯科医，学校薬剤師），学校給食栄養管理者，看護師（特別支援学校での医療的ケア実施に向けて配置），スクールカウンセラー，スクールソーシャルワーカーなどがこれに当たる。改正学校保健安全法＊では，多様化した児童生徒の心身の健康問題の解決に向け地域の医療機関や関係機関との連携を図ることが明記された。学校保健活動には多くの職種が関わっている。役割分担を明確にし，協力体制を確立し，学校全体で組織的に対応していくことが求められる。

＊平成20年法律第73号

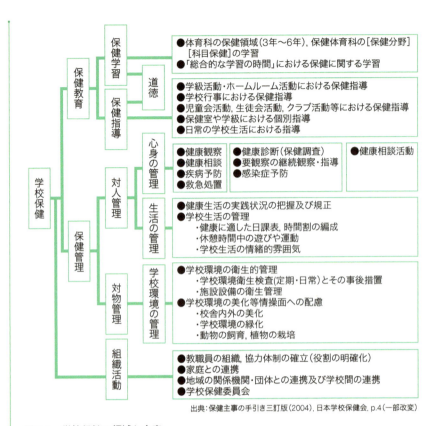

出典：保健主事の手引き三訂版（2004），日本学校保健会，p.4（一部改変）

図 3.1　学校保健の領域と内容

第2節　保健主事と養護教諭

　学校保健活動の企画，調整，円滑な推進に向けて中心的な役割を担うのが，保健主事と養護教諭である。

　保健主事*は，学校保健に関する計画の立案とその円滑な実施を図るための調整役である。具体的には，学校保健と学校教育全体との調整，学校保健計画の作成と実施の推進，保健教育の計画作成と適切な実施の推進，保健管理の適切な実施の推進，学校保健に関する組織活動の推進（学校保健委員会の運営など），学校保健の評価などを行う。

　養護教諭は，児童の養護をつかさどる。すなわち，児童生徒の健康を保持増進するための全ての活動にあたる。養護教諭の職務は幅広いが，多様化する子どもの健康課題の解決に向け，学校保健活動にかかわる校内外の多くのメンバーを調整する役割や，専門性を生かした保健教育，保健室*の機能を十分に生かした健康相談活動への期待が高い。保健室の機能も広範にわたるが，養護教諭には，保健主事が作成する学校保健計画を受け「保健室経営計画*」を立案する役割がある。

[保健主事]
校長の監督を受け，学校における保健に関する事項の管理に当たる。

[学校保健安全法 第7条（保健室）]
学校には，健康診断，健康相談，保健指導，救急処置その他の保健に関する措置を行うため，保健室を設けるものとする。

[保健室経営計画]
当該学校の教育目標，学校保健目標などを受け，その具現化を測るために，保健室の経営において達成されるべき目標を立て，計画的・組織的に運営するために作成される計画（中央教育審議会答申 2008年1月）

第3節 ● 学校保健計画と学校保健活動

1. 学校保健計画の内容

学校教育の目的を達成するためには，学校保健と学校安全の円滑な実施により，児童生徒と教職員の健康の保持増進，安全の確保を図ることが求められる。そのための計画が学校保健計画*である。学校保健計画は，毎年度，学校の状況や前年度の学校保健の取り組み状況などを考慮した総合的かつ具体的な実践計画として，①保健教育に関する事項，②保健管理に関する事項，③組織活動に関する事項の構成で作成される。学校保健安全法に規定されている「児童生徒等に対する指導に関する事項」「児童生徒等及び職員の健康診断」「環境衛生検査」に関する事項は盛り込まれる必要があるが，学校保健の向上のためには，当該学校の実態を体系的に捉え，課題や内容を整理した計画であることが求められる。

学校保健計画は，1年間の学校保健活動を見通した具体的な実践計画であることから，月別に実施計画を作成する。「保健教育」には，実施月，題材，目標，指導内容，指導時数を，「保健管理」には，目的，内容，方法，留意点を明確に記述した具体的な実施計画と評価の視点が必要である。

[学校保健安全法 第5条（学校保健計画の策定等）]
学校においては，児童生徒等及び職員の心身の健康の保持増進を図るため，児童生徒等及び職員の健康診断，環境衛生検査，児童生徒等に対する指導その他保健に関する事項について計画を策定し，これを実施しなければならない。

2. 学校保健活動への基盤理論の活用

学校保健活動は，当該学校の実態の体系的な把握，根拠に基づく具体的な計画，計画に基づく的確な実践，実践の評価，さらなる実践へのフィードバックというPlan(P)-Do(D)-Check(C)-Act(A)を活用した根拠に基づく実践であることが求められる。そのためには一連の活動に基盤理論を活用することが有効である。

たとえば，「学校保健」を5つのシステム構造[2,3]で捉えることができる（図3.2）。ミクロシステムは，当事者，支援者，関係性の3つの要素で構成される。当事者は支援者と絶えず関係し，メゾシステム，マクロシステムと相互作用している。メゾシステムは，物理環境，保健医療，社会福祉，経済，交通と安全，政治と行政，教育，情報，余暇活動などの環境の要素[4]であり，ミクロシステムに直接影響を与える。エクソシステムは，メゾシステムに影響を与えることでミクロシステムと関係する。マクロシステムは文化，歴史，価値などをはじめ，法律，制度，規則，規範などで，すべてのシステムに影響を与える。クロノシステムは，時間の経過の中で起こる特定の出来事や文化の変化である。学校のシステム構造は，保健，医療，福祉，教育，心理，社会，経済などの学際融合と当事者主体の視点で，児童生徒と教職員のウエルビーイングを目指すものであり，他職種連携による組織的な対応が求められる。この構造で，学校全体を見ていくことは，学校保健の課題や今後の方向性を明らかにするために有効であると考えられる。

一方，「人の健康行動は個人と環境の2つの力に影響される」とした計画・評価

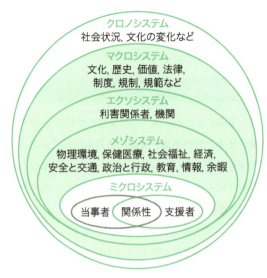

図 3.2　学校保健のシステム構造

モデルであるプリシード・プロシードモデルの活用も有効である。プリシード・プロシードモデルは，①社会診断，②疫学診断，③行動・環境診断，④教育・組織診断，⑤運営・政策診断，⑥実施，⑦プロセス評価，⑧影響評価，⑨結果評価の9ステップ*，対象をアセスメントするプリシード（①社会診断～⑤運営・政策評価），実践と評価を行うプロシード（⑥実施～⑨結果評価）で成り立つ[2,3]。実践の評価をさらなる実践につなぐ支援ループモデルである（図3.3）。

とくに，保健教育は，そのターゲットとなる要因を「教育・組織診断」の3つの要因（前提要因，実現要因，強化要因）に当てはめて考えることにより，根拠に基づく保健教育の実施と評価を可能にすると考える。前提要因は，行動を動機づけ

[プリシード・プロシードモデルの9ステップ]
① 社会診断：対象集団のニーズ，QOLの捉え方。
② 疫学診断：対象集団の健康問題と優先度。
③ 行動・環境診断：健康問題に関係している行動・生活習慣要因，環境要因。
④ 教育・組織診断：保健行動に影響を及ぼす要因。前提要因，強化要因，実現要因で構成される。
⑤ 運営・政策診断：必要な予算や人材などの資源，事業（プログラム）の実施に影響する組織的な政策，法規制など。
⑥ 実施：1～5段階を経て立案された計画に基づく実践。
⑦ プロセス評価：その事業が計画に沿ってどの程度進められたかという視点での評価。
⑧ 影響評価：行動や環境の変化が起こる可能性に影響する要因の変化。
⑨ 結果評価：健康状態やQOL（に関する指標）の変化。

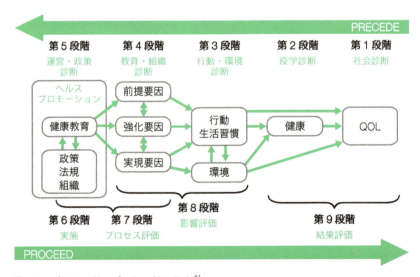

図 3.3　プリシード・プロシードモデル[6]

し，行動のための理論を提供するもので，知識，態度，文化的信念，変化の準備などである。実現要因は，個人の特性をもとに動機づけを実行させるもので，利用できる資源，支援的政策，援助，サービスなどである。強化要因は，行動が開始された後に活動しはじめるもので，報酬やインセンティブを与えることでその継続を奨励する。社会的支援，ほめ，元気づけなどである。

具体的な実施には，これらに加えて，予防医学の概念*や，行動変容のステージ理論*，ヘルス・ビリーフモデル*などの「行動変容*に関する理論」を意識した展開が期待される。学校安全計画や，食に関する指導の全体計画，保健室経営計画などについても，同様の視点が求められる。

この章のまとめ

- 学校保健とは，学校における保健教育と保健管理である。
- 学校保健計画は，当該学校の実態を体系的に捉え，課題や内容を整理した具体的な計画であり，保健教育，保健管理，組織活動で構成される。
- 学校保健活動は，実態の把握，根拠に基づく計画，的確な実践，実践の評価，さらなる実践へのフィードバックという支援ループに基づく実践である。

【引用文献】
1) 日本学校保健会（2004）：保健主事の手引き　三訂版
2) 福田吉治，八幡裕一郎，今井博久監（2008）：一目でわかるヘルスプロモーション - 理論と実践ガイドブック．国立保健医療科学院．31-34
3) Green, L. W., Kreuter, M. W.（1999）：Health Promotion Planning: An Educational and Ecological Approach（3rd edition）．McGraw-Hill
4) 小風暁監，医療情報科学研究所編（2016）：公衆衛生がみえる 2016-2017．メディックメディア．2-9

【参考文献】
・安梅勅江（2005）：コミュニティ・エンパワメントの技法―当事者主体の新しいシステムづくり．医歯薬出版株式会社
・Elizabeth T. Anderson(2010): Community as Partner: thery and Practice in Nursing, 6th ed. Lippincott Williams & Wilkins
・Bronfebrenner U. (1979): The ecology of human development: Experiments by nature and design Hervard University Press
・日本保健福祉学会編（2015）：保健福祉学―当事者主体のシステム科学の構築と実践―．北大路書房

[予防医学の概念]
予防を「疾病の発生を防ぐ」という意味だけでなく，疾病の進行防止，後遺症を減らすような治療やリハビリテーションも含めてとらえる[4]。一次予防（生活を改善して，健康を増進したり，疾病の発症を予防したりする段階），二次予防（早期発見，早期治療により，疾病の進行を防ぐ段階），三次予防（後遺症の帽子，再発の防止，残存機能の維持・回復，社会復帰などの段階）で構成される。

[行動変容のステージ理論]
プロチャスカにより提唱された行動変容ステージモデル。無関心期，関心期，準備期，実行期，維持期の5つのステージに分かれる。

[ヘルス・ビリーフモデル]
人の健康行動を促す要因に「恐ろしさの自覚」と「利益と労力のバランス」をあげる。行動することによる利益と労力を天秤にかけ，利益が労力を上まれば，恐ろしさを回避するための行動をとるという理論。

[行動変容]
健康上不適切な行動を自ら適切な行動に変えること。自発的に新たな適切な行動を開始すること。

第4章 学校環境衛生基準

笠井 直美

この章で学ぶこと
- 学校環境衛生活動は学校経営に対する重要な役割を担っており，管理的側面と教育的側面がある。
- 学校環境衛生は法的根拠に基づいて実施され，「定期の環境衛生検査」，「臨時の環境衛生検査」，「日常の環境衛生点検」がある。
- 学校環境衛生基準は文部科学省より告示されている。

[キーワード] 学校教育法，学校保健安全法，学校の設置者，校長，学校保健安全法施行規則，定期環境衛生検査，日常環境衛生点検，臨時環境衛生検査，学校薬剤師，教職員

　学校は，児童生徒等が学習活動を行い1日の多くの時間を集団で過ごす場であるため，それにふさわしい環境を確保することが求められる。学校の衛生環境が児童生徒等の健康および活動や学習能率等に適切であることを保障する取り組みが大切である。

　この章では学校環境衛生について，学校の環境衛生を整えるという学校経営的な側面だけではなく，児童生徒等が身近な環境衛生の大切さを理解したり改善するなど環境教育的側面があることも含めて，学校環境衛生活動の目的や法的根拠について学ぶ。

第1節 ● 学校環境衛生の意義

　学校環境衛生は，健康的で快適な学習環境を作り上げるという学校経営に対する重要な役割を担っている。児童生徒等が健康を保持増進し，学習能率の向上を図り，心豊かな学校生活を送ることを可能にする。学校環境衛生の意義は以下の通りである。

① 児童生徒等の生命，健康を守り，育てる。
② 児童生徒等の発育・発達を助長する。
③ 児童生徒等の学習活動の効果を高める。
④ 児童生徒等の豊かな情操を高める。
⑤ 児童生徒等の安全を確保する。

第2節 ● 学校環境衛生の法的根拠

学校教育法*において，別の法律で定めるところにより，学校の保健に必要な措置を講じなければならないとされており，これを受けて学校保健安全法*が定められている。

*昭和 22 年法律第 26 号

*最終改正：平成 27 年 6 月 24 日法律第 46 号

> #### 学校教育法
> 第 1 条　この法律で，学校とは，幼稚園，小学校，中学校，高等学校，中等教育学校，特別支援学校，大学及び高等専門学校とする。
> 第 12 条　学校においては，別に法律で定めるところにより，幼児，児童，生徒及び学生並びに職員の健康の保持増進を図るため，健康診断を行い，その他その保健に必要な措置を講じなければならない。

学校保健安全法では，第 5 条に環境衛生検査等に関する事項について計画の策定および実施が定められている。第 6 条に文部科学大臣が，学校における換気，採光，照明，保温，清潔保持その他環境衛生に係る事項について，児童生徒等および職員の健康を保護するうえで維持されることが望ましい基準とする「学校環境衛生基準」を定めることを明記している。さらに学校の設置者および校長の責務を明確に規定している。

> #### 学校保健安全法
> （学校保健計画の策定等）
> 第 5 条　学校においては，児童生徒等及び職員の心身の健康の保持増進を図るため，児童生徒等及び職員の健康診断，環境衛生検査，児童生徒等に対する指導その他保健に関する事項について計画を策定し，これを実施しなければならない。
> （学校環境衛生基準）
> 第 6 条　文部科学大臣は，学校における換気，採光，照明，保温，清潔保持その他環境衛生に係る事項（学校給食法（昭和 29 年法律第 160 号）第 9 条第 1 項（夜間課程を置く高等学校における学校給食に関する法律（昭和 31 年法律第 157 号）第 7 条及び特別支援学校の幼稚部及び高等部における学校給食に関する法律（昭和 32 年法律第 118 号）第 6 条において準用する場合を含む。）に規定する事項を除く。）について，児童生徒等及び職員の健康を保護する上で維持されることが望ましい基準（以下この条において「学校環境衛生基準」という。）を定めるものとする。
> 2　学校の設置者は，学校環境衛生基準に照らしてその設置する学校の適切な環境の維持に努めなければならない。
> 3　校長は，学校環境衛生基準に照らし，学校の環境衛生に関し適正を欠く事項があると認めた場合には，遅滞なく，その改善のために必要な措置を講じ，又は当該措置を講ずることができないときは，当該学校の設置者に対し，その旨を申し出るものとする。

学校環境の衛生的管理については，学校保健安全法施行規則で規定されており，環境衛生活動を 3 つに分類している。すなわち，毎年時期を定めて，科学的，客

観的に学校環境の実態を把握し，改善のために必要な措置（以下「事後措置」とする）を行う定期環境衛生検査（以下「定期検査」とする），毎授業日にその実態を点検して把握した結果に応じて，常に衛生状態を保つように努め，必要がある場合は事後措置を講ずる日常の環境衛生点検（以下「日常点検」とする），必要が生じた場合に臨時に実施する環境衛生検査（以下「臨時検査」とする）である。

　定期検査は，その内容によって学校薬剤師が実施，学校薬剤師の指導助言の下に教職員が実施，または学校薬剤師と相談のうえで外部検査機関に依頼する場合がある。検査結果については，学校薬剤師が検討をして必要な助言を行う。日常点検は校務分掌に基づいて教職員が実施する。

＊最終改正：平成 28 年 3 月 22 日文部科学省令第四号

> **学校保健安全法施行規則**＊
> （環境衛生検査）
> 第 1 条　学校保健安全法（昭和 33 年法律第 56 号。以下「法」という。）第 5 条の環境衛生検査は，他の法令に基づくもののほか，毎学年定期に，法第 6 条に規定する学校環境衛生基準に基づき行わなければならない。
> 2　学校においては，必要があるときは，臨時に，環境衛生検査を行うものとする。
> （日常における環境衛生）
> 第 2 条　学校においては，前条の環境衛生検査のほか，日常的な点検を行い，環境衛生の維持又は改善を図らなければならない。
> （学校薬剤師の職務執行の準則）
> 第 24 条　学校薬剤師の職務執行の準則は，次の各号に掲げるとおりとする。
> 2　第 1 条の環境衛生検査に従事すること。
> 3　学校の環境衛生の維持及び改善に関し，必要な指導及び助言を行うこと。

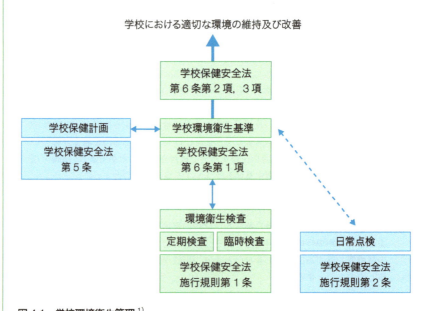

図 4.1　学校環境衛生管理 [1)]
（文部科学省（2009）：改訂版　学校環境衛生管理マニュアル，p.4　図 I-1 を基に一部改変）

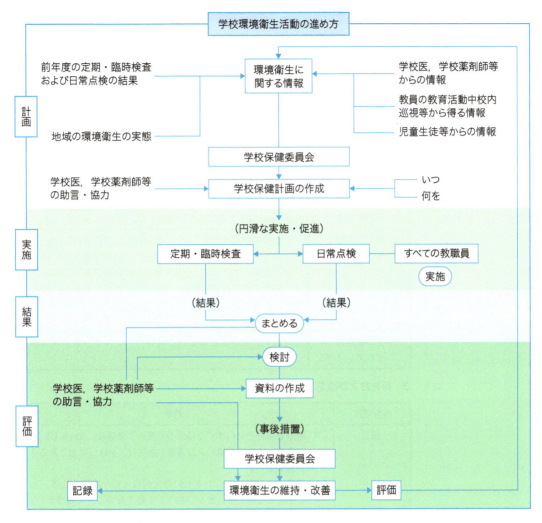

図 4.2　学校環境衛生活動[1]

第3節 ● 学校環境衛生基準

　学校保健安全法の規定に基づいて，文部科学省においては，旧基準である「学校環境衛生の基準」の内容をふまえつつ，各学校や地域の実情により柔軟に対応しうるものとなるよう必要な検討を進めて「学校環境衛生基準*」を策定している。

　学校環境衛生基準の第1から第4までは定期検査，第5は日常点検，第6は臨時検査に係る項目が定められている。検査項目および基準値の設定根拠等の解説および検査方法等の解説も記載されているが，本項においては，検査項目および基準値の設定根拠等を主に記す。

＊平成21年文部科学省告示第60号

第1　教室等の環境に係る学校環境衛生基準

1　換気および保温等

検査項目	基準
（1）換気	二酸化炭素は1500 ppm以下であることが望ましい。
（2）温度	10℃以上，30℃以下であることが望ましい。
（3）相対湿度	30%以上，80%以下であることが望ましい。
（4）浮遊粉じん	$0.10\ mg/m^3$以下であること。
（5）気流	0.5 m/秒以下であることが望ましい。
（6）一酸化炭素	10 ppm以下であること。
（7）二酸化窒素	0.06 ppm以下であることが望ましい。
（8）揮発性有機化合物	ア．ホルムアルデヒド　$100\ μg/m^3$以下であること。 イ．トルエン　$260\ μg/m^3$以下であること。 ウ．キシレン　$870\ μg/m^3$以下であること。 エ．パラジクロロベンゼン　$240\ μg/m^3$以下であること。 オ．エチルベンゼン　$3800\ μg/m^3$以下であること。 カ．スチレン　$220\ μg/m^3$以下であること。
（9）ダニまたはダニアレルゲン	100匹$/m^2$以下またはこれと同等のアレルゲン量以下であること。

2　採光および照明

検査項目	基準
（10）照度	（ア）教室およびそれに準ずる場所の照度の下限値は，300 lx（ルクス）とする。また，教室および黒板の照度は，500 lx以上であることが望ましい。 （イ）教室および黒板のそれぞれの最大照度と最小照度の比は，20：1を超えないこと。また，10：1を超えないことが望ましい。 （ウ）コンピュータ教室等の机上の照度は，500～1000 lx程度が望ましい。 （エ）テレビやコンピュータ等の画面の垂直面照度は，100～500 lx程度が望ましい。 （オ）その他の場所における照度は，工業標準化法（昭和24年法律第185号）に基づく日本工業規格（以下「日本工業規格」という）Z 9110に規定する学校施設の人工照明の照度基準に適合すること。
（11）まぶしさ	（ア）児童生徒等から見て，黒板の外側15°以内の範囲に輝きの強い光源（昼光の場合は窓）がないこと。 （イ）見え方を妨害するような光沢が，黒板面および机上面にないこと。 （ウ）見え方を妨害するような電灯や明るい窓等が，テレビおよびコンピュータ等の画面に映じていないこと。

3　騒音

検査項目	基準
(12) 騒音レベル	教室内の等価騒音レベル*は，窓を閉じているときは LAeq50 dB（デシベル）以下，窓を開けているときは LAeq55 dB 以下であることが望ましい。

[等価騒音レベル（LAeq）]
自動車からの騒音などのように，不規則かつ騒音レベルが変動している場合に，測定時間内の騒音レベルのエネルギーを時間平均したもの。

第2　飲料水等の水質および施設・設備に係る学校環境衛生基準

1　水質

(1) 水道水を水源とする飲料水（専用水道を除く）の水質

検査項目	基準
ア．一般細菌 イ．大腸菌 ウ．塩化物イオン エ．全有機炭素（TOC）の量または過マンガン酸カリウム消費量（以下「有機物等」という） オ．pH 値 カ．味 キ．臭気 ク．色度 ケ．濁度	水質基準に関する省令（平成15年厚生労働省令第101号）の表の下欄に掲げる基準による。 エの項目中，過マンガン酸カリウム消費量は，10 mg/l 以下であること。
コ．遊離残留塩素	水道法施行規則（昭和32年厚生省令第45号）第17条第1項第3号に規定する遊離残留塩素の基準による。

(2) 専用水道に該当しない井戸水等を水源とする飲料水の水質，(3) 専用水道（水道水を水源とする場合を除く）および専用水道に該当しない井戸水等を水源とする飲料水の原水の水質の検査項目および基準についての記載は割愛する。

(4) 雑用水の水質

ア．pH 値	5.8 以上 8.6 以下であること。
イ．臭気	異常でないこと。
ウ．外観	ほとんど無色透明であること。
エ．大腸菌	検出されないこと。
オ．遊離残留塩素	0.1 mg/l（結合残留塩素の場合は 0.4 mg/l）以上であること。

2　施設・設備検査

検査項目	基準
(5) 飲料水に関する施設・設備	
ア．給水源の種類	上水道，簡易水道，専用水道，簡易専用水道および井戸その他の別を調べる。
イ．維持管理状況等	(ア) 配管，給水栓，給水ポンプ，貯水槽および浄化設備等の給水施設・設備は，外部からの汚染を受けないように管理されていること。また，機能は適切に維持されていること。 (イ) 給水栓は吐水口空間が確保されていること。 (ウ) 井戸その他を給水源とする場合は，汚水等が浸透，流入せず，雨水または異物等が入らないように適切に管理されていること。 (エ) 故障，破損，老朽または漏水等の箇所がないこと。 (オ) 塩素消毒設備または浄化設備を設置している場合は，その機能が適切に維持されていること。
ウ．貯水槽の清潔状態	貯水槽の清掃は，定期的に行われていること。
(6) 雑用水に関する施設・設備	
(ア) 水管には，雨水等雑用水であることを表示していること。 (イ) 水栓を設ける場合は，誤飲防止の構造が維持され，飲用不可である旨表示していること。 (ウ) 飲料水による補給を行う場合は，逆流防止の構造が維持されていること。 (エ) 貯水槽は，破損等により外部からの汚染を受けず，その内部は清潔であること。 (オ) 水管は，漏水等の異常が認められないこと。	

第3　学校の清潔，ネズミ，衛生害虫等及び教室等の備品の管理に係る学校環境衛生基準

1　学校の清潔

検査項目	基準
(1) 大掃除の実施	大掃除は，定期に行われていること。
(2) 雨水の排水溝等	屋上等の雨水排水溝に，泥や砂等が堆積していないこと。また，雨水配水管の末端は，砂や泥等により管径が縮小していないこと。
(3) 排水の施設・設備	汚水槽，雑排水槽等の施設・設備は，故障等がなく適切に機能していること。

2　ネズミ，衛生害虫等

検査項目	基準
(4) ネズミ，衛生害虫等	校舎，校地内にネズミ，衛生害虫等の生息が認められないこと。

3 教室等の備品の管理

検査項目	基準
(5) 机，いすの高さ	机面の高さは，座高／3＋下腿長，いすの高さは，下腿長であるものが望ましい。
(6) 黒板面の色彩	(ア) 無彩色の黒板面の色彩は，明度が3を超えないこと。 (イ) 有彩色の黒板面の色彩は，明度及び彩度が4を超えないこと。

第4 水泳プールに係る学校環境衛生基準

1 水質

検査項目	基準
(1) 遊離残留塩素	0.4 mg/l 以上であること。また，1.0 mg/l 以下であることが望ましい。
(2) pH 値	5.8 以上 8.6 以下であること。
(3) 大腸菌	検出されないこと。
(4) 一般細菌	1 ml 中 200 コロニー以下であること。
(5) 有機物等	過マンガン酸カリウム消費量として 12 mg/l 以下であること。
(6) 濁度	2 度以下であること。
(7) 総トリハロメタン	0.2 mg/l 以下であることが望ましい。
(8) 循環ろ過装置の処理水	循環ろ過装置の出口における濁度は，0.5 度以下であること。また，0.1 度以下であることが望ましい。

2 施設・設備の衛生状態

検査項目	基準
(9) プール本体の衛生状況等	(ア) プール水は，定期的に全換水するとともに，清掃が行われていること。 (イ) 水位調整槽または還水槽を設ける場合は，点検および清掃を定期的に行うこと。
(10) 浄化設備およびその管理状況	(ア) 循環浄化式の場合は，ろ材の種類，ろ過装置の容量およびその運転時間が，プール容積および利用者数に比して十分であり，その管理が確実に行われていること。 (イ) オゾン処理設備または紫外線処理設備を設ける場合は，その管理が確実に行われていること。
(11) 消毒設備およびその管理状況	(ア) 塩素剤の種類は，次亜塩素酸ナトリウム液，次亜塩素酸カルシウムまたは塩素化イソシアヌル酸のいずれかであること。 (イ) 塩素剤の注入が連続注入式である場合は，その管理が確実に行われていること。
(12) 屋内プール	ア．空気中の二酸化炭素　　1500 ppm 以下が望ましい。 イ．空気中の塩素ガス　　　0.5 ppm 以下が望ましい。 ウ．水平面照度　　　　　　200 lx 以上が望ましい。

備考：検査項目(9)については，浄化設備がない場合には，汚染を防止するため，1週間に1回以上換水し，換水時に清掃が行われていること。この場合，腰洗い槽を設置することが望ましい。また，プール水等を排水する際には，事前に残留塩素を低濃度にし，その確認を行う等，適切な処理が行われていること。

第5　日常における環境衛生に係わる環境衛生基準

1　教室等の環境

検査項目	基準
(1) 換気	(ア) 外部から教室に入ったとき，不快な刺激や臭気がないこと。 (イ) 換気が適切に行われていること。
(2) 温度	10℃以上，30℃以下であることが望ましい。
(3) 明るさとまぶしさ	(ア) 黒板面や机上等の文字，図形等がよく見える明るさがあること。 (イ) 黒板面，机上面およびその周辺に見え方を邪魔するまぶしさがないこと。 (ウ) 黒板面に光るような箇所がないこと。
(4) 騒音	学習指導のための教師の声等が聞き取りにくいことがないこと。

2　飲料水等の水質及び施設・設備

検査項目	基準
(5) 飲料水の水質	(ア) 給水栓水については，遊離残留塩素が 0.1 mg/l 以上保持されていること。ただし，水源が病原生物によって著しく汚染されるおそれのある場合には，遊離残留塩素が 0.2 m/l 以上保持されていること。 (イ) 給水栓水については，外観，臭気，味等に異常がないこと。 (ウ) 冷水器等飲料水を貯留する給水器具から供給されている水についても，給水栓水と同様に管理されていること。
(6) 雑用水の水質	(ア) 給水栓水については，遊離残留塩素が 0.1 mg/l 以上保持されていること。ただし，水源が病原生物によって著しく汚染されるおそれのある場合には，遊離残留塩素が 0.2 mg/l 以上保持されていること。 (イ) 給水栓水については，外観，臭気に異常がないこと。
(7) 飲料水等の施設・設備	(ア) 水飲み，洗口，手洗い場および足洗い場並びにその周辺は，排水の状況がよく，清潔であり，その設備は破損や故障がないこと。 (イ) 配管，給水栓，給水ポンプ，貯水槽および浄化設備等の給水施設・設備並びにその周辺は，清潔であること。

3　学校の清潔及びネズミ，衛生害虫等

検査項目	基準
(8) 学校の清潔	(ア) 教室，廊下等の施設および机，いす，黒板等教室の備品等は，清潔であり，破損がないこと。 (イ) 運動場，砂場等は，清潔であり，ごみや動物の排泄せつ物等がないこと。 (ウ) 便所の施設・設備は，清潔であり，破損や故障がないこと。 (エ) 排水溝およびその周辺は，泥や砂が堆積しておらず，悪臭がないこと。 (オ) 飼育動物の施設・設備は，清潔であり，破損がないこと。 (カ) ごみ集積場およびごみ容器等並びにその周辺は，清潔であること。
(9) ネズミ，衛生害虫等	校舎，校地内にネズミ，衛生害虫等の生息が見られないこと。

4 水泳プールの管理

検査項目	基準
(10) プール水等	(ア) 水中に危険物や異常なものがないこと。 (イ) 遊離残留塩素は，プールの使用前および使用中1時間ごとに1回以上測定し，その濃度は，どの部分でも 0.4 mg/l 以上保持されていること。また，遊離残留塩素は 1.0 mg/l 以下が望ましい。 (ウ) pH 値は，プールの使用前に1回測定し，pH 値が基準値程度に保たれていることを確認すること。 (エ) 透明度に常に留意し，プール水は，水中で3m離れた位置からプールの壁面が明確に見える程度に保たれていること。
(11) 附属施設・設備等	プールの附属施設・設備，浄化設備および消毒設備等は，清潔であり，破損や故障がないこと。

第6 雑則

1 臨時検査

　感染症や食中毒の発生時や，発生の恐れがある場合，また風水害等により環境が不潔になりまたは汚染された時などで検査が必要とされる時に行うもので，検査の方法や事後措置は定期検査に準じて行う。

1. 学校で下記（1）～（4）のような場合，臨時に必要な検査を行うものとする。
　（1）感染症または食中毒，（2）風水被害，（3）新築，改築，改修等および机，いす，コンピュータ等の搬入による揮発性有機化合物の発生におそれ，（4）その他必要なとき。
2. 臨時検査は，定期に行う検査に準じた方法で行う

2 検査の記録等

　定期および臨時に行う検査の結果に関する記録は，検査の日から5年間保存するものとされている。毎授業日に行う点検の結果は記録するよう努めるとともに，その記録を点検日から3年間保存するよう努めるものとするとされている。

　また，検査に必要な施設・設備等の図面等の書類は，必要に応じて閲覧できるように保存するものとされている。

この章のまとめ

- 学校環境衛生活動は法的根拠に基づいて，計画的に実施されるものであり，日常の環境衛生点検を教職員全体で実施することから始まる。
- 日常の環境衛生点検の情報を，児童生徒等の健康教育に役立てることが必要である。
- 定期環境衛生検査または臨時環境衛生検査の結果について事後措置を行い，環境衛生の維持および改善につなげることが重要である。

【引用文献】
1) 文部科学省（2009）：改訂版 学校環境衛生管理マニュアル「学校環境衛生基準」の理論と実践　http://www.mext.go.jp/component/a_menu/education/detail/__icsFiles/afieldfile/2010/04/08/1292465_01.pdf

【参考文献】
・日本学校保健会（2004）：保健主事の手引き　三訂版．61-63

第5章 健康診断Ⅰ

鈴木 雅子

この章で学ぶこと
- 学校において実施される健康診断の目的，法的根拠，教育課程上の位置づけ，種類について学ぶ。
- 健康診断は学校における健康管理の中心に位置づけられており，医学的側面と教育的側面があることを知る。

[キーワード] 児童生徒等の健康診断，職員の健康診断，就学時の健康診断，定期の健康診断，臨時の健康診断，産業医，衛生管理者，養護教諭

児童生徒における健康診断は，1878（明治11）年に実施された活力検査がはじまりといわれている。その後，身体検査と名称が変わり戦前の富国強兵*における兵役の健康管理を担っていた。このように学校における健康診断の歴史は古く，国家的政策として子どもたちの健康管理を担っていた時代があった。現代ではヘルスプロモーションの理念を基に，健康の保持増進を図り健康の自己管理能力を育成する教育的視点で健康診断を実施するように変化している。

この章では学校における健康診断において，病気を見つけるという医学的側面だけではなく，心身の発達や健康の保持増進のために必要な力を育成するという教育的側面があることを念頭に，健康診断の目的や法的根拠について学ぶ。

【富国強兵】
明治政府により行われた政策。資本主義経済を進めて国を豊かにし，軍備を増強した。

第1節 ● 健康診断の目的

学校における健康診断の目的には，学校生活を送るうえで支障がないか疾病をスクリーニング*し健康状態を把握すること，学校という集団において健康課題を明らかにし健康教育に活用することの2つがある。具体的には，①児童生徒等の発育状態・健康状態の把握，②検査・検診を行うことによって，疾病異常を発見し治療につなげる，また，その状態に応じ学校生活において適切な処置をする，③個人についての健康の評価だけでなく集団についての健康の評価を行い，保健管理・指導につなげる，④子どもの健康について，保護者の意識・関心を高め家庭と連携した保健指導の機会を作るなどがあげられる。

【スクリーニング】
「ふるい分ける」こと。学校における健康診断は簡易な検査を用いて疾病の疑いがあるかを選び出すことを目的としている。

第2節 ● 健康診断の法的根拠

児童生徒等の健康診断や職員の健康診断，就学時の健康診断の実施は学校教育法および学校保健安全法の規定に基づいて実施される。

学校教育法
第12条　学校においては，別に法律で定めるところにより，幼児，児童，生徒および学生並びに職員の健康の保持増進を図るため，健康診断を行い，その他その保健に必要な措置を講じなければならない。

学校保健安全法
第1条（目的）この法律は，学校における児童生徒等及び職員の健康の保持増進を図るため，学校における保健管理に関し必要な事項を定めるとともに，学校における教育活動が安全な環境において実施され，児童生徒等の安全の確保が図られるよう，学校における安全管理に関し必要な事項を定め，もつて学校教育の円滑な実施とその成果の確保に資することを目的とする。
第11条　就学時の健康診断
第12条　就学時の健康診断の事後措置
第13条（児童生徒等の健康診断）学校においては，毎学年定期に，児童生徒等（通信による教育を受ける学生を除く）の健康診断を行わなければならない。
2　学校においては，必要があるときは，臨時に，児童生徒等の健康診断を行うものとする。
第14条　児童生徒等の健康診断の事後措置
第15条　職員の健康診断
第16条　職員の健康診断の事後措置
第17条　健康診断の方法及び技術的基準等

[教育課程]
授業時数や学習内容などを示した教育計画。

第3節 ● 教育課程上の位置づけ

児童生徒等の健康診断は，学校教育法や学校保健安全法の規定を基に，学習指導要領の総則および特別活動の学校行事における「健康安全・体育的行事」に位置づけられている。このことから児童生徒等の健康診断は教育活動として各学校の年間行事計画に位置づけ，全教職員の共通理解の元に実施される。

第4節 ● 健康診断の種類 （表5.1）

表 5.1 健康診断の種類

種類	就学時の健康診断	児童生徒等の健康診断	職員の健康診断
対象	小学校又は特別支援学校の入学予定者	児童生徒等	学校職員
実施時期	学齢簿が促成された後翌学年初めから4ヶ月前までに実施 就学の手続きに支障がない場合は3ヶ月前までに実施	定期の健康診断 　毎学年6月30日までに実施 　結果は21日以内に通知 臨時の健康診断 　学校保健安全法第13条2項 　学校保健安全法施行規則第10条	毎学年学校の設置者が定める適切な時期に実施
実施主体	学校の設置者 (市町村教育委員会)	学校	学校の設置者 (市町村教育委員会)
検査項目	①栄養状態 ②脊柱及び胸郭の疾病及び異常の有無 ③視力及び聴力 ④眼の疾病及び異常の有無 ⑤耳鼻咽頭疾患及び皮膚疾患の有無 ⑥歯及び口腔の疾病及び異常の有無 ⑦知的障害・発達障害等の検査を含むその他の疾病及び異常の有無	①身長及び体重 ②栄養状態 ③脊柱及び胸郭の疾病及び異常の有無並びに四肢の状態 ④視力及び聴力 ⑤眼の疾病及び異常の有無 ⑥耳鼻咽頭疾患及び皮膚疾患の有無 ⑦歯及び口腔の疾病及び異常の有無 ⑧結核の有無 ⑨心臓の疾病及び異常の有無 ⑩尿(蛋白と糖) ⑪知的障害・発達障害等の検査を含まないその他の疾病及び異常の有無	①身長, 体重及び腹囲※ ②視力及び聴力 ③結核の有無 ④血圧 ⑤尿(蛋白と糖等) ⑥胃の疾病及び異常の有無※ ⑦貧血検査※ ⑧肝機能検査※ ⑨血中脂質検査※ ⑩血糖検査※ ⑪心電図検査※ ⑫その他の疾病及び異常の有無 ※の検査項目は年齢によって除くことができる。施行規則第13条3項参照。
記録と保存	就学時健康診断票 翌学年の初めから15日前までに入学する学校の校長に送付する	児童生徒健康診断票 5年間保存。ただし進学・転学した場合は, 移動した学校の校長へ送付する	職員健康診断票 5年間保存。ただし勤務校より移動になった場合は移動先の学校に送付する
法的根拠	◎学校保健安全法 　第11条　就学時の健康診断の実施 　第12条　事後措置の実施 ◎学校保健安全法施行令 　第1条　実施時期 　第2条　検査項目 　第3条　保護者への通知 　第4条　就学時健康診断票の作成 ◎学校保健安全法施行規則 　第3条　方法および技術的基準 　第4条　就学時健康診断票の様式	◎学校保健安全法 　第13条　健康診断の実施 　第14条　事後措置の実施 ◎学校保健安全法施行規則 　第5条　実施時期 　第6条　検査項目 　第7条　方法および技術的基準 　第8条　健康診断票の保存 　第9条　事後措置 　第10条　臨時の健康診断 　第11条　保健調査票の配布	◎労働安全衛生法 ◎学校保健安全法 　第15条　職員の健康診断の実施 　第16条　事後措置の実施 ◎学校保健安全法施行規則 　第12条　実施時期 　第13条　検査項目 　第14条　方法および技術的基準 　第15条　健康診断票の作成・保存・送付 　第16条　事後措置 　第17条　臨時の健康診断

1. 就学時の健康診断

市町村の教育委員会は就学予定者に対して学齢簿*が作成された後翌学年初めから4ヶ月前までに、就学の手続きに支障がない場合は3ヶ月前までに健康診断を実施しなければならない。実施後は担当学校医の所見を基に治療が必要な児童への勧告と保健上の助言を行う。またこの結果から市町村の教育委員会は適正な就学についての指導を行い、就学義務の猶予や免除*、特別支援学校等への入学措置をとらなければならない。就学時の健康診断は実施する市町村教育委員会の任務であるが、学校教育法17条にある就学させる義務を負う保護者の義務でもある。

検査項目は栄養状態や視力、聴力検査などがあるが、学校生活や日常生活に支障となるような疾病等の疑いがある者及び視覚障害者、聴覚障害者、知的障害者、肢体不自由者、病弱者その他心身の疾病及び異常の疑いのある者をスクリーニングし、適切な就学指導を行うためのものであるため、医学的な確定診断を行う検査ではない。

知能についての検査は2002（平成14）年の学校保健安全法施行規則の改正より、検査法は限定せず適切な方法で実施してもよいことになっている。検査は数名の児童に対して面接官がおはじきや絵カードを用いて質問をする方法がとられている（図5.1）。

発達についての検査は知能についての検査同様、面接及び観察により行動・態度・情緒面に課題がないかを確認する。あらかじめ保護者から日頃の様子についてSDQ*等を用いた実態把握を行い面接時の参考にする。

就学時の健康診断は出生から乳幼児期の発育発達が判定に影響するため、母子保健法に基づいて行われている乳幼児健康診査の情報が役に立つ。特に3歳児健康診査で実施されている視覚・耳鼻科領域の検査は早期の療育、また適切な就学支援へつなぐことが可能である。心身の障害のため就学に支障がある幼児の保護

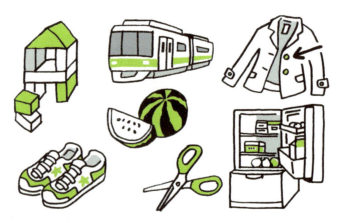

図5.1 就学時の健康診断に使用する絵カードの例
面接者が絵を指し名称を言わせ、発音や話し方等を確認する。

[学齢簿]
住民票に基づき、義務教育年齢に達した児童生徒について市町村の教育委員会が作成する名簿。これを基に就学の通知を行う。

[学校教育法第18条（就学義務の猶予・免除）]
前条第1項又は第2項の規定によつて、保護者が就学させなければならない子（以下それぞれ「学齢児童」又は「学齢生徒」という）で、病弱、発育不完全その他やむを得ない事由のため、就学困難と認められる者の保護者に対しては、市町村の教育委員会は、文部科学大臣の定めるところにより、同条第1項又は第2項の義務を猶予又は免除することができる。

【SDQ：Strengths and Difficulties Questionnaire】
「子供の強さと困難さアンケート」と訳される。子どもの多動・不注意、情緒面、行為面、仲間関係、向社会性の行動をスクリーニングする25項目から構成された質問紙であり、保護者が回答をする。

者は不安を抱えていることもあり、保健師の適切な情報提供等の支援が必要である。

2. 定期の健康診断

　児童生徒等の健康診断は毎学年6月30日までに実施する*。実施後は21日以内に児童生徒とその保護者、学生は本人に結果を通知しなければならない*。

　健康診断の結果は児童生徒健康診断票に記載し、学校保健安全法施行規則第8条において5年間の保存が規定されている。また児童生徒が進学・転学した場合は、移動した学校の校長へ健康診断票を送付しなければならない。また中学校を卒業し、義務教育が終了した場合も進学先の高等学校へ送付される場合が多い。このため、健康診断票は小学校入学から高等学校卒業まで12年間引き継がれ、児童生徒の健康管理に活用されている（次ページの図5.2、図5.3）。

3. 臨時の健康診断

　学校保健安全法第13条第2項に「学校においては必要があるときは臨時に、児童生徒の健康診断を行うものとする」と規定されている。同法施行規則第10条において、「次に掲げるような場合で必要があるときに必要な検査の項目について行うものとする」としている。

① 感染症または食中毒の発生したとき
② 風水害等により感染症の発生のおそれがあるとき
③ 夏季における休業日の直前または直後
④ 結核、寄生虫病その他の疾病の有無についての検査を行う必要があるとき
⑤ 卒業のとき

　以上のほかにも、宿泊教室や修学旅行、水泳授業やマラソン大会の前など必要に応じて臨時の健康診断を実施してもよい。臨時の健康診断を行う際には、定期の健康診断結果や日頃の健康観察なども参考とする。実施にあたっては、保護者と学校医・学校歯科医・学校薬剤師などと相談し理解を得ておく。

4. 職員の健康診断

　学校職員の健康診断は、学校保健安全法と労働安全衛生法*、結核に係る項目は感染症の予防および感染症の患者に対する医療に関する法律により規定されている。

　学校職員の健康管理が学校保健安全法により規定されているのは、学校職員の健康状態や感染症などが児童生徒等に与える影響が大きいためである。

　健康診断の種類には、労働安全衛生法で規定している5つの一般健康診断（雇入時・定期・特定業務従事者・海外派遣労働者・給食従事者）のほかに学校保健安全法第15条2項に規定された臨時の健康診断がある。臨時の健康診断は児童生徒に行う臨時の健康診断の場合と同様である。

[学校保健安全法施行規則第5条]
法第13条第1項の健康診断は、毎学年、6月30日までに行うものとする。ただし、疾病その他やむを得ない事由によって当該期日に健康診断を受けることのできなかった者に対しては、その事由のなくなった後すみやかに健康診断を行うものとする。（後略）
第9条　学校においては、法第13条第1項の健康診断を行ったときは、21日以内にその結果を幼児、児童又は生徒にあっては当該幼児、児童又は生徒及びその保護者（学校教育法（昭和22年法律第26号）第16条に規定する保護者をいう）に、学生にあっては当該学生に通知するとともに、次の各号に定める基準により、法第14条の措置をとらなければならない。（後略）

[労働安全衛生法]
労働災害予防を目的として労働基準法より分離され、制定された。労働者の健康管理・作業環境管理・作業管理（労働衛生の3管理）を中心に産業医の職務や作業環境の測定等について規定している。事業者だけではなく労働者にも安全に対する努力義務を課している。

別紙様式1（用紙　日本工業規格A4縦型）

	区分	小学生						中学生		
学年		1	2	3	4	5	6	1	2	3
学級										
番号										

児 童 生 徒 健 康 診 断 票 （ 一 般 ）
小 ・ 中 学 校 用

氏名				性別	男　女	生年月日		年	月	日
学 校 の 名 称										
年　　　　齢		歳	歳	歳	歳	歳	歳	歳	歳	歳
年　　　　度										
身　　長（cm）		・	・	・	・	・	・	・	・	・
体　　重（kg）		・	・	・	・	・	・	・	・	・
栄 養 状 態										
脊柱・胸郭・四肢										
視力	右	( )	( )	( )	( )	( )	( )	( )	( )	( )
	左	( )	( )	( )	( )	( )	( )	( )	( )	( )
眼の疾病及び異常										
聴力	右									
	左									
耳鼻咽頭疾患										
皮 膚 疾 患										
結核	疾病及び異常									
	指 導 区 分									
心臓	臨床医学的検査（心電図等）									
	疾病及び異常									
尿	蛋白第1次									
	糖　第1次									
	その他の検査									
その他の疾病及び異常										
学校医	所　　見									
	月　　日	・	・	・	・	・	・	・	・	・
事 後 措 置										
備　　　　考										

図5.2　児童生徒健康診断票（一般）の様式例[1]

[ストレスチェック制度]
労働安全衛生法の改正により、2015（平成27）年12月より労働者が50人以上いる事業所は毎年1回実施することが義務づけられた。労働者のメンタルヘルス不調の防止（一次予防）を目的としているが、結果が高ストレスであっても、労働者から申請がない限り医師による面接指導や就業上の措置は実施できないしくみになっている。

検査項目は2008（平成20）年より腹囲測定が加わり、2014（平成26）年からは胃の検査方法が胃部エックス線検査に加えて医師が適当と認める方法も可能となった。

また労働安全衛生法の改正により2015（平成27）年12月からストレスチェック制度*が学校職員へも導入された。近年は教員の長時間労働による高ストレス状態からのうつ病などの精神疾患が問題視されており、一次予防としてのストレスチェック制度は早期発見の予防策として期待できる。ただし労働者が50人未満の事業場は当分の間努力義務とされているため、小規模校の学校職員の受検率

図 5.3 児童生徒健康診断票（歯・口腔）の様式例[1]

は低い現状にある。

　学校職員の健康診断票の保存期間は 5 年間であり，職員が転勤・移動になった場合は移動先の学校に健康診断票を送付する。

　健康診断の事後措置や保健指導は，産業医*や衛生管理者*が担当する。義務教育学校は児童生徒数に合わせて学校職員が配置されているため小規模校には産業医を置かない学校もある。その場合は教育委員会に産業医が在籍しており，複数

[産業医]（労働安全衛生法第 13 条）
医師資格に加えて以下の要件が必要。
・日本医師会の産業医学基礎研修受講者
・産業医科大学産業医学基本講座受講者
・労働衛生コンサルタント試験（保健衛生区分）合格者
・学校教育法による大学において労働衛生に関する科目を担当する教授，准教授または講師の職にあり，またはあった者
・その他厚生労働大臣が定める者
常時 50 人以上の労働者を使用する事業者は，その事業場は産業医を選任しなければならない。産業医は少なくとも月 1 回，作業場の巡視が義務づけられている。

[衛生管理者]（労働安全衛生法第 12 条）
要件は第一種・第二種衛生管理者免許所持者など。常時 50 人以上の労働者を使用する事業者は，その事業場専属の衛生管理者を選任しなければならない。衛生管理者は労働災害の防止，作業環境の衛生上の点検など週 1 回以上の作業場の定期巡視が義務づけられている。

第 5 章　健康診断 I

表5.2 学校における産業医と衛生管理者数

	常時使用する職員数						
	50～200人以下	201～500人	501～1000人	1000人以上	1001～2000人	2001～3000人	3001人以上
産業医	1人以上の嘱託（非常勤医）			1人以上の専属			2人以上の専属
衛生管理者	1人以上	2人以上	3人以上		4人以上	5人以上	6人以上

の学校を巡回訪問の形で産業医活動を展開している。

衛生管理者は大学で保健衛生に関する科目等を履修した養護教諭や保健体育科教諭が兼任していることが多い（表5.2）。

この章のまとめ

- 児童生徒等の健康診断の目的には医学的側面と教育的側面がある。医学的側面は、発育発達状況の把握や疾病の早期発見のためのスクリーニングであり、教育的側面は心身の発達や健康の保持増進のために必要な力を育成し保健教育や保健管理につなげることである。
- 健康診断は法的根拠に基づいて実施される。学校保健安全法だけではなく学校教育法第12条も法的根拠となっている。
- 定期健康診断は毎学年6月30までに実施し、21日以内に結果を通知する。
- 就学時の健康診断の実施は学齢簿が促成された後翌学年初めから4ヶ月前まで、就学の手続きに支障がない場合は3ヶ月前までに行う。
- 就学時の健康診断の目的は適正な就学についての指導を行うためであるが、就学前からの発育発達も判定に影響を与える。そのため、保健師からの乳幼児健康診査等における情報が役に立つ。
- 職員の健康診断は毎学年学校の設置者が定める適切に時期に実施する。近年は教員の長時間労働による高ストレス状態によるうつ病などの精神疾患が問題視されている。

【引用文献】
1) 日本学校保健会（2015）：児童生徒等の健康診断マニュアル

【参考文献】
・日本学校保健会（2018）：就学時の健康診断マニュアル 平成29年度改訂
・第一法規学校保健・学校実務研究会編著（2014）：新訂版 学校保健実務必携 第3次改訂版

健康診断 II

鈴木 雅子

この章で学ぶこと
- 健康診断の検査項目，実施計画の企画・立案，事後措置について具体的に学ぶ。
- 健康診断の検査項目は子どもたちの健康問題や社会環境の変化に対応している。

[キーワード] 座高の検査，寄生虫卵の有無の検査，四肢の状態の検査（運動器の機能検査），保健調査票，色覚，心臓検診調査票，健康診断実施計画，平均聴力，要観察歯CO，歯周疾患要観察者GO

　この章では，前章で扱った児童生徒等における定期の健康診断の検査項目や健康診断実施計画，事後措置について学ぶ。健康診断の検査項目は，多様化する子どもたちの健康問題や社会環境の変化，健康の捉え方などにより追加・削除が行われ，常に検討されている。検査項目の背景を理解しながら学習を進めてほしい。

第1節 ● 健康診断の項目 （表6.1）

1. 健康診断項目の変遷

　1958（昭和33）年に学校保健法が制定され就学時や児童生徒の健康診断等，現行の健康診断が開始された。
　1994（平成6）年，衛生環境の改善や健康診断の効率化のため，児童生徒の健康診断検査項目を以下のように改正した。
・胸囲の検査は必須項目から加えることのできる項目へ変更された。
・色覚の検査は小学校第4学年において1回実施と変更された。
・聴力の検査は小学校第2学年の実施が追加された＊。
・寄生虫卵の有無の検査は，小学校第4学年以上は検査項目から削除された。
・眼鏡使用者の裸眼視力検査の省略が可能となった。
・心臓の疾病および異常の有無の検査では心電図検査の使用となった。
・必須項目以外の検査項目を実施する際は，児童生徒および保護者等の同意が必要となった。

　2002（平成14）年，児童生徒の健康診断において色覚検査が必須項目から削除され，就学時の健康診断の知能検査では医師等の専門家による面接や行動観察等での検査が可能となった。
　2003（平成15）年，児童生徒の健康診断の結核検査では，小学校第1学年およ

＊幼児期から小学校低学年期は咽頭扁桃肥大（アデノイド増殖症）により滲出性中耳炎を起こしやすい。滲出性中耳炎は特徴的な痛みがなく，聴力低下で発見されることがあるため早期発見を目的に追加された。

表 6.1 健康診断の検査項目

項目	検診・検査方法		就学時	幼稚園	定期の健康診断												大学
					小学校						中学校			高等学校			
					1年	2年	3年	4年	5年	6年	1年	2年	3年	1年	2年	3年	
保健調査	アンケート		○	◎	◎	◎	◎	◎	◎	◎	◎	◎	◎	◎	◎	◎	○
身長・体重			◎	◎	◎	◎	◎	◎	◎	◎	◎	◎	◎	◎	◎	◎	◎
栄養状態			◎	◎	◎	◎	◎	◎	◎	◎	◎	◎	◎	◎	◎	◎	◎
脊柱・胸郭 四肢・骨関節			◎※	◎	◎	◎	◎	◎	◎	◎	◎	◎	◎	◎	◎	◎	△
視力	視力表	裸眼の者 裸眼視力	◎	◎	◎	◎	◎	◎	◎	◎	◎	◎	◎	◎	◎	◎	△
		眼鏡等をしている者 矯正視力	◎	◎	◎	◎	◎	◎	◎	◎	◎	◎	◎	◎	◎	◎	△
		裸眼視力	△	△	△	△	△	△	△	△	△	△	△	△	△	△	△
聴力	オージオメーター		◎	◎	◎	◎	◎	△	◎	△	◎	◎	△	◎	◎	△	◎	△
眼			◎	◎	◎	◎	◎	◎	◎	◎	◎	◎	◎	◎	◎	◎	◎	◎
耳鼻咽喉頭			◎	◎	◎	◎	◎	◎	◎	◎	◎	◎	◎	◎	◎	◎	◎
皮膚			◎	◎	◎	◎	◎	◎	◎	◎	◎	◎	◎	◎	◎	◎	◎
歯及び口腔			◎	◎	◎	◎	◎	◎	◎	◎	◎	◎	◎	◎	◎	◎	△
結核	問診・学校医による診察		BCG接種状況の把握		◎	◎	◎	◎	◎	◎	◎	◎	◎				
	胸部X線撮影													◎			◎入学時
	胸部X線撮影 ツベルクリン反応検査 喀痰検査等				○	○	○	○	○	○	○	○	○				
	胸部X線撮影 喀痰検査聴診打診													○			○
心臓	臨床医学的検査 その他の検査		◎	◎	◎	◎	◎	◎	◎	◎	◎	◎	◎	◎	◎	◎	◎
	心電図検査			△	◎	△	△	△	△	△	◎	△	△	◎	△	△	△
尿	蛋白等		◎	◎	◎	◎	◎	◎	◎	◎	◎	◎	◎	◎	◎	◎	△
	糖		△														△
呼吸器 循環器 消化器 神経系	臨床医学的検査 その他の検査		◎	◎	◎	◎	◎	◎	◎	◎	◎	◎	◎	◎	◎	◎	◎

◎ほぼ全員に実施されるもの　　○必要時または必要者に実施されるもの
△検査項目から除くことができるもの　　※就学時の健康診断は脊柱・胸郭のみ

び中学校第1学年に実施していたツベルクリン反応検査を，結核罹患率の低下，過剰な精密検査や不要な予防投与につながることから廃止した。

2014（平成26）年に，子どもたちの健康問題の多様化，医療技術や診断技術の進歩，保健医療政策の変化などから，各種健康診断の検査項目が以下のように大

きく改正された。

① 就学時の健康診断

予防接種法の一部改正を受け，就学時の健康診断票に Hib 感染症*と肺炎球菌感染症，水痘の予防接種項目が加わった。今後も感染症の流行により定期予防接種対象疾病は見直されていくと考えられる。

② 児童生徒の健康診断

- 座高の検査は必須検査項目から削除された。
- 寄生虫卵の有無の検査*は必須検査項目から削除された。
- 四肢の状態の検査（運動器の機能検査）が検査項目に追加された。
- 保健調査票の記入を小学校から高等学校まで全学年に実施することに変更された。（幼稚園と大学は必要な場合のみ実施）

③ 職員の健康診断

- 血圧の検査における測定方法が水銀血圧計以外の血圧計も利用可能となった。
- 胃の検査の方法において胃部エックス線検査に加え，医師が適当と認める検査方法も認められるようになった。

これらの検査項目の削除や追加には課題も残っている。とくに 2002（平成 14）年に削除された色覚検査は，色覚に異常の疑いがある場合「自分がどういう場合にどのような色を間違いやすいかを理解する」機会を失った。進学や就職における色覚制限は，航空や船舶など限られた分野でみられるが，学校生活では黒板のチョーク色や IC 機器の充電ランプの色の区別がつかないなどがあり，困難と感じる子どももみられる。このため，検査項目からは削除されたが保健調査票に色覚に関する質問項目を追加し，保護者が希望すれば色覚検査の実施も可能となった。

座高の測定は上節下節比*を算出することで発育の評価に用いていた。しかし，一時点の計測値のみで評価はできないことから，発育の評価は成長曲線と肥満度曲線を用いることになった（第 27 章参照）。成長曲線等の作成により，肥満・痩身といった栄養状態の変化に加え，早期発見が重要である低身長，高身長，性早熟症といった成長障害の発見が期待できる。ただし，成長曲線等の作成には継続した身長と体重の測定値が必要であり，データの引き継ぎや管理に気をつけなければならない。

2014（平成 26）年に追加された四肢の状態の検査（運動器の機能検査）は，現行の脊柱および胸郭の疾病および異常の有無の検査に四肢の状態の検査項目を追加したものである。理由は子どもの運動能力や体力の二極化である。運動を積極的にする子どもはクラブチーム等にて長時間の運動をくり返し行い，腰や膝にスポーツ障害を引き起こしている。一方で，運動に消極的な子どもは IC 機器の普及により室内で過ごす時間が増え，柔軟性や筋力の低下，姿勢不良などから関節が曲がりにくいなどの障害が起きている。このことから，検査項目は脊柱側弯を見る前傾姿勢，腰・上肢・下肢の屈曲進展，片足立ち，しゃがみ込み等で構成されている。この検査項目から運動器検診保健調査票（図 6.1, 6.2）が作成され，痛みや

【Hib 感染症】
ヘモフィルスインフルエンザ菌 b 型（Haemophilus influenza type b）による感染症。乳児や小児の敗血症や髄膜炎，急性喉頭蓋炎などの侵襲性感染症の起因菌となる。

【寄生虫卵の有無の検査】
主に蟯虫（ぎょうちゅう）卵等の腸内寄生虫卵を発見する目的で行われる。ヒトの腸内に寄生する蟯虫は就寝中に肛門周囲に産卵する特性をもつため，起床時に被検査者の肛門周囲にセロハン製採卵用紙を貼付するセロハンテープ法が用いられた。上下水道の整備など衛生環境の改善にともなって保有率が低下したため，必須項目から削除された。ただし完全に駆除されてはいないため，今後も衛生教育の徹底が必要である。

*上節下節比＝上節長（座高）／下節長（身長－座高）

障害の有無で判断する。検査方法は保健調査票や運動器検診保健調査票にてあらかじめ保護者によるチェックが行われ，学校医による問診・視診を経て二次検査が必要な場合は専門医を紹介する流れとなっている。

2016（平成 28）年より実施されたが，検査を行う学校医が判断に困る所見や検査を実施する時間の確保が難しいなどが指摘され，今後の課題とされている。

2. 健康診断に用いる調査票類

［保健調査票］
形式は決まっておらず，小・中学校の 12 年間を 1 枚の保健調査票に記載し継続して用いる学校もある。

児童生徒等の健康診断にはいくつかの調査票を用いる。特に保健調査票*は 2014（平成 26）年の学校保健安全法施行規則一部改正にて小学校・中学校・高等学校および高等専門学校においては全学年に配布となった。保健調査票には既往歴や予防接種歴，日頃の体の様子等が記載されている。保健調査票により事前に健康状態を把握することで健康診断を円滑に実施することができる。また，健康診断時のみではなく日常の健康観察等へ活用することで継続的な保健管理および保健

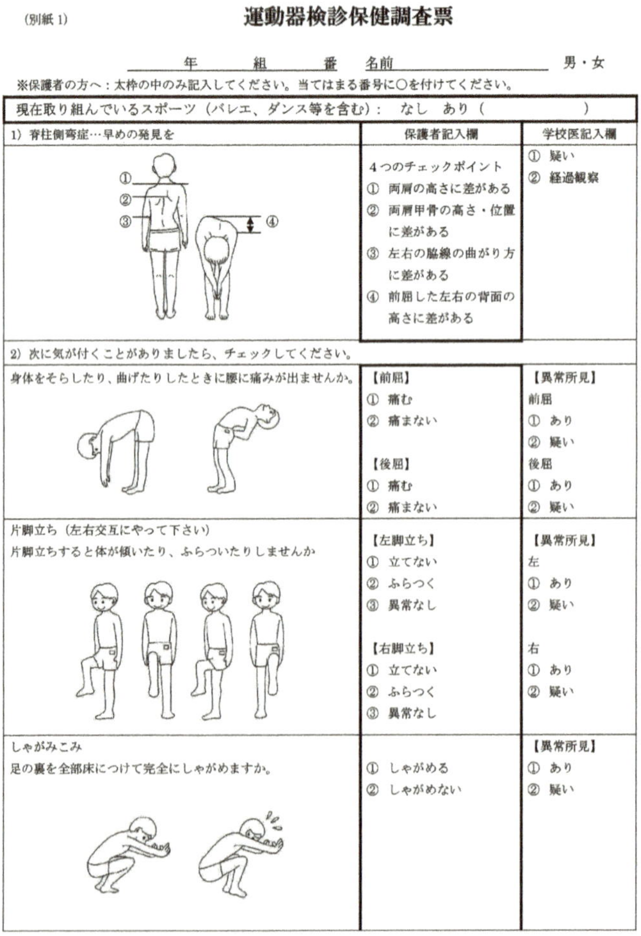
（別紙 1）　**運動器検診保健調査票**

年　組　番　名前　　男・女

※保護者の方へ：太枠の中のみ記入してください。当てはまる番号に○を付けてください。

現在取り組んでいるスポーツ（バレエ、ダンス等を含む）：　なし　あり（　　　）

1）脊柱側弯症…早めの発見を	保護者記入欄	学校医記入欄
① ② ③ ④	4つのチェックポイント ① 両肩の高さに差がある ② 両肩甲骨の高さ・位置に差がある ③ 左右の脇線の曲がり方に差がある ④ 前屈した左右の背面の高さに差がある	① 疑い ② 経過観察
2）次に気が付くことがありましたら、チェックしてください。		
身体をそらしたり、曲げたりしたときに腰に痛みが出ませんか。	【前屈】 ① 痛む ② 痛まない 【後屈】 ① 痛む ② 痛まない	【異常所見】 前屈 ① あり ② 疑い 後屈 ① あり ② 疑い
片脚立ち（左右交互にやって下さい） 片脚立ちすると体が傾いたり、ふらついたりしませんか	【左脚立ち】 ① 立てない ② ふらつく ③ 異常なし 【右脚立ち】 ① 立てない ② ふらつく ③ 異常なし	【異常所見】 左 ① あり ② 疑い 右 ① あり ② 疑い
しゃがみこみ 足の裏を全部床につけて完全にしゃがめますか。	① しゃがめる ② しゃがめない	【異常所見】 ① あり ② 疑い

※「運動器検診保健調査票」千葉県医師会作成

図 6.1　運動器検診保健調査票[1)]

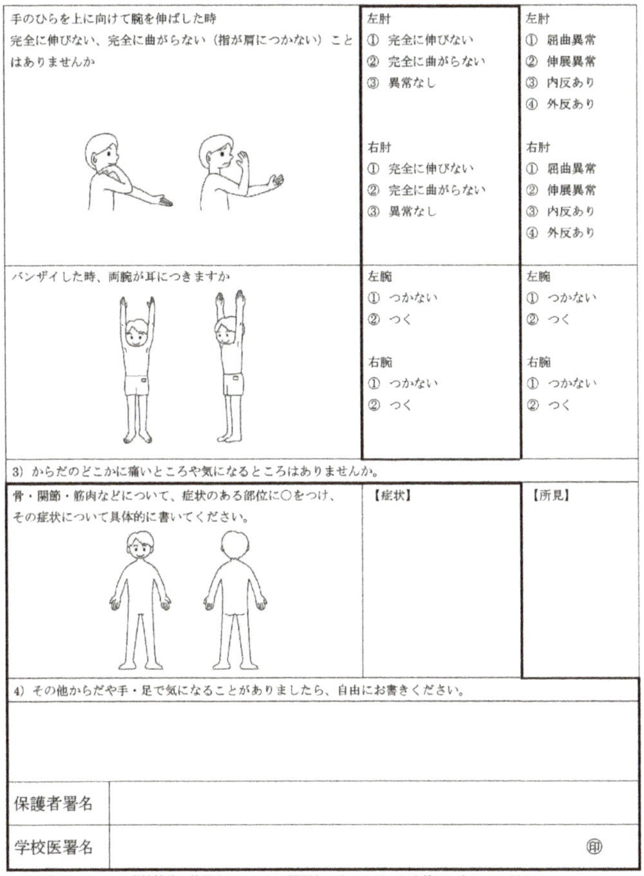

手のひらを上に向けて腕を伸ばした時 完全に伸びない、完全に曲がらない（指が肩につかない）ことはありませんか	左肘 ① 完全に伸びない ② 完全に曲がらない ③ 異常なし 右肘 ① 完全に伸びない ② 完全に曲がらない ③ 異常なし	左肘 ① 屈曲異常 ② 伸展異常 ③ 内反あり ④ 外反あり 右肘 ① 屈曲異常 ② 伸展異常 ③ 内反あり ④ 外反あり
バンザイした時、両腕が耳につきますか	左腕 ① つかない ② つく 右腕 ① つかない ② つく	左腕 ① つかない ② つく 右腕 ① つかない ② つく
3) からだのどこかに痛いところや気になるところはありませんか。		
骨・関節・筋肉などについて、症状のある部位に○をつけ、その症状について具体的に書いてください。	【症状】	【所見】
4) その他からだや手・足で気になることがありましたら、自由にお書きください。		
保護者署名		
学校医署名		㊞

※本書をコピーして学校健診に使用されることは問題ありませんが、販売等はしないでください。

※本書を研究発表等に使用する場合には千葉県医師会に御一報ください。

※「運動器検診保健調査票」千葉県医師会作成

図 6.2　運動器検診保健調査票 [1)]

指導へつなげることができる。

そのほかに，運動器検診保健調査票（図 6.1，6.2），心電図検査時に記入する心臓検診調査票*などがある。

第2節 ● 健康診断の実施

1. 健康診断実施計画の企画・立案

健康診断の実施計画は，前年度の健康診断時の評価を基に保健主事*や養護教諭が中心となり立案する。検査項目や検査基準に改正や変更がないことを確認し，学校行事の調整や学校医・検査機関等への日程連絡を行う。当日の職員配置，児童生徒の受診の流れを職員が見てもすぐにわかるよう，図式などを用いて記載す

[心臓検診調査票]
・心臓病の既往歴（手術の有無）
・川崎病の既往歴
・リウマチ熱，高血圧，甲状腺の病気，貧血の有無
・血縁者の心臓病による急死の有無
・運動歴　等

[保健主事]
校長の監督を受け，学校保健計画の作成や学校保健委員会の推進など，学校保健に関する円滑な実施のための連絡調整を図る。1995（平成 7）年の学校教育法施行規則の一部改正により保健主事は「指導教諭，教諭または養護教諭をもってこれに充てる」とされた。

2. 実施上の留意点

健康診断時は多くの職員や外部から検査機関等が入るため，安全面の配慮がおろそかになりやすい。守秘義務の徹底，プライバシーおよび個人情報保護の観点からも，記録者の選定や健康診断票の取り扱いには十分に気をつける。

また，児童生徒が薄着で長時間待機することや男女仕切りなく検査を受けることがないように性差の配慮を行う。健康診断は決まった人数を一定の時間で実施しなければならず，実施者も余裕を失いがちである。健康診断実施計画を見直し，健康診断を実施する側も受ける側も実施してよかった・受けてよかったと思う健康診断にすることが大切である。

第3節 ● 技術的基準

ここでは，学校保健安全法に基づく健康診断において特徴的な技術的基準をもつ検査項目を中心に解説する。

1. 視力

児童生徒等の健康診断における視力検査は，学校生活に支障がない見え方かどうかを判定するために行う。このため，視力の判定には ABCD 判定*を用いる。検査には視力表を用い，指す視標は 0.3 から開始する。大きい視標【1.0 → 0.7 → 0.3】の順に検査を行うことも差し支えないが，原則，小さい視標から開始する。上下左右のうち 4 方向を任意に見させ，3 方向を正答できれば「正しい判別」と判定し，次の視標にうつる。

眼科へ視力検査の再検査を勧める基準は以下のとおりとする。
・左右どちらか片方でも 1.0 未満（視力判定 B，C，D）の場合は受診を勧める。

【ABCD判定】
A 1.0 以上，B 0.9〜0.7，C 0.6〜0.3，D 0.3 未満

2. 聴力

聴力検査は 1994（平成 6）年より小学校第 2 学年が必須対象となったが，第 4 学年および第 6 学年，中学校および高等学校第 2 学年は除くことができる。

小学校第 2 学年に聴力検査が必須項目となった理由は，低学年児に多い中耳炎による難聴の早期発見のためである。

成長途中の乳幼児や学童は耳管の発達が未熟で十分な長さがなく，角度も水平に近いため，細菌等が侵入しやすい。また，咽頭扁桃肥大（アデノイド増殖症）による滲出性中耳炎に罹患しやすい。

検査は選別用オージオメータにて 1,000 Hz 30 dB と 4,000 Hz 25 dB の検査音を用いる。

耳鼻咽喉頭科へ受診を勧める基準は以下のとおりとする。
・検査音が聞こえず再検査を行う場合は，耳鼻咽喉科学校医の直接の指示の下に検査を行い，平均聴力*を算出する。
この結果を専門医療機関に持参し精密聴力検査を受けるように指示する。

3. 歯・口腔疾病

歯・口腔疾病の検査はう歯の発見だけではなく，顔貌全体のバランス，顎関節や歯列の状態等が学校生活に支障を来していないかを検査する。

個別指導，歯科・口腔外科等へ受診を勧める基準は「検査の結果，要観察歯CO*，歯周疾患要観察者GO*およびう歯保有者，疾病を有する者」である。

4. 結核

小学校・中学校では結核に関する問診6項目*を入れた保健調査票等と学校医による診察を用いて全学年に実施する。高等学校、高等専門学校・大学の第1学年は胸部エックス線撮影と学校医による診察を用いて実施する。

判定は小学校・中学校では結核に関する問診6項目と学校医の診察結果を参考にして精密検査対象者を選定する。

高等学校・高等専門学校・大学では胸部エックス線撮影の結果によって，病変の発見された者およびその疑いのある者，結核患者ならびに結核発病のおそれがあると診断されている者を精密検査対象者とする。

第4節 ● 事後措置

児童生徒等の健康診断については，学校保健安全法施行規則第11条において，実施後21日以内にその結果を本人および保護者に通知するとともに発見された疾病異常等に対して適切な措置をとるよう規定されている。「適切な措置」は以下の①〜⑨を指す。
① 疾病の予防処置を行うこと。
② 必要な医療を受けるよう指示すること。
③ 必要な検査，予防接種等を受けるよう指示すること。
④ 療養のため必要な期間学校において学習しないよう指導すること。
⑤ 特別支援学級への編入について指導および助言を行うこと。
⑥ 学習または運動・作業の軽減，停止，変更等を行うこと。
⑦ 修学旅行，対外運動競技等への参加を制限すること。
⑧ 机または腰掛の調整，座席の変更および学級の編制の適正を図ること。
⑨ その他発育，健康状態等に応じて適当な保健指導を行うこと。
結核の有無の検査の結果に基づく措置は，学校医その他の医師により生活規正

---

*平均聴力の算出
　500 Hz の閾値＝ adB，
　1,000 Hz の閾値＝ bdB，
　2,000 Hz の閾値＝ cdB
とし，
　平均聴力＝（a+2b+c）/4
により求める。

【要観察歯CO】
放置するとむし歯に移行するリスクのある歯。

【歯周疾患要観察者GO】
歯肉に腫脹や軽い出血がみられる歯肉炎であり，ブラッシング指導等を適切に行い，観察を続ける必要がある者。

【結核に関する問診6項目】
① 本人の結核罹患歴
② 予防内服歴
③ 家族の結核罹患歴
④ 高まん延国での居住歴
⑤ 自覚症状，健康状態（特に，2週間以上の長引く咳や痰）
⑥ BCG接種の有無

表6.2 結核の有無の検査結果に基づく指導区分

区　分		内　容
生活規正の面	A（要休業）	授業を休む必要があるもの
	B（要軽業）	授業に制限を加える必要のあるもの
	C（要注意）	授業をほぼ平常に行ってよいもの
	D（健　康）	全く平常の生活でよいもの
医療の面	1（要医療）	医師による直接の医療行為を必要とするもの
	2（要観察）	医師による直接の医療行為を必要としないが，定期的に医師の観察指導を必要とするもの
	3（健　康）	医師による直接，間接の医療行為を全く必要としないもの

の面および医療の面の区分を組み合わせた指導区分に基づいてとるものとする（表6.2）。

健康診断の結果は，児童生徒個人のみならず学校の健康課題を決定する指標となる。結果を基に学校保健委員会の開催や学校・家庭・地域が連携して組織的な健康づくりへと発展させることも可能である。

第5節　予防医学と学校健康診断

健康診断は予防医学では早期発見・早期予防を目的とした二次予防に分類される。学校における健康診断も二次予防に分類されるが，疾病の発見を第一目的として行うものではないことは第5章第1節で述べた。

予防医学の視点で学校健康診断を考えてみると，たとえば健康診断で肥満傾向が指摘された児童がいた場合，疾病を疑うのと同時に過去の健康診断の結果から成長曲線を作成し継続的な変化をみる。食事・運動などの保健指導を行い，毎朝の健康観察で確認する。保健学習を通して生活習慣病の知識を伝え，学習に支障がある場合は適切な学習支援へとつなげる。このような流れができ，健康診断を始点に一次予防にも三次予防にもつなげることができる（表6.3）。これは学校保健領域に当てはめた考え方であるが，健康診断を「疾病の発見」という二次予防の領域に留めず，健康の保持増進を目指して広く活用していくことも可能であるといえる。

表 6.3　予防医学と学校健康診断

予防段階	一次予防	二次予防	三次予防
目的	健康増進・特異的予防	早期発見・早期予防	リハビリテーション
学校保健領域における予防対策	保健指導（個別・集団への衛生知識） 保健学習（生活習慣病・薬物・喫煙防止教育） 健康観察（毎日の健康状態の把握） 健康相談活動（カウンセリング） 保健組織活動（学校保健委員会） 学校給食（栄養教諭による指導） 学校安全（交通指導・ヘルメットの着用） 学校感染症（出席停止の措置） 学校環境衛生（照度など学習環境の整備）	健康診断（定期・臨時・就学時・職員） ・保健調査（出生時からの健康情報の把握） ・実施計画企画・立案 ・学校三師との連携 ・結果通知（発育発達の自己確認） ・統計処理（健康状態の把握と推移） ・事後措置の実施（治療勧告） ・健康相談（ヘルスカウンセリング）	適切な学習支援 ・特別支援学校（級）の選択 ・複数教員の配置 ・校内のバリアフリー化 ・拡大教科書等，学習環境の整備等

この章のまとめ

- 健康診断の検査項目は，子どもたちの健康問題の多様化，医療技術や診断技術の進歩，保健医療政策の変化などから追加や削除が行われ，常に検討されてきた。
- 健康診断の実施は健康診断実施計画を企画立案し，児童生徒，職員，保護者の共通理解が必要である。
- 2014（平成26）年に児童生徒等の健康診断の必須検査項目から座高，寄生虫卵の有無の検査が削除され，四肢の状態の検査（運動器の機能検査）が追加された。
- 健康診断実施計画は，前年度の健康診断時の評価を基に養護教諭が中心となり立案する。
- 児童生徒等の健康診断における視力検査は，視力の判定にABCD判定を用いる。
- 児童生徒等の健康診断の結果は，実施後21日以内にその結果を本人および保護者に通知する。

【引用文献】
1) 日本学校保健会（2015）：児童生徒等の健康診断マニュアル

【参考文献】
・日本学校保健会（2018）：就学時の健康診断マニュアル 平成29年度改訂
・第一法規学校保健・学校実務研究会編著（2017）：新訂版 学校保健実務必携 第4次改訂版

第7章 健康観察

上原 美子

この章で学ぶこと
- 健康観察は，教員が児童生徒等の欠席，遅刻や体調不良など心身の健康状態を把握するために行う。また，感染症や心の健康問題など心身の変化について早期に発見するために行う。
- 児童生徒等がお互いの健康状態や自分自身の健康状態を把握する機会をもつことで健康に関心をもち，自己管理能力を育成する。

[キーワード] 体調不良，欠席，遅刻，自己管理能力，感染症，健康相談，健康観察の評価

[健康観察の視点]
とくに小学生などの子どもは自分の気持ちを言葉にして表現することが難しいこともある。そのため，子どもの表情や日常の行動に表れることを念頭に置くことも大切である。また，「頭が痛い」「気持ちが悪い」「おなかが痛い」などの身体症状になって表現する場合もあることから，きめ細やかな日常の観察も必要である。

学校においては，集団で学校生活を送るために，子どもの心身の健康問題の早期発見・早期対応を図ることが重要である。そのためには，日々の健康観察の適切な実施*が求められている。

健康観察によって把握された情報は，健康相談や健康診断にもつながりをもつものであり，子どもたちに対する保健管理や保健教育（保健指導）の基盤となる。

第1節 健康観察にかかわる法令

健康観察は，中央教育審議会答申[1]（平成20年1月17日）や2008（平成20）年に改正された学校保健安全法で新たに位置づけられ，充実を図ることが求められている。

> **中央教育審議会答申（平成20年1月17日）**
> Ⅱ 学校保健の充実を図るための方策について
> 2．学校保健に関する学校内の体制の充実
>   (3) 学級担任や教科担当等
> ② 健康観察は，学級担任，養護教諭などが子どもの体調不良や欠席・遅刻などの日常的な心身の健康状態を把握することにより，感染症や心の健康課題などの心身の変化について早期発見・早期対応を図るために行われるものである。また，子どもに自他の健康に関心を持たせ，自己管理能力の育成を図ることなどを目的として行わるものである。（省略）
> ③ 学級担任等により毎朝行われる健康観察は特に重要であるため，全校の子ども健康状態の把握方法について，初任者研修をはじめとする各種現職研修などにおいて演習などの実践的な研修を行うことやモデル的な健康観察表の作成，実践例の掲載を含めた指導資料作成が必要である。

> **学校保健安全法（平成20年6月改正）**
>
> （保健指導）
> 第9条　養護教諭その他の職員は，相互に連携して，健康相談又は児童生徒等の健康状態の日常的な観察により，児童生徒等の心身の状況を把握し，健康上の問題があると認めるときは，遅滞なく，当該児童生徒等に対して必要な指導を行うとともに，必要に応じ，その保護者（学校教育法第16条に規定する保護者をいう。第24条及び第30条において同じ。）に対して必要な助言を行うものとする。

第2節　健康観察の目的

健康観察*を行う目的として，以下のようなことがあげられる。
(1) 子どもの心身の健康課題の早期発見・早期対応を図る。
(2) 感染症や食中毒などの集団発生の実態を把握し，感染の予防や拡大防止を図る。
(3) 健康観察を毎日継続して行うことによって，子どもたちに自他の健康へ関心をもたせると同時に，自己管理能力を育成する。

［学校での健康観察を充実させるポイント］
・学級担任や養護教諭が中心となり，全教職員が共通の理解をもって行う。
・家庭における健康観察も子どもの心身の健康状態を把握するうえで大切であることから，保護者の協力を得る。
・保護者に健康観察の視点などについて保護者会やたよりなどを通じて周知する。

第3節　健康観察の実際

1. 実施者および実施の機会

（1）日常の健康観察

健康観察は，登校から下校までのすべての機会に実施されるよう心がけることが必要である。「いつもと違う」ことを発見するためには，子どもたち一人ひとりの日常の様子を把握しておくことが大切である。

（2）学校行事の健康観察

学校行事として，ここでは，主として学校を離れる遠足，社会科見学，林間学

表7.1　健康観察の実施要領

実施者	実施の機会（目的）
○学級担任 ○教科担任 ○養護教諭 ○児童生徒 ○保護者	○朝の会－その日の学校生活に適しているかどうか ○授業中，休み時間，給食指導等学校生活すべての時間－健康状態の変動を考慮して実施する ○長期休業の前後，修学旅行や運動会，体育祭などの学校行事の前後－注意深く健康観察を実施。健康観察簿の分析もていねいに行う。 ○感染症や食中毒の発生時期－健康観察簿の分析をていねいに行う。

表 7.2 旅行的行事の健康観察

実施者	実施の機会	主な方法
引率している全教職員 児童生徒	出発から解散まで	教職員の観察 児童生徒からの自己申告 児童生徒からの相互観察

主な視点
・元気はあるか・顔色はどうか・朝食はとっているか・睡眠は十分か・排便はしたか・疲労の様子はどうか・人間関係はどうか・その他の健康問題はないか

校や修学旅行など旅行的行事を例としてあげる（表7.2）。

2. 実施方法（例）

（1）担任呼名式*

学級担任が一人一人児童生徒を確認しながら呼名する。各自，自分の名前を呼ばれて「はい。元気です」「はい。風邪をひいています」「はい。足をけがしています」などと答えることで，学級担任は健康状態を把握できる。図7.1のような観察簿に記入する。

（2）自己申告式*

朝，登校後，教室の入り口に掲示されている「健康観察表」に，自分の健康状態を自分で判断し，該当する項目を自分の出席番号が書いてある磁石で示す。友だちの健康状態はもとより，自分自身の心身の健康状態に向き合うことができるため，自己管理能力の育成につながることが期待できる（図7.2）。

＊担任呼名式の流れ
学級担任等 → 養護教諭
↓　　　　　（保健室）
職員室等に　　↓
記入　　　　学校医

＊自己申告式の流れ
児童生徒等→学級担任，養護教諭
（登校後，教室に入る前）

＊健康観察簿は都道府県，市町村ごとに様式が決められていたり，学校ごとに作成されていたりする。

健康観察　　月分　　年　　組

No.	氏名	1	2	3	4	5	6	7	8	9	10	11	12	13	14	15	16	17	18	19	20	21	22	23	24	25	26	27	28	29	30	31
		月	火	水	木	金	土	日	月	火	水	木	金	土	日	月	火	水	木	金	土	日	月	火	水	木	金	土	日	月	火	水
1																																
2																																
3																																
4																																
5																																
6																																
7																																
8																																
9																																
10																																

観察項目	カ かぜ	キ 気持ちが悪い	ズ あたまがいたい	セ のどがいたい	ノ おなかがいたい	ネ 熱	フ 下痢	ゲ けが	ケ その他

記入例	○ ○のなかに記号 記入例 ㋕	㋜ 出席停止	㋸ 事故欠	㋖ 忌引	㋩ 公欠大会・受験等	遅 遅刻	早 早退

図 7.1　健康観察簿（例）*

	1年1組	健康観察																
		1	2	3	4	5	6	7	8	9	10	11	12	13	14	15	16	17	18
氏名																			
元気です																			
頭が痛いです																			
おなかがいたいです																			
気持ちが悪いです																			
湿疹があります																			
目が赤いです																			
のどがいたいです																			
けがをしています																			
そのほか																			

図 7.2　自己申告式健康観察簿（例）

3. 健康観察のチェックポイント

はじめに，身体的な疾患の有無を見極めてから対応することが大切である。さらに，生活面，友人関係や家庭環境など心理社会的な問題にも目を向けながら進める。

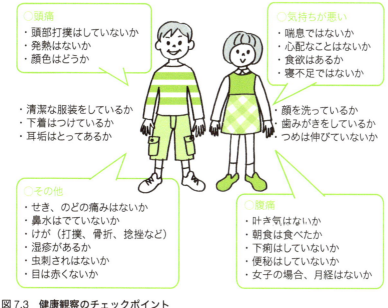

図 7.3　健康観察のチェックポイント

4. 健康観察結果の事後措置

（1）管理職への報告*

健康観察実施後に毎日，集計結果に基づき「欠席，遅刻，心身の健康状態のある児童生徒の対応の必要がある」などを報告する。

[子どもからのサインも見逃さない]
・遅刻や欠席が多く，その理由がはっきりしない。
・同じ曜日に欠席・遅刻をする。
・保健室の来室が多くなってきた。また，来室理由がはっきりしない。
・休み時間に一人でいることが多い。
・小さなことでも異常に訴える。
・ベッドで休んでいてもおしゃべりをしている。
・表情がない。喜怒哀楽が乏しい。

＊感染症や疾病が疑われる場合の視点の例
・元気がない，顔色が悪い⇔発熱
・咳が出ている⇔気管支喘息，肺炎，気管支炎，百日咳，マイコプラズマ肺炎
・目が赤い⇔アレルギー性結膜炎，流行性角結膜炎，咽喉結膜炎
・鼻水・鼻づまり⇔鼻炎，副鼻腔炎，アレルギー性鼻炎

＊必要に応じて学校医等に指示をあおぐ。

＊学校医の役割のポイント
① 子どもの心身の健康について医療的な見地から学校を支援する。
② 学校と地域の医療機関のつなぎ役になる。
③ 健康診断を児童虐待などの早期発見につなげる。
④ 専門的な立場から健康相談，保健指導を行う。
⑤ 学校保健委員会に参加し，専門的な立場から指導助言を行う。

（2）全教職員への周知

多くの学校の場合，職員室や保健室の黒板等を利用して周知している。また，1週間分や1ヶ月分をまとめて一覧表をつくり配布するなどを行う。

5. 学校種別健康観察の集計の工夫

養護教諭は，各学級で実施された朝の健康観察の結果を集計し，分析する。集計方法は，各学校の実態に応じて工夫されている。養護教諭は毎日，管理職に全校の様子や欠席している児童生徒の状況を報告する。集計方法については表7.5のように手書きで記載する場合や，パソコンの専用ソフトを使用する場合もある。

（1）小学校・中学校の場合（例）

朝，学級担任が実施した健康観察は保健室に集まってくる。集計方法は学校ごとにその後の活用に基づいてまとめられる。この集計表（チェックシート）は，欠席者氏名を記入することで不登校傾向の児童生徒の把握する，あるいは感染症の集団発生等の早期発見にもつながる。また，児童生徒の生活習慣も把握できる（図7.4）。

（2）高等学校（例）

高等学校の場合，選択制，単位制など科目履修の形態が異なることから出席簿に記載を健康観察の代わりにする，または，授業前に健康観察を実施しても記録を残していないことも考えられる。そのため，感染症の発生時には，緊急対応としてカードを使用するなどの工夫し，現状を把握する。1日1枚を養護教諭へ提出する（図7.5）。

平成○○年度　健康観察記録チェックシート				月　日（　）	
学級名	担任	欠席		欠席者氏名	
		男	女	欠席：黒　　出席停止：赤　　忌引：青　　連続3日欠：マーカー	
1年1組					
1年2組					
1年3組					
1年4組					
計					

図 7.4　健康観察集計表（例）

1年1組　　インフルエンザによる欠席者報告　　　月　　日（　）

在籍	欠席（人）	出席停止（人）	出席：体調不良者（人）
男　21			
女　18			
計　39			
氏名			

図 7.5　インフルエンザによる欠席者報告

6. 健康観察の結果の活用

健康観察の結果を生かして健康相談*や保健指導*を実施する。

（1）学校全体または学年単位の結果を用いた活用

健康観察の結果を学校全体または学年単位，各学級の様子をみることで，感染症の発生状況を把握できる。対応としては，

- 他のクラスや他学年の流行状況を把握する。
- 近隣の保育園や幼稚園，小学校，中学校のインフルエンザの罹患状況を把握する。
- 管理職に報告する。
- 学校医等に欠席状況を報告する。
- 学校医等の意見を聞いて学校長は出席停止や学級閉鎖，学校閉鎖を判断する*。
- インフルエンザ予防のための集団への保健指導や，必要に応じて個別の保健指導を行う。流行のきざしが見られる場合の健康観察表の例を図 7.6 に示す。

*学校保健安全法第 8 条（健康相談）
学校においては，児童生徒の心身の健康に関し，健康相談を行うものとする。
（第 8 章も参照）

*学校保健安全法第 9 条（保健指導）
養護教諭その他の職員は，相互に連携して，健康相談又は児童生徒等の健康状態の日常的な観察により，児童生徒の心身の状況を把握し，健康上の問題があると認めるときは，遅滞なく，当該児童生徒等に対して必要な指導を行うとともに，必要に応じ，その保護者に対して必要な助言を行うものとする。
（第 11 章も参照）

*学校保健安全法第 20 条（臨時休業）
学校の設置者は，感染症の予防上必要があるときは，臨時に，学校の全部又は一部の休業を行うことができる。

健康観察　　　月分　　　年　　組

No.	氏名	1	2	3	4	5	6	7	8	9	10	11	12	13	14	15	16	17	18	19	20	21	22	23	24	25	26	27	28	29	30	31
		月	火	水	木	金	土	日	月	火	水	木	金	土	日	月	火	水	木	金	土	日	月	火	水	木	金	土	日	月	火	水
1										㊈	㊈	㊆	㊆			㊆	ズ															
2																																
3					キ	㊆			㊆	㊆	キ																					
4										㊈	㊈																					
5																																
6																																
7																																
8										㊈	㊈																					
9																																
10																																

図 7.6　インフルエンザの流行のきざし

健康観察　　　月分　　　年　組

No.	氏名	1	2	3	4	5	6	7	8	9	10	11	12	13	14	15	16	17	18	19	20	21	22	23	24	25	26	27	28	29	30	31
		月	火	水	木	金	土	日	月	火	水	木	金	土	日	月	火	水	木	金	土	日	月	火	水	木	金	土	日	月	火	水
1																																
2																																
3						早				遅	フ		フ			遅	⑦	⑦	早													
4																																
5																																
6																																
7																																
8																																
9																																
10																																

図 7.7　不登校傾向の早期発見

（2）一人一人の観察結果の活用

　一人一人の健康観察の結果をみると，体調が悪い日や遅刻や早退が続いていることに気づくことがある。たとえば，

・月曜に遅刻，週末に早退が増えている。
・体調不良の保健室来室が多く見られる。

このような場合の対応としては以下のようなものがある。

・学級担任や教科担当と情報共有する。
・事後措置として該当児童生徒等との健康相談を行う。

2週間近く状況が変わらなければ，体調不良以外の理由も可能性があると推察できる（図7.7）。

> **COLUMN**
>
> #### 学校保健の位置づけ【感染症対策】
>
> 　「学校保健」は文部科学省行政の枠組みに属するとともに，厚生労働省行政における公衆衛生活動の一環を占めている[3]ため，そのことを念頭に入れた学校保健活動を推進することが不可欠である。該当地域での災害や感染症などの健康危機が生じた場合，学校の果たす役割が大きく取り上げられることがある。
>
> 　1つ例をあげると，日本では2007（平成19）年に高校・大学を中心とする学校等での麻しん流行を経験し，従来は乳幼児の疾患と考えられがちであった麻しんを学校保健上の重要な課題として位置づけ，予防接種率を高めるために学校も積極的に麻しん対策に取り組んできた。そうした場合，学校安全保健法第19条，20条の規定に則り，対応している*。
>
> #### 学校保健安全法
>
> 第19条（出席停止）　校長は，感染症にかかっており，かかっている疑いがあり，又はかかる恐れがある児童生徒等があるときは，政令で定めるとこ

＊学校で子どもに麻しんが発生した場合，組織的に学校全体で対応する。
① 教育委員会，学校医，関係機関等に連絡・報告し，指示を仰ぐ。
② 全教職員で共通理解を図る。
③ 他の児童生徒の欠席理由の把握のために健康観察を強化する
④ 児童生徒教職員の罹患歴，予防接種歴を調査する。
⑤ プライバシーに配慮する。
⑥ 手洗い，うがい，咳エチケットを徹底する。
⑦ 早期受診を勧める。

ろにより，出席を停止させることができる。
第20条（臨時休業）　学校の設置者は，感染症の予防上必要があるときは，臨時に，学校の全部又は一部の休業を行うことができる。

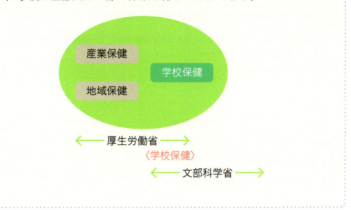

第4節　健康観察の評価

　以下のような項目を中心に健康観察の評価を行う。
(1) すべての教職員が健康観察目的を理解し，実施しているか。
(2) 朝の健康観察は学級担任が適切に実施しているか。
(3) 健康観察の結果は記録し，結果について適切に対応しているか。
(4) 心身の健康課題発見に生かされているか。
(5) 健康観察の事後措置が適切に行われているか。
(6) 児童生徒に自己管理能力が育まれているか。
(7) 保護者等の理解や協力が得られたか。

この章のまとめ
- 朝に健康観察を実施することにより，児童生徒がその日一日を元気に過ごすことができる健康状態かを把握することができる。
- 健康観察によって児童生徒の欠席，遅刻，体調不良など，日常的な心身の健康課題を把握できる。また，感染症や疾病，心の健康問題などの心身の変化について，早期発見，早期対応を図ることができる。
- 健康観察は児童生徒の理解につながり，学級経営ともかかわりが深く，いじめや不登校傾向などの早期発見にも役立つ。
- 児童生徒が自他の心身の健康に関心をもつなど，自己管理能力の育成という教育的側面もある。

【引用文献】
1) 文部科学省（2008）：子どもの心身の健康を守り，安全・安心を確保するために学校全体としての取組を進めるための方策について（中央教育審議会答申）
2) 津村智恵子，上野昌江（2012）：公衆衛生看護学．中央法規．p.2-20

【参考文献】
・江嵜和子，土生素子（2012）：小学校における「朝の健康観察簿」の活用に関する研究．九州女子大学紀要．49(2)
・文部科学省（2009）：教職員のための子どもの健康観察の方法と問題への対応　http://www.mext.go.jp/a_menu/kenko/hoken/1260335.htm

第8章 健康相談

石走 知子

この章で学ぶこと
- 健康相談は，児童生徒の健康問題に対し，組織的・計画的に対応し，解決を図る取り組みである。
- 健康相談に関わる支援者には，それぞれの職務の特質や専門性に応じた役割が求められる。

[キーワード] 健康問題，健康相談の対象者，健康観察，連携，支援計画

健康相談*は，従来，学校医・学校歯科医等が定期健康診断後の事後措置*の一環として行う身体を中心とした相談という受け止め方がされ，養護教諭が職務の特質や保健室の機能を生かして行う心身両面に関わる相談活動はヘルスカウンセリング；健康相談活動*（平成9年の保健体育審議会答申）として区別されていた。しかし，改正された学校保健安全法（平成20年法律第73号）では，多様化した児童生徒の心身の健康問題の解決に向け，学校医・学校歯科医・学校薬剤師のみならず，養護教諭やその他の職員，また，当該学校の所在する地域の医療機関や関係機関との連携を図るよう明記され，健康相談はより幅の広い概念をもった組織的な支援活動と理解されるようになった。

児童生徒が成長・発達に伴う心身の健康課題や健康問題に直面するプロセスにおいては，自己理解を深め，解決に向けての自己決定を行い，自律して自己の健康を守る力をつけてゆくとともに，時にはサポートを得る必要も学ぶ機会となる。児童生徒の健康の保持増進のみならず，自己理解を深め人間的成長を促す教育的意義をもつ健康相談は，学校教育における重要な支援活動となっている。

*学校においては児童生徒の心身の健康に関し健康相談を行うものとする（学校保健安全法8条）。

[事後措置]
健康診断の結果に基づき，疾病の予防措置や治療勧告を，終了後21日以内に通知しなければならないとされている（学校保健安全法第14条，学校保健安全法施行規則第9条）。

*心の健康問題等の深刻化に伴い学校におけるカウンセリング等の機能の充実が求められる中で，養護教諭は心身の不調にいち早く気づく立場にあることから，保健室の機能を生かして問題解決を図る支援活動として，保健体育審議会答申（平成9年）において初めて提言された。

第1節 ● 健康相談の目的と健康相談が求められる背景

健康相談の目的は，児童生徒の心身の健康に関する問題について，児童生徒や保護者等に対して，関係者が連携し相談等を通して問題の解決を図り，学校生活によりよく適応していけるように支援していくことである[1]。

児童生徒の健康問題は，社会経済の発展がもたらした栄養状態・保健衛生・医療水準の向上に伴い，結核やトラコーマ・頭シラミなどの感染症から，う歯や視力低下などの慢性的な健康問題へと移行した。また，都市化，少子高齢化，情報化，国際化等による急激な社会環境・生活環境の変化は，いじめや不登校，喫煙，

飲酒，薬物乱用，性に関する問題行動，生活習慣病の兆候，アレルギー疾患，新興・復興感染症など，多様化・複雑化した健康問題を引き起こし，新たに起こる事件・事故や災害は，児童生徒の心身の健康に大きな影響を与えている。このような状況においては，学校教職員，家庭，地域の関係機関が，それぞれの立場の特性や専門性を生かした連携をとり，組織的に児童生徒の健康問題の解決を図ることが支援活動としての健康相談に求められているのである。

第2節 ● 健康相談の対象となる者

健康相談の対象者は，養護教諭や学級担任が，職務の特質や専門性を生かした観察と判断により把握される。具体的には，日常の健康観察*や保健調査，健康診断の結果，保健室利用状況，そのほか健康に関連した調査等から検討される。健康上の問題があり，健康相談が必要と認められる対象者には，次の者があげられる[1]。

(1) 健康診断の結果，継続的な観察・指導を必要とする者
(2) 保健室等での児童生徒の対応を通して，健康相談の必要性があると判断された者
(3) 日常の健康観察の結果，継続的な観察・指導を必要とする者
(4) 健康相談を希望する者
(5) 保護者の依頼による者
(6) 修学旅行，遠足，運動会，対外運動競技会の学校行事に参加させる場合に必要と認めた者
(7) その他

第3節 ● 健康相談の進め方

学校における健康相談の基本的な進め方としては，まず，対象者を把握し，さらにその健康問題の背景を把握したうえで，支援方針・支援方法を検討する。そして支援の実施と評価を行い，支援体制を円滑に整え問題解決に取り組む*。

対象者と健康問題の背景の把握にあたっては，一人の情報だけでなく複数の校内組織の関係者が十分な情報交換を行い，多角的な判断のもとに実施される必要がある。支援方針・支援方法の検討を行う中では，支援チームの役割分担を行い，状況に応じて地域の医療機関や関係機関との連携をとり，外部からのサポートを得て支援体制を強化したうえで実施していくことが重要である。支援については，定期的に支援検討会議等で評価を行い，支援方針・支援計画の維持や改善のための見直しを行い，問題の解決を目指していく。

[健康観察]
学級担任，養護教諭などが児童生徒の体調不良や欠席・遅刻などの日常的な心身の健康状態を把握することにより，感染症や心の健康問題などの心身の変化について早期発見・早期対応を図るために行われるものである。また，児童生徒に自他の健康に興味・関心をもたせ，自己管理能力の育成を図ることなどを目的として行われる。第7章を参照。

[学校における取組評価：PDCAサイクル]
取組評価とは，取組前と取組後の実態把握の結果を比較することにより，取組によってもたらされた可能性のある変容を確認することである[2]。学校におけるPDCAサイクルは，日常の授業，単元等の指導，教育活動全体等のさまざまな段階でくり返されながら展開されるもので，①Plan：計画，②Do：実施，③Check：評価，④Action：改善，のサイクルを確立することが重要であるとされている[3]。健康相談の実施と評価においても，PDCAサイクルを活用して対応の結果を検証し，組織として改善を図ることが求められる。

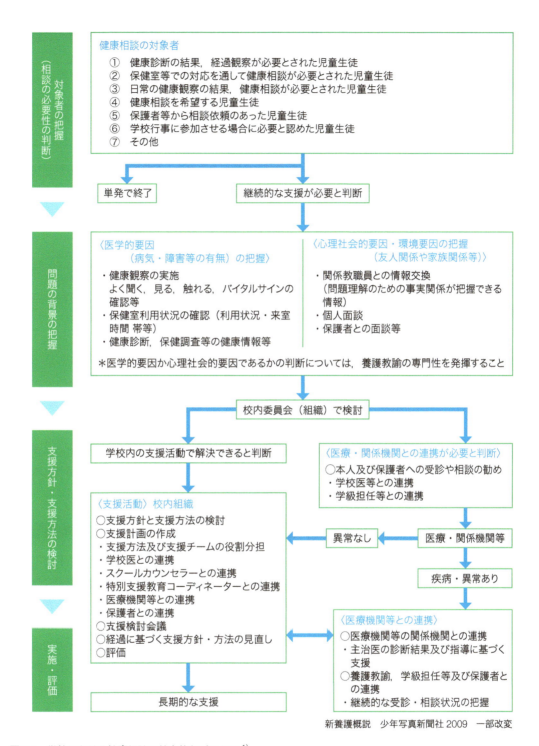

図8.1 学校における健康相談の基本的なプロセス[1]

　健康相談は，単発で終わるものと継続的にかかわる必要があるもの，個人を対象としたものと集団を対象としたもの，カウンセリングで解決できるものと医療的な対応が必要なものなどさまざまに存在するが，健康問題の本質を見極め，養

護教諭や学級担任等が一人で抱え込むことのないよう，対象者把握の早い段階から支援担当者が共通理解を図り，組織的に取り組むことが必要である。

第4節 ● 健康相談の支援計画の作成

健康相談は組織的に行われる必要があるため，それぞれの担当者の役割分担や具体的な対応についての支援計画を作成することにより，共通理解が図られ，支援活動への取り組みを容易なものとさせる。

支援計画の内容には，次の事項があげられるとよい[1]。
（1）何を目標にするか：長期目標と短期目標の設定を行う。
（2）誰が行うか：支援者や地域の関係機関等の担当者を明確にする。
（3）どこで行うか：学校，家庭，関係機関等の支援場所や支援場面を想定する。
（4）どのようなことを行うか：支援内容や方法を具体的にあげる。
（5）いつまで行うか：支援期間の目途を立てる。

第5節 ● 健康相談の支援者の役割

健康相談は，支援者の職務の特質や専門性を生かして行われることにより，最大の効果が発揮され，児童生徒の健康問題のすみやかな解決がもたらされる。健康相談における支援者の役割を以下にあげる。

1. 養護教諭

養護教諭は，医学・看護学的素養をもった教育職員であり，学校の児童生徒全員を対象として，その成長・発達をアセスメントし，健康の保持増進のための援助と教育を提供する存在である。また，保健室*という誰もがいつでも安心して利用できる場を活用し，言葉では言い表しがたい心身の症状を抱える児童生徒に，フィジカルアセスメントなど体に触れるかかわりで安心感を与えながら対応するため，信頼関係を作りやすく，多くの情報を得ることができる。さらに，職務の特質*から学校の時程に大きくとらわれずに活動でき，学級担任をはじめとする教職員，学校医等，保護者，地域の関係機関との連携におけるコーディネーターの役割を担うことが求められる。日頃から，教職員，保護者，地域の医療機関や関係機関の担当者との人間関係や信頼関係を築いておくことが重要である。

2. 学級担任

学校の中で，最も児童生徒に関わる時間の多い学級担任が行う日常の健康観察*は，健康相談が必要な対象者の早期発見につながることが多い。また，健康問題

＊保健室の機能として，プライバシーが守られ，誰でも，いつでも，安心して利用できる場であり，また健康に関する情報を多く持ち，自己解決のサポートがもらえる場であることなどがあげられる。

＊養護教諭の職務の主な特質
① 児童生徒全員を対象とする
② 活動は保健室で誰でも安心して利用できるためさまざまな健康問題を抱える児童生徒と関わる機会が多い
③ 学校の時程にとらわれず連携の中心となれる
④ 成績評価をしない
⑤ 体に触れ安心感を与えながらかかわることができる

［学級担任が行う健康観察］
学級担任等により毎朝行われる健康観察は特に重要であるとされた（平成20年中央教育審議会答申）。

の解決に向けて保護者と連携をとることになった場合，理解や協力を得るための窓口となるため，その役割は重要である。しかし，学級経営や学級運営，教育課程に沿った日々の教育活動を含め，学級担任にかかる負担は大きい[4]といわれており，健康相談が必要な児童生徒を把握した場合は，一人で抱え込まず，養護教諭や管理職と情報共有を確認しながら連携していくことが必要である。

3. 学校医・学校歯科医・学校薬剤師*

学校医・学校歯科医・学校薬剤師の役割は，就学時の健康診断，内科・眼科・耳鼻科検診等の定期健康診断，インフルエンザなどの感染症集団発生時の学級閉鎖・再開の判断や指示，疾病予防活動の助言指導，学校環境衛生の点検・管理など，所属学校の学校保健全般にわたる健康管理活動に携わる。学校医等は非常勤講師として所属しているが，学校に赴くのは必要時のみであり，健康相談の企画・実施への取り組みは少ない[5]といわれている。しかし，医療等の支援を必要とする児童生徒は増加している状況にあることから，学校医等による医療的観点をもって行う健康相談が計画的に，随時に実施され，専門的な知見をふまえた問題解決に向けての役割を担うことが求められる。

4. スクールカウンセラー

スクールカウンセラーは，児童生徒のメンタルヘルスの健康問題を中心に，状況の見立てを行い，児童生徒や保護者への個別面談や教員への助言・指導を行うことなどに加え，地域の関係機関等のつなぎ役を担う。近年では，事件・事故や自然災害等の緊急事態において，被害を受けた児童生徒の心のケアを行うなど活動は多岐にわたっており，健康相談において果たす役割は大きくなっている。

5. 校長・教頭等

健康相談は，健康課題を抱える児童生徒とその保護者を，学校関係者や地域の医療機関や関係機関が連携し，情報や支援計画などを共有し相互に協力することで，その問題解決を図るものである。校長・教頭などの管理職が健康相談の活動に参加することになれば，全教職員の共通理解が得られやすく，また，外部組織との連携も容易となり，支援計画などがすみやかに決定し実行される。管理職の健康相談への理解とリーダーシップは，学校内外での健康相談の活動を円滑に機能させることができる。

6. その他

児童生徒の心身の健康問題は多様化・複雑化しており，すべてのケースを学校内で解決することが難しくなってきていることから，地域の医療機関や関係機関との連携*が今まで以上に求められている。学校は地域の小・中・高等学校間の情報交換が可能となる体制整備や，地域の医療機関や関係機関等の相談体制整

---

*改正された学校保健安全法（平成20年法律第73号）では学校歯科医の執務の範囲の縛りが払われ，学校保健安全法施行規則では学校薬剤師の執務執行の準則に新たに健康相談に従事することが明記された。

[医療機関等との連携]
学校においては，救急処置，健康相談または保健指導を行うにあたっては，必要に応じ，当該学校の所在する地域の医療機関その他の関係機関との連携を図るよう努めるものとする（学校保健安全法第10条）。

連携の留意点[1]
① 各機関の役割や専門性などの正しい知識を教職員が理解するとともに，連携に当たっての方法や担当窓口などについて日頃から正しく把握しておく。
② 学校は，健康相談を必要とする児童生徒の課題解決にあたって，学校なりのはっきりとした考え方をもって専門機関と連携していく必要がある。そのため，お互いの立場を理解し合い，意見交換をしながら支援する姿勢が必要となる。
③ 児童生徒が抱えている問題が複雑で支援が多岐にわたり，複数の機関がかかわるような事例は，それぞれの機関が指導方法や指導に関する役割分担・責任を確認しながら実施する。

表 8.1 地域の関係機関・団体リスト

保健・福祉・行政関係	保健・労働	保健所 市区町村の保健センター 公共職業安定所（ハローワーク） 若年者就職支援センター（ジョブカフェ）
	精神保健	精神保健福祉センター 災害派遣精神医療チーム（DPAT）
	福祉	福祉事務所（市区町村の福祉担当課等）
	児童福祉	児童相談所 児童家庭支援センター 市区町村の児童家庭相談担当課 要保護児童対策地域協議会 児童館
	障害福祉	発達障害者支援センター 障害児通所支援等事業者
	人権	男女共同参画担当課 女性相談センター
司法関係		警察・交番 少年サポートセンター 少年補導センター 少年鑑別所 保護観察所 法務局
教育関係		教育委員会 教育センター・教育相談センター
その他の地域資源		地域の医療機関 医師会・臨床心理士会・弁護士会・看護協会等の専門職団体 作業療法士・理学療法士・言語聴覚士等，子供の障害の支援団体 自治会・地区子供会 民生委員・児童委員 学校評議会 子供に関連する非営利団体（NPO）

備といった地域資源の活用に取り組む必要がある。これらには地域の学校を統括してサポートしている教育委員会のリーダーシップにも期待が寄せられるところである。

> 事 例

健康相談と支援計画の実際

(1) 健康相談の対象者

　食物アレルギーのため欠席が多くなった児童（小学1年生）

(2) 健康相談対象者の把握方法

　日常の健康観察（学級担任・養護教諭等）

(3) 健康問題の状況

　複数の食品の抗原に対する食物アレルギーがあるため学校給食が食べられず，保護者がアレルゲンを避けた食材での弁当を作り持たせていたが，欠席が目立つようになった。

(4) 健康問題の背景

　学級担任が欠席増加を心配し，保護者へ連絡したところ，「自分だけが弁当を食べていることで周囲からからかわれ学校へ行きたがらず困っている」とのことであった。学級担任が本人の話をよく聞くとともに，学級内の様子を調べ事実の確認を行い，児童の疾患とその療養行動に対するクラス児童の無理解からくる反応に対する疎外感が要因ではないかと判断された。

(5) 支援計画

学級担任

- 学校内委員会で児童の様子を報告し，情報共有と役割分担等の検討を行う。
- 家庭訪問で児童と保護者に面談を試み，ともに解決に向かう姿勢であることを理解してもらう。
- からかいをするクラス児童達には，児童と保護者の了承を得たうえで，児童の弁当の摂食が疾患に対する療養行動であることをわかりやすく説明し，理解を得る。
- 児童にはクラス児童に疾患と療養行動の理解を得るための説明をすることを約束し，安心して学校に来るように促す。
- 保護者に対し，児童の療養のための労力と努力（医療機関受診，毎日の弁当作り，児童の健康管理等）をねぎらい，児童の欠席に関する不安や心配についても支える。

養護教諭

- 健康相談の支援計画を立案し，実施，評価，改善を行う。
- 児童と保護者，および学級担任の不安が除かれるよう継続して相談活動を行い，精神面でサポートする。

栄養教諭

- 限られた食材でつくる学校給食に合わせた弁当の献立を保護者とともに考える。

管理職
　・健康相談における校内委員の招集と校内委員会の開催を指示する。
児童の主治医
　・食材や食材の使用量など治療食に関して、保護者を通じて指示と確認がとれるようにする。
（＊本事例は「教職員のための子どもの健康相談及び保健指導の手引」文部科学省．2011．p33 の仮想事例をもとに一部加筆・再構成した）

この章のまとめ

- 健康相談は、健康問題のある児童生徒に対し、組織的に、計画的な支援が実施される。
- 健康相談の目的は、健康問題のある児童生徒が、学校生活によりよく適応していけるように支援していくことである。
- 健康相談が求められる背景として、急激な社会環境や生活環境の変化により児童生徒の心身の健康に大きな影響があり、その健康問題が多様化・複雑化していることがあげられる。
- 健康相談に関わる支援者には、それぞれの職種の特質や専門性を生かした役割や対応が求められる。
- 健康相談を実施するにあたり、支援計画を立てることにより、共通理解が図られやすい。

【引用文献】
1) 文部科学省（2011）：教職員のための子どもの健康相談及び保健指導の手引．1-112
2) 国立教育政策研究所（2015）：生徒指導リーフ 16　PDCA の C は，「評価」か「点検」か？
3) 中央教育審議会（2000）：初等中等教育分科会教育課程部会報告
4) 文部科学省（2006）：「教員意識調査」「保護者意識調査」報告書．1-92
5) 日本学校保健会（2012）：学校保健の課題とその対応―養護教諭の職務に関する調査結果から―．1-154

【参考文献】
・文部科学省（2010）：子どもの心のケアのために―災害や事件・事故発生時を中心に―
・日本学校保健会（2007）：子どものメンタルヘルスの理解とその対応―心の健康づくりの推進に向けた組織体制づくりと連携―
・文部科学省（2014）：学校における子供の心のケア―サインを見逃さないために―
・学校保健・安全実務研究会（2014）：新訂版 学校保健実務必携 第 3 次改定版．第一法規
・三木とみ子ほか（2013）：養護教諭が行う健康相談・健康相談活動の理論と実際．ぎょうせい
・采女智津江（2011）：新養護概説．少年写真新聞社
・植田誠治ほか（2014）：新版・養護教諭執務のてびき．東山書房
・文部科学省（2009）：教職員のための子どもの健康観察の方法と問題への対応
・小林正幸・島崎政男（2012）：教師・親のための子ども相談機関利用ガイド．ぎょうせい

第9章 学習指導要領

原田 直樹

この章で学ぶこと
- 学習指導要領の法的根拠や史的変遷について学ぶ。
- 学習指導要領の内容について学び,特に学校保健との関係において必要な内容を知る。

[キーワード] 学習指導要領,教育課程,詰め込み,ゆとり,基礎的・基本的な知識・技能,思考力・判断力・表現力,生きる力,豊かな人間性,健やかな体,保健教育,アクティブ・ラーニング

第1節 ● 学習指導要領の意義と法的根拠

1. 学習指導要領とは何か

学習指導要領とは,全国のどの地域で教育を受けても一定水準の教育を受けられるようにするため,文部科学省が法規に基づき教科等の目標や大まかな教育内容を定めたものであり,各学校で教育課程*を編成する際の基準を定めたものである。各学校は,この学習指導要領や学校教育法施行規則で別に定められる年間の標準授業時数等をふまえ,地域や学校の実態に応じて教育課程を編成している。

日本でいう「学校」は,学校教育法第1条において,「幼稚園,小学校,中学校,義務教育学校,高等学校,中等教育学校,特別支援学校,大学及び高等専門学校」と定められているが,このうち学習指導要領の対象となる学校は,小学校,中学校,高等学校,特別支援学校である。なお,中等教育学校(中高一貫校)は,中学校と高等学校の学習指導要領を使用し,幼稚園では教育要領*が定められている。

学習指導要領の作成にあたっては,まず文部科学大臣の諮問を受け,文部科学省に設置された中央教育審議会*(以下,「中教審」という)の教育課程部会で内容を検討し,パブリックコメントを経て,中教審から文部科学大臣へ答申される。その後,文部科学省告示として公示される。

学習指導要領の内容は,小学校では,「総則」「各教科」「特別の教科道徳」「外国語活動」「総合的な学習の時間」「特別活動」の6章からなり,中学校では「総則」「各教科」「特別の強化道徳」「総合的な学習の時間」「特別活動」の5章からなり,高等学校は,「総則」「各学科に共通する各教科」「主として専門学科において開設される各教科」「総合的な学習の時間」「特別活動」の5章からなる。また,特別支援学校では,小・中学校の内容に「自立活動」*を加えた7章からなっている。

[教育課程]
カリキュラムのこと。各教科や教科以外の時間(道徳や総合的な学習の時間など)について,それらの目的や目標を実現するように,教育の内容を各学年の授業時数との関連において,総合的に組織した学校の教育計画である。

[教育要領]
文部科学省が告示する幼稚園における教育課程の基準のことであり,学習指導要領と同じく学校教育法と学校教育法施行規則に基づいている。

[中央教育審議会]
文部科学省に設置される機関である。文部科学大臣の諮問に応じ,教育の振興および生涯学習の推進等に関する重要事項を調査審議し,文部科学大臣または関係行政機関の長に意見を述べることを役割としている。

[自立活動]
特別支援学校において,個々の児童生徒が自立を目指し,障害による学習上または生活上の困難を主体的に改善・克服するために必要な知識,技能,態度及び習慣を養うことを目標とし,健康の保持や心理的な安定,身体の動き,コミュニケーションなどについて学んでいる。

2. 学習指導要領の法的根拠

学習指導要領の法的根拠は，学校教育法*および学校教育法施行規則*に見ることができる。「法」および「規則」の法体系に位置づけられていることから，「法規」としての性質を有しているといえる。

> **学校教育法**
> 第33条　小学校の教科に関する事項は，第29条及び第30条の規定に従い，文部科学大臣が定める。
> （中学校は第48条，高等学校は第52条，中等教育学校は第68条，特別支援学校は第77条で同様に規定されている）

> **学校教育法施行規則**
> 第52条　小学校の教育課程については，この節に定めるもののほか，教育課程の基準として文部科学大臣が別に公示する小学校学習指導要領によるものとする。
> （中学校は第74条，高等学校は第84条，中等教育学校は第109条，特別支援学校は第129条で同様に規定されている）

学習指導要領は，法的根拠が存在することから法的な拘束力があるといえる。この法的拘束力については，昭和30年代ごろから学習指導要領改訂に伴って，教育紛争が全国各地で発生し，裁判で争われることとなった。これらの裁判では，主として学習指導要領の法的拘束力の有無が争点となり，その後，次々と判決が出された。このうち，ある地方裁判所の判決においては，学習指導要領の法的性格の解釈として，①すべての条項が法的拘束力を有している，②すべての条項は法的拘束力がない指導助言文書である，③法的拘束力のある条項と指導助言文書たる条項とに分けるもの，という3つの観点が示され，これにより，教育界や教育学研究者の間ではそれぞれの観点から議論がなされた。しかし，1976（昭和51）年に出された「旭川学力テスト事件」の最高裁判決によって，学習指導要領には法的基準性があるとの判断が示され，この問題に最終的な決着がついた。

しかし，学習指導要領の法的な拘束力は，学校の教育活動全体を拘束するものではない。学習指導要領は，あくまで教育内容の大まかな基準を示すものである。学校教育は，この基準を基にして作成される各学校の教育課程と創意工夫による具体的な教育活動によるところが大きいといえ，学習指導要領にはある程度の弾力性があるといえる。

第2節 学習指導要領の史的変遷

学習指導要領が最初に示されたのは，終戦直後の1947（昭和22）年のことで

［学校教育法］
日本国憲法の精神に基づき，また教育基本法の制定を受けて，昭和22年に制定された学校教育制度の具体的な内容を定めた法律。この法律により現在の小学校6年，中学校3年，高等学校3年，大学4年からなる学制が定められた。

［学校教育法施行規則］
学校教育法，学校教育法施行令の下位法として定められた文部科学省が所管する省令である。昭和22年に公布された。教育課程，学校の設備，校長等の資格，学校教育などの具体的な規則を定めている。

あった。それ以降，1951（昭和26）年，1958（昭和33）年，1968（昭和43）年，1977（昭和52）年，1989（平成元）年，1998（平成10）年，2008（平成20）年と，ほぼ10年毎に7回の全面改訂を受けた。現在のような文部科学省告示の形で公示されたのは1958（昭和33）年からのことである。

その変遷からは，教育基本法の第1条に示される日本の教育の目的である「人格の完成」を目指して，それぞれの時代背景から，知識・技能の習得，道徳心や健康の育成について，重心を変えながら現行学習指導要領へと進化し，そして次期学習指導要領へとつながろうとしていることがわかる。

以下，まずは1998（平成10）年の学習指導要領改訂までの内容の特徴を概観する。

1. 1947（昭和22）年の学習指導要領

昭和22年3月に学校教育法，同年5月に学校教育法施行規則が制定された。学校教育法の規定に基づいて，試案の位置づけで，「教科課程，教科内容及びその取扱い」の基準として刊行された。昭和22年の学習指導要領の主な特徴は次のとおりであった。

① それまでの修身，日本歴史および地理を廃止し，社会生活の理解，社会的態度や社会的能力の育成を目標とした「社会科」を新設。
② 従来女子だけに課していた裁縫・家事と異なり，男女ともに，家庭生活の技術修得，生活向上を図る態度や能力の育成を目標とした「家庭科」を設置。
③ クラブ活動などを行う自由研究の時間を設置。

2. 1951（昭和26）年の改訂

昭和22年の学習指導要領は，短時間で編集されたため，各教科間の関連が不十分であり，さらに教育課程審議会から道徳教育の振興等についての答申が出されたことを受け，昭和26年に全面改訂された。改訂された学習指導要領の主な特徴は次のとおりであった。

① 科目を4つの領域に分類し，授業時間を教科の総授業時数に対する比率で提示。
② 道徳教育*は学校教育のあらゆる機会に指導すべきとし，社会科をはじめとした各教科の道徳教育についての役割を明確化。
③ 健康教育も学校教育のあらゆる機会での指導を重視。

3. 1958（昭和33）年の改訂

昭和26年の改訂では，各教科のもつ系統性を重視すべきという問題が指摘された。また，地域による学力差が目立ち，国民全体の基礎学力の充実，科学技術教育の振興が要請された。このような課題に応えるため改訂された昭和33年の学習指導要領の主な特徴は，次のとおりであった。

[道徳教育]
昭和26年に教育課程審議会の答申に基づき，「道徳教育のための手引書要綱」が作成された。

① 道徳教育の徹底を図り，道徳の時間を特設。
② 基礎学力向上のために，国語・算数の内容の充実化と授業時数の増加，および科学技術教育の向上のために，算数・理科の充実化。
③ 小・中学校の教育の内容の一貫性を重視。

4. 1968（昭和43）年の改訂

昭和33年の改訂以降，日本の経済発展は目覚ましく，国民生活は豊かになり，同時に国際社会において日本に求められる役割や果たすべき役割も大きくなった。このような時代の変化に合わせ，教育内容をさらに向上させることになった。この時代の要請を受けた学習指導要領の改訂の主な特徴は，次のとおりであった。
① 教育内容を現代化し，時代の進展に対応した教育内容の導入。
② 指導内容は，義務教育9年間を見通し，小学校では有効・適切な基本的な事項に精選。特に時代の進展に対応。
③ 授業時数を「最低時数」から「標準時数」に改訂。

5. 1977（昭和52）年の改訂

昭和43年の改訂後，高等学校への進学率が90％を超えるなど，日本の学校教育は急速な発展を遂げた。また，学校教育が知識の伝達に偏らないよう，児童生徒の知・徳・体*の調和のとれた発達が課題とされた。このような中で実施された昭和52年の改訂の主な特徴は次のとおりであった。
① 知・徳・体の調和のとれた人間性豊かな児童生徒の育成のため，道徳教育や体育を重視。
② 創造的能力の育成を図るため，各教科の指導内容を基礎的・基本的事項に精選。
③ ゆとりのある充実した学校生活実現のため，各教科の標準授業時数を削減。

[知・徳・体]
教育の三育とよばれるもので，「知育・徳育・体育」のこと。現行学習指導要領の「確かな学力・豊かな心・健やかな体」と同義。元はイギリスの哲学者・社会学者のハーバート・スペンサー（1820-1903）の教育論からと考えられ，1871（明治4）年の福沢諭吉の「学問のすすめ」の中に示され，日本に普及・定着した。

6. 1989（平成元）年の改訂

昭和52年の改訂以降，日本の科学技術の進歩とバブル経済による経済の進展は目覚ましく，情報化，国際化，核家族化，高齢化など，社会に大きな変化をもたらした。この変化に対応するため，教育内容の見直しが求められることとなった。そのため，平成元年の改正の主な特徴は次の通りであった。
① 道徳教育を充実化し，心豊かな人間の育成のために内容や指導方法を改善。
② 小学校低学年は社会科と理科を廃止し，生活科を新設。
③ 社会の変化に主体的に対応できる能力（思考力，判断力，表現力等）の育成を重視。

7. 1998（平成10）年の改訂

平成8年の中教審の「21世紀を展望したわが国の教育の在り方について」の第

1次答申では，子どもたちの課題として，ゆとりのない生活，社会性や倫理観の問題，自立の遅れ等があげられ，完全学校週5日制が実施されるに至った。平成10年の学習指導要領改訂においても，各学校が「ゆとり」の中での「特色ある教育」，子どもたちの「生きる力」を育成することを基本方針とした。改訂の主な特徴は次の通りであった。

① 標準授業時数が削減され，総合的な学習の時間が創設された。
② ゆとりのある教育の展開，基礎・基本の確実な定着と個性を生かす教育の充実化。
③ 各学校が創意工夫を生かした特色ある教育，特色ある学校づくりを展開。

第3節 ● 2008（平成20）年の改訂

1. 改訂の経緯

平成10年の学習指導要領改訂以降，子どもたちの状況に課題が見られるようになった。とりわけ日本が2000（平成12）年から参加している経済開発協力機構（OECD）のPISA*調査では，第2回調査（2003年）と第3回調査（2006年）において，数学リテラシーと読解力の分野で大きく順位を落とし，「PISAショック*」とよばれる大きな衝撃を教育界に与えた。

PISAをはじめとする国内外の学力調査の結果から，平成20年に出された中教審答申「幼稚園，小学校，中学校，高等学校及び特別支援学校の学習指導要領等の改善について」では，子どもたちの課題として，①思考力・判断力・表現力等を問う読解力や記述式問題に課題があること，②読解力で成績分布の分散が拡大していること，③その背景には家庭での学習時間などの学習意欲，学習習慣・生活習慣に課題があることが指摘された。また，日本の子どもたちの心と体の状況については，自分への自信の欠如や自らの将来への不安，体力の低下などの課題が指摘された。さらに答申では，これまでの史的変遷に見る「詰め込み」か「ゆとり」かの二項対立ではなく，基礎的・基本的な知識・技能の確実な定着とこれらを活用する思考力・判断力・表現力等の育成を相互に関連させながら子どもを育むことが求められるとしている。

2. 平成20年度改訂の学習指導要領の基本的な考え方

平成20年度改訂の学習指導要領は，タイトルとしても掲げている「生きる力」を重視するものとし，平成10年改訂時の理念であった「生きる力」を継続して使用することとした。この「生きる力」とは，①基礎的な知識・技能を習得し，それらを活用して自ら考え，判断，表現することにより，さまざまな問題に積極的に対応し，解決する力である「確かな学力」，②自らを律しつつ，他人とともに協調

【PISA】
PISA（Programme for International Student Assessment）とは，OECD加盟国を中心に，15歳児を対象として3年ごとに実施している，国際的な学習到達度に関する調査である。読解力，数学的リテラシー，科学的リテラシーの3分野について調査している。日本は2000年の第1回調査から参加している。

【PISAショック】
2000年の第1回調査で日本の国際順位は数学的リテラシーが1位，科学的リテラシーが2位，読解力が8位とトップクラスだったが，2003年の第2回調査では数学6位，読解力14位と急落した。さらに2006年の第3回調査では数学10位，科学6位，読解力15位と続落し，日本の教育界に大きな衝撃を与えた。ゆとり教育の見直しを求める声が高まった。

し，他人を思いやる心や感動する心などの「豊かな人間性」，③たくましく生きるための健康や体力などの「健やかな体」を指している。

とりわけ，「確かな学力」については，①基礎的・基本的な知識および技能，②それらを活用して課題を解決するために必要な思考力，判断力，表現力，③主体的に学習に取り組む態度の3点を要素としており，授業時数の増加*を図って取り組むこととなった。

教育内容に関する主な改善事項は以下のとおりである。
① 国語をはじめ各教科等で記録，説明，批評，論述，討論などの学習により，言語活動の充実を図る。
② 国際的な通用性，内容の系統性の観点から指導内容を充実させるとともに，反復指導，観察・実験，課題学習などによって理数教育の充実を図る。
③ 国語の学習，歴史教育をはじめとする教科とともに，武道を必修化するなどにより伝統や文化に関する教育の充実を図る。
④ 発達の段階に応じて指導内容を重点化するとともに，道徳教育推進教師を中心とした指導体制の充実等による道徳教育の充実を図る。
⑤ 発達の段階に応じ，集団宿泊活動，自然体験活動，職場体験活動などを推進するなど，体験活動の充実を図る。
⑥ 小学校に外国語活動を導入するなど，外国語教育の充実を図る。

[授業時数の増加]
小学校では，国語，算数，理科，社会，体育の授業時間が1割増加した。中学校では，国語，数学，理科，社会，保健体育，外国語の授業時間が1割増加した。また，総合的な学習の時間が小・中学校のいずれも減少した。高校では，国語，数学，理科，外国語，情報の標準単位数が増加している。

第4節 新学習指導要領と保健教育

1. 新学習指導要領の方向

(1) 新学習指導要領の方向

学習指導要領はおおむね10年に1度のペースで改訂されている。それは時代の変化に応じた教育内容にするためであり，現行学習指導要領も間もなく改訂されることになっている。

文部科学省によると，新学習指導要領への移行は，小学校において平成32年度から，中学校は平成33年度からそれぞれ全面実施され，高等学校は平成34年度から学年進行で実施される予定である。

新学習指導要領は，よりよい学校教育を通じてよりよい社会を創るという目標を共有し，社会と連携・協働しながら，未来の創り手となるために必要な資質・能力を育む「社会に開かれた教育課程」の実現を重視し，「何ができるようになるか」「何を学ぶか」「どのように学ぶか」のそれぞれの柱で学習指導要領の方向性を示している。

まず，「何ができるようになるか」では，①学びを人生や社会に生かそうとする学びに向かう力・人間性の涵養，②生きて働く知識・技能の習得，③未知の状況

にも対応できる思考力・判断力・表現力等の育成の3点を挙げている。そして「何を学ぶか」は，各教科等で育む資質・能力を明確化し，目標や内容を構造的に示すとしており，学習内容の削減は行わないとしている。さらに「どのように学ぶか」では，主体的な学び，対話的な学び，深い学びを要素とするアクティブ・ラーニング*の視点からの学習過程の改善を目指すとしている。とりわけ，このアクティブ・ラーニングの導入が次期学習指導要領の大きなポイントとなることが考えられており，我が国の教育は新たなステージへ進もうとしている。

新学習指導要領の教育内容に関する主な改善事項は以下のとおりである。
① 発達の段階に応じた，語彙の確実な習得，情報を正確に理解し適切に表現する力の育成や，学習の基盤としての各教科等における言語活動の充実を図る。
② 日常生活等から問題を見いだす活動や見通しをもった観察・実験，必要なデータを収集・分析し，その傾向を踏まえて課題を解決するための統計教育など，理数教育の充実を図る。
③ 古典などの我が国の言語文化，地域の文化財や行事，我が国や郷土の音楽，和楽器，武道，和食や和服など，我が国や地域社会における伝統や文化に関する教育の充実を図る。
④ 先行する道徳の特別教科化による，道徳的価値を自分事として理解し，多面的・多角的に深く考えたり，議論したりする道徳教育の充実を図る。
⑤ 生命の有限性や自然の大切さ，挑戦や他者との協働の重要性を実感するための体験活動の充実，自然の中での集団宿泊体験活動や職場体験の重視など，体験活動の充実を図る。
⑥ 小学校において，中学年で「外国語活動」を，高学年で「外国語科」を導入するとともに，小・中・高等学校で一貫した学びを重視するなど，外国語教育の充実を図る。
⑦ また，その他の重要事項として，主権者教育，消費者教育，防災・安全教育などの充実や，プログラミング教育を含む情報活用能力の向上に向けた指導の充実などが挙げられている。特に，子供たちの発達の支援（障害に応じた指導，日本語の能力等に応じた指導，不登校等）が総則に記されたことは注目すべきことである。

2. 保健教育の重要性

新学習指導要領では，これまでの学習指導要領の理念である「生きる力」を引き継ぎ，「健やかな体」の育成を基本的な考え方に掲げている。また，新学習指導要領の総則においても，学校における体育・健康に関する指導として，児童の発達の段階を考慮して，①学校における食育の推進，②体力の向上に関する指導，③安全に関する指導，④心身の健康の保持増進に関する指導については，学校の教育活動全体を通じて行うとしている。

特に心身の健康の保持増進に関する指導は，近年，社会状況等の変化に伴う，

【アクティブ・ラーニング】
教員による一方向的な講義形式の教育とは異なり，学習者の能動的な参加を取り入れた教授・学習法の総称。発見学習，問題解決学習，体験学習，調査学習等が含まれるが，教室内でのグループ・ディスカッション，ディベート，グループ・ワーク等も有効なアクティブ・ラーニングの方法である。

子どもたちの生活習慣の乱れ，メンタルヘルスに関する課題，アレルギー疾患，性の問題行動や薬物乱用，感染症など，さまざまな課題が顕在化しており，子どもたちがこれらのさまざまな課題を解決し，生涯を通じて自らの健康を適切に管理し改善していく資質や能力の育成を目指した保健教育（保健学習・保健指導）の推進が肝要である。

3. 新学習指導要領の体育科・保健体育科に見る保健教育の内容

　保健教育は学校の教育活動全体を通じて行うものであるが，とりわけ体育科・保健体育科の保健領域，家庭科や理科などの関連教科，道徳科，特別活動，総合的な学習の時間などの時間に行われる。中でも体育科・保健体育科＊の保健領域は，質的にも量的にも保健教育の中心的役割を担っているといえる。

　各校種における体育科・保健体育科における保健教育の内容は，体育科・保健体育科で掲げられた目標をふまえつつ，体系的に捉えることができる。

　表9.1は，小学校，中学校，高等学校の体育科・保健体育科の授業内容をまとめたものである。これを見ると，小学校は，身近な生活における健康・安全に関する基礎的な内容をより実践的に理解することであり，また中学校は，個人生活における健康・安全に関する内容をより科学的に理解することである。さらに高等学校は，個人および社会生活における健康・安全に関する内容をより総合的に理解し，これらを通じて，生涯を通じて自らの健康を適切に管理し改善していく資質や能力の育成を目指している。つまり，小学校，中学校，高校に進むにつれて，視点が身近な生活から個人生活，そして個人と社会生活へと拡大化し，理解の方法も実践的理解から科学的理解，そして総合的理解へと高度化している。

　これらの小学校，中学校，高等学校の保健教育においては，いずれの校種においても，現在および生涯を通じて自らの健康を適切に管理し改善していく資質や能力の育成のために系統性がある指導ができるよう内容を明確にすることとしている。すなわち，小学校体育科保健領域の指導内容は，中学校保健体育科保健分野の指導の前提となり，中学校保健体育科保健分野の指導内容は，高等学校保健体育科科目「保健」の指導の前提となり，それぞれの指導内容につながっており，これらの系統性＊を踏まえた指導が必要となる。さらに健康について自ら思考し判断するとともに，目的や状況に応じて他者に伝える力を養うことを指導の目標に掲げており，知識及び技能だけではなく，思考力，判断力，表現力等においてもこれを育成するための系統的な指導が求められている。

　なお，保健学習と保健指導の詳細は，次章以降を参照されたい。

[体育科・保健体育科]
小学校においては「体育科」，中学校および高等学校では「保健体育科」において，保健の授業がなされる。

[保健教育の系統性]
保健教育における「知識及び技能」の系統性，並びに「思考力，判断力，表現力」の系統性については，高校学習指導要領解説「各科目にわたる指導計画の作成と内容の取扱い」にある系統表を参照されたい。

表9.1 小・中・高校の体育科・保健体育科に見る保健教育（授業）の内容一覧

校種	対象学年	目標	指導内容（単元）	単位時間数
小学校	3年生	・健康で安全な生活や体の発育・発達について理解する。 ・身近な生活における健康の課題を見付け，その解決のための方法や活動を工夫するとともに，考えたことを他者に伝える力を養う。 ・また，健康の大切さに気付き，自己の健康の保持増進に進んで取り組む態度を養う。	・健康な生活	24
	4年生		・体の発育・発達	
	5年生	・心の健康やけがの防止，病気の予防について理解する。 ・健康で安全な生活を営むための技能を身に付ける。 ・身近な健康に関わる課題を見つけ，その解決のための方法や活動を工夫するとともに，自己や仲間の考えたことを他者に伝える力を養う。 ・また，健康・安全の大切さに気付き，自己の健康の保持増進や回復に進んで取り組む態度を養う。	・心の健康 ・けがの防止	
	6年生		・病気の予防	
中学校	1年生	・個人生活における健康・安全について理解するとともに，基本的な技能を身に付けるようにする。 ・健康についての自他の課題を発見し，よりよい解決に向けて思考し判断するとともに，他者に伝える力を養う。 ・生涯を通じて心身の健康の保持増進を目指し，明るく豊かな生活を営む態度を養う。	・健康な生活と疾病の予防 ・心身の機能の発達と心の健康	48
	2年生		・健康な生活と疾病の予防 ・傷害の防止	
	3年生		・健康な生活と疾病の予防 ・健康と環境	
高等学校	入学年次及びその次の年次の2か年	・個人及び社会生活における健康・安全について理解を深めるとともに，技能を身に付けるようにする。 ・健康についての自他や社会の課題を発見し，合理的，計画的な解決に向けて思考し判断するとともに，目的や状況に応じて他者に伝える力を養う。 ・生涯を通じて自他の健康の保持増進やそれを支える環境づくりを目指し，明るく豊かで活力ある生活を営む態度を養う。	・現代社会と健康	70
			・安全な社会生活	
			・生涯を通じる健康	
			・健康を支える環境づくり	

出典：各校種学習指導要領および学習指導要領解説を基に筆者作成

この章のまとめ

- 学習指導要領は，全国のどの地域でも一定水準の教育を受けられるようにするためのものである。
- その法的根拠は学校教育法と学校教育法施行規則に見ることができる。
- 学習指導要領の内容は時代の変化に応じ，「詰め込み」と「ゆとり」を経て今に至っている。
- 新学習指導要領はアクティブ・ラーニングの導入が大きなポイントである。
- 新学習指導要領においては，知識及び技能だけではなく，思考力，判断力，表

現力等の具体的目標が提示されており，知識及び技能とともに，思考力，判断力，表現力等を身に付ける指導が求められている。
- 新学習指導要領による保健教育は，体育科・保健体育科の保健領域を中心に，体系的かつ系統的に実施されている。

【参考文献】
- 文部科学省：学習指導要領等の改訂の経過　http://www.mext.go.jp/a_menu/shotou/new-cs/idea/__icsFiles/afieldfile/2011/03/30/1304372_001.pdf
- 文部科学省（2008）：平成19年度文部科学白書　教育基本法改正をふまえた教育改革の推進／「教育新時代」を拓く初等中等教育改革．日経印刷
- 文部科学省：中学校保健教育参考資料「生きる力」を育む中学校保健教育の手引き　http://www.mext.go.jp/a_menu/kenko/hoken/1354075.htm
- 文部科学省：高等学校保健教育参考資料「生きる力」を育む高等学校保健教育の手引き　http://www.mext.go.jp/a_menu/kenko/hoken/1371839.htm

第10章 保健学習

丸岡 里香

この章で学ぶこと
- 保健教育が実施される4つの領域について学ぶ。
- 学習指導要領に基づく校種別の目的,目標,内容について学ぶ。
- 保健学習の計画について学ぶ。
- 保健教育の養護教諭の役割について学ぶ。
- 学校教育へのがん教育導入について学ぶ。

[キーワード] ヘルスプロモーション,健康リテラシー,養護教諭,学習指導要領,兼務発令,指導計画,がん教育

第1節 保健学習と保健指導

教育課程に位置づけられている保健教育は,①教科教育としての「保健学習」,②特別活動を主とした「保健指導」,③「総合的な学習の時間*」,④小中学校での「道徳」の4つの領域において実施される(図10.1)。

その中で保健学習は「健康・安全についての科学的認識の発展をめざして,基礎的・基本的事項を理解し,思考力,判断力を高め,働かせることによって,適切な意思決定や行動選択ができるようにすること」[1]を目指し,児童生徒に予測される健康上の課題に対して成長発達をふまえ学年を考慮した体系的・系統的・段階的な学習を行う。教育課程の中では教科に位置づけられ,対象やテーマに適したアクティブ・ラーニングなどを取り入れた方法により展開される(表10.1)。

一方,保健指導は「当面する健康課題を中心に取り上げ,健康の保持増進に関するより実践的な能力や態度,さらには望ましい習慣の形成」[1]を目指し,教育課程の中では教科外に位置づけられている。学校の地域性などによって日常に現れる健康上の課題に対して,集団を対象にしたり個人を対象にしたりする即応的な指導である。

[総合的な学習の時間]
変化の激しい社会に対応して,自ら課題を見つけ,自ら学び,自ら考え,主体的に判断し,よりよく問題を解決する資質や能力を育てることなどをねらいとしている。

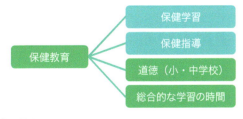

図10.1 保健教育の構造

表 10.1 保健教育で用いられる指導方法の例

指導方法	健康課題やその解決方法に関する具体的な活動	期待される資質や能力等の育成	活用例
ブレインストーミング	様々なアイデアや意見を出していく。	・思考力や判断力等の育成 ・知識の習得	・不安や悩み等への対処方法（小） ・喫煙や飲酒の開始理由（小） ・ストレスへの対処方法（中） ・運動の効果（中）
事例等を用いた活動	日常生活で起こりやすい場面を設定し，そのときの心理状態や対処の仕方等を考える。	・思考力や判断力等の育成 ・知識の習得	・風邪をひく原因（小） ・緊張したときの体の変化（小） ・性に関する課題へのアドバイス（中） ・一日の食生活チェック（中）
実験	仮説を設定し，これを検証したり，解決したりする。	・思考力や判断力等の育成 ・課題解決的な態度の育成	・ブラックライトによる手洗いチェック（小） ・歯こうの染め出し（小） ・気体検知管による二酸化炭素濃度の測定（中） ・照度計による教室内の明るさの測定（中）

参考：文部科学省（平成 25 年 3 月）：『生きる力』を育む小学校保健教育の手引き
文部科学省（平成 26 年 3 月）：『生きる力』を育む中学校保健教育の手引き

両者は保健体育審議会答申（平成 9 年）で重要性があげられた「ヘルスプロモーションの理念に基づく健康の保持増進」として相互作用が期待されるものであり，個人と環境への働きかけが健康増進へと進むための「健康リテラシー*」の形成が必要とされている。

[健康リテラシー]
健康に関する一定の教養。

ヘルスプロモーションは，世界保健機関（WHO）のオタワ憲章（1986 年）によって宣言された「人々が自らの健康（の決定要因）をコントロールし，改善することができるようにするプロセス」とする考え方であり，「人々が自らの健康課題を主体的に解決するための技術や能力を高めるとともに，それらを実現することを可能にするような支援環境づくりもあわせて重要である」とされていることが学校教育の中に取り入れられている。

第2節 ● 保健学習の目的・目標・内容

保健学習の目的は，健康・安全についての科学的認識の発達を目指して基本的事項を理解し，思考力，判断力を高め，働かせることによって，適切な意思決定や行動選択ができるようにすることである。目標・内容は，以下に示すように低

学年，中学年，高学年別に学習指導要領に設定されている。

1. 小学校第3学年・4学年

1　目標
　（1）各種の運動の楽しさや喜びに触れ，その行い方及び健康で安全な生活や体の発育・発達について理解するとともに，基本的な動きや技能を身に付けるようにする。
　（2）自己の運動や身近な生活における健康の課題を見付け，その解決のための方法や活動を工夫するとともに，考えたことを他者に伝える力を養う。
　（3）各種の運動に進んで取り組み，きまりを守り誰とでも仲よく運動をしたり，友達の考えを認めたり，場や用具の安全に留意したりし，最後まで努力して運動をする態度を養う。また，健康の大切さに気付き，自己の健康の保持増進に進んで取り組む態度を養う。

2　内容
G　保健
　（1）健康な生活について，課題を見付け，その解決を目指した活動を通して，次の事項を身に付けることができるよう指導する。
　　ア　健康な生活について理解すること。
　　　（ア）心や体の調子がよいなどの健康の状態は，主体の要因や周囲の環境の要因が関わっていること。
　　　（イ）毎日を健康に過ごすには，運動，食事，休養及び睡眠の調和のとれた生活を続けること，また，体の清潔を保つことなどが必要であること。
　　　（ウ）毎日を健康に過ごすには，明るさの調節，換気などの生活環境を整えることなどが必要であること。
　　イ　健康な生活について課題を見付け，その解決に向けて考え，それを表現すること。
　（2）体の発育・発達について，課題を見付け，その解決を目指した活動を通して，次の事項を身に付けることができるよう指導する。
　　ア　体の発育・発達について理解すること。
　　　（ア）体は，年齢に伴って変化すること。また，体の発育・発達には，個人差があること。
　　　（イ）体は，思春期＊になると次第に大人の体に近づき，体つきが変わったり，初経，精通などが起こったりすること。また，異性への関心が芽生えること。
　　　（ウ）体をよりよく発育・発達させるには，適切な運動，食事，休養及び睡眠が必要であること。
　　イ　体がよりよく発育・発達するために，課題を見付け，その解決に向けて考え，それを表現すること。

[思春期]
第二次性徴の始まりとともに心身が成長する時期。身体の変化が著しく，精神的な不安定をもたらす。

2. 小学校第5学年・6学年

1 目標
(1) 各種の運動の楽しさや喜びを味わい，その行い方及び心の健康やけがの防止，病気の予防について理解するとともに，各種の運動の特性に応じた基本的な技能及び健康で安全な生活を営むための技能を身に付けるようにする。
(2) 自己やグループの運動の課題や身近な健康に関わる課題を見付け，その解決のための方法や活動を工夫するとともに，自己や仲間の考えたことを他者に伝える力を養う。
(3) 各種の運動に積極的に取り組み，約束を守り助け合って運動をしたり，仲間の考えや取組を認めたり，場や用具の安全に留意したりし，自己の最善を尽くして運動をする態度を養う。また，健康・安全の大切さに気付き，自己の健康の保持増進や回復に進んで取り組む態度を養う。

2 内容

G 保健

(1) 心の健康について，課題を見付け，その解決を目指した活動を通して，次の事項を身に付けることができるよう指導する。
　ア　心の発達及び不安や悩みへの対処について理解するとともに，簡単な対処をすること。
　　(ア) 心は，いろいろな生活経験を通して，年齢に伴って発達すること。
　　(イ) 心と体には，密接な関係があること。
　　(ウ) 不安や悩みへの対処には，大人や友達に相談する，仲間と遊ぶ，運動をするなどいろいろな方法があること。
　イ　心の健康について，課題を見付け，その解決に向けて思考し判断するとともに，それらを表現すること。

(2) けがの防止について，課題を見付け，その解決を目指した活動を通して，次の事項を身に付けることができるよう指導する。
　ア　けがの防止に関する次の事項を理解するとともに，けがなどの簡単な手当をすること。
　　(ア) 交通事故や身の回りの生活の危険が原因となって起こるけがの防止には，周囲の危険に気付くこと，的確な判断の下に安全に行動すること，環境を安全に整えることが必要であること。
　　(イ) けがなどの簡単な手当は，速やかに行う必要があること。
　イ　けがを防止するために，危険の予測や回避の方法を考え，それらを表現すること。

(3) 病気の予防について，課題を見付け，その解決を目指した活動を通して，次の事項を身に付けることができるよう指導する。

ア　病気の予防について理解すること。
　　　（ア）病気は，病原体，体の抵抗力，生活行動，環境が関わりあって起こること。
　　　（イ）病原体が主な要因となって起こる病気の予防には，病原体が体に入るのを防ぐことや病原体に対する体の抵抗力を高めることが必要であること。
　　　（ウ）生活習慣病など生活行動が主な要因となって起こる病気の予防には，適切な運動，栄養の偏りのない食事をとること，口腔の衛生を保つことなど，望ましい生活習慣を身に付ける必要があること。
　　　（エ）喫煙，飲酒，薬物乱用*などの行為は，健康を損なう原因となること。
　　　（オ）地域では，保健に関わる様々な活動が行われていること。
　　イ　病気を予防するために，課題を見付け，その解決に向けて思考し判断するとともに，それらを表現すること。

【薬物乱用】
本来病気などの治療に使用する医薬品を，医療目的以外で使用したり，医薬品でない薬物を不正に使用したりすること。

第3節 ● 保健学習の指導計画

1. 年間指導計画

　保健学習は1年間を通して，計画的に，効果的に進めるために年間指導計画が作成される。学習指導要領及び同解説に指導計画作成の配慮事項が示されている。

（1）指導時数の配当

　小学校学習指導要領では，第3学年で「健康な生活」，第4学年で「体の発育・発達」を取り扱い，2学年間で8単位程度と配当されている。第5学年で「心の健康」と「けがの防止」，第6学年で「病気の予防」をそれぞれ取り扱い，2学年間で16単位時間程度と配当されている。

　中学校学習指導要領では，第1～第3学年で「健康な生活と疾病の予防」を，第1学年で「心身の機能の発達と心の健康」，第2学年で「傷害の防止」，第3学年で「健康と環境」を指導し，3学年間で48単位時間程度配当することとされている。

　高等学校の学習指導要領では，「原則として入学年次及びその次の年次の2か年に渡り履修させる」こととされている。また，高等学校学習指導要領の総則において，「基準としては，1単位時間を50分とし，35単位時間行われた授業を1単位として計算すること」とされている。

（2）学習効果と時期

　児童・生徒の成長発達をふまえ，興味関心や意欲を高めるために，適切な時期に，ある程度まとまった時間を設定することが望ましいと示されている。

（3）「体育・健康に関する指導」と他の健康教育との関連

　学習指導要領に示される「学校の教育活動全体」には保健学習以外の家庭科や特

別活動における保健指導，健康診断や学校行事などがあげられる。これらの指導の時期や内容を考慮し，担当者と連携をとりながら保健学習の年間指導計画を立案することが，保健学習の効果を高める。

2. 学習指導案の立て方

[学習指導案]
児童生徒にどのような期待をもって行うかを「目標」として立て，目標に到達するための関心・意欲・態度，思考・判断，技能・表現，知識・理解の視点で「評価基準」を明確にし，さらに学習活動における具体的な評価基準を設定する。全体の時間を見渡した「実施計画」をつくり，そのひとコマひとコマの時間の中で導入・展開・まとめの時間配分，留意点，準備物などを明確にしたものが「学習指導案」である。

[アクティブ・ラーニング]
教員による一方向的な講義形式の教育とは異なり，学修者の能動的な学修への参加を取り入れた教授学習法。発見学習，問題解決学習，体験学習，調査学習などが含まれるが，教室内のグループディスカッション，ディベートなども有効なアクティブ（能動的な）・ラーニング（学修）である。

教科教育として授業を行う場合，指導計画・授業展開を構想した学習指導案*を作成することで計画が明確になり，連携する教員どうしの理解が図りやすい。学習指導案は，授業日時，対象学級，授業実施者，単元名，単元の目標，単元設定の理由，評価基準，指導計画，本時の学習（題目，ねらい，準備，学習の展開）などで構成される。このうち単元設定の理由には【指導観】【教材観】【生徒観】が含まれ，本時の学習では【ねらい】【準備】【授業の展開】が含まれる。こうした指導案を詳細に構想することはその効果を評価するために必要であり，テーマに沿った授業を展開でき，教育的効果が高まる（図10.2）。

こうした授業は，対象やテーマに適した方法で展開されている（表10.1）。今後次期学習指導要領の改訂が目指す「育成すべき資質・能力を育む」ためには，学びの量とともに，質や深まりが重要であり，「どのように学ぶか」が検討されており「課題の発見・解決に向けた主体的・協働的な学び（いわゆる「アクティブ・ラーニング*」）」なども取り入れた方法も展開されている。

保健体育科学習指導案
　　　　　　　　　日時：平成〇年〇月〇日
　　　　　　　　　授業者：
　　　　　　　　　場所：

1. 単元名
2. 単元の目標
3. 単元設定の理由
【指導観】
【教育観】
【生徒観】
4. 評価基準
5. 指導計画
6. 本時の授業
【題目】
【ねらい】
【準備】
【授業の展開】

時間	学習内容と活動	教師の働きかけ	資料

図10.2 学習指導案の例

第4節　保健学習を担当する教師

保健学習は保健教科として実施され，小学校では体育科の保健領域，中学校で

は保健体育科の保健分野，高等学校では保健体育科の科目保健に位置付けられている（図10.3）。

保健学習の授業を担当する者は，小学校では教諭の普通免許状を有するもの，中学校および高等学校では「保健体育」および「保健」の免許状を有するもの，または**兼務発令**＊などの条件つきで養護教諭が担当できる。

養護教諭が保健学習を担当するには，年間計画に組み込まれ，一定のまとまった単元を教える場合に，教諭または講師としての発令が必要となる。担当の条件は教育職員免許法附則15項によって「養護教諭の免許状を有するもの（3年以上養護をつかさどる主幹教諭又は養護教諭として勤務したことがあるものに限る）で養護をつかさどる主幹教諭又は養護教諭として勤務しているものは，当分の間，（中略）その勤務する学校（幼稚園を除く）において，保健の教科の領域に係る事項（中略）の教授を堪能する教諭又は講師となることができる」とされている＊。

さらに，「養護教諭が教諭又は講師を兼ねるか否かについては，各学校の状況をふまえ，任命権者又は雇用者において，教員の配置や生徒指導の実情等に応じ，教育指導上の観点から個別に判断されるべき事柄であり，本来の保健室の機能がおろそかになるような事態を招くことのないよう，留意する必要がある」という条件が満たされたときに養護教諭が担当することができる＊。

[兼務発令]
（市）教育委員会は，学校長の申請に基づき（県）教育委員会に同意申請を行い，同意解答を得た後，（市）教育委員会が兼務発令する。

＊1998（平成10）年の教職免許法一部改正により，付則第15項が新設され「養護教諭の免許を有し，3年以上養護教諭として勤務経験を有するもので，現に養護教諭として勤務している者は，その勤務する学校において保健の教科の領域に係る事項の教授を担任する教諭または講師となることができる」と規定された。

[保健指導とその評価]
健康に関する指導は短期的に結果が出にくいものや客観的な評価が難しいものがある。しかし指導法や指導内容，子どもの取り組みを評価することが教育内容の改善につながる。また，子ども自身が自分の生活や環境を評価できることが，健康を評価しコントロールする目的を達することにつながる。

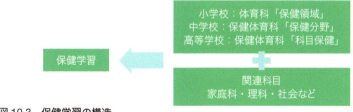

図10.3　保健学習の構造

第5節 ● 健康教育における養護教諭の役割

健康教育は学校の教育活動全般を通して行われるものであり，すべての教員は健康教育の担当者である。その中で養護教諭の役割は1998（平成10）年教育免許法の一部改正前までは，保健学習への関わりは専門的知識や技能を生かして，保健担当教諭が行う授業への教材や資料の提供およびチームティーチングとしての参加であり，直接的な授業の実施者ではなかった。しかし，ライフスタイルの変化が生活習慣に影響すること，いじめや不登校などの生徒指導とかかわりが深くなっていること，児童虐待や貧困などの生活に関連した健康問題へのかかわりが必要であること，ソーシャル・ネットワーキング・サービス＊（SNS）などの普及が子どもの健康問題に発展していることなどを背景に，子どもの健康の現代的課題も変化してきている。これらの問題に学校が対応するとき，養護教諭の有する

[ソーシャル・ネットワーキング・サービス]
社会的ネットワークをインターネット上でつくり，広げるサービス。基本的には会員制であり，掲示板・日記を載せてつながりを広げる。

専門性を直接的に活用することが必要となっている。

第6節 ● がん教育の導入と保健学習

＊平成18年法律第98号

　がん対策基本法＊の下，政府はがん対策推進基本計画（平成24年6月）を策定し，「子どもに対しては，健康と命の大切さについて学び，自らの健康を適切に管理し，がんに対する正しい知識とがん患者に対する正しい認識をもつよう教育することを目指し，5年以内に，学校での教育の在り方を含め，健康教育全体の中で「がん」教育をどのようにするべきか検討し，検討結果に基づく教育活動の実施を目標とする」とした。こうした状況をふまえ，2013（平成25）年に公益財団法人日本学校保健会に「がん教育」のあり方に関する検討会が設置され，2015（平成27）年に「学校におけるがん教育の在り方について」が報告された。その中の学校におけるがん教育の基本的な考え方では，留意点として学校教育活動全体での推進があげられ，がん教育が健康教育の一環として行われることから，学習指導要領総則1の3をふまえ，保健体育科を中心に学校の実情に応じて教育活動全体を通じて適切に行うことが大切であるとされている。さらに今後の課題として，平成27，28年度においてモデル校を中心に①がんに関する教材や指導参考資料の作成，②外部講師の確保等，③研修，④がん教育の評価，⑤教育課程上の位置付け，について検討し，これらの成果をふまえたがん教育について，2017（平成29）年度以降全国に展開することを目指している。

この章のまとめ

- 健康教育は学校の教育活動全般を通して行われるものであり，すべての教員は健康教育の担当者である。
- 保健学習は教科教育の中で実施され，学習指導要領によってそれぞれの学校種での目的，目標，内容が決められている。
- 養護教諭は条件付きで保健学習を担当することができる。
- 現在進められている学校教育にがん教育の導入についてその目的を理解し計画することが求められる。

【参考文献】
- 瀧澤利行編（2014）：新版　基礎から学ぶ学校保健，建帛社，p.60
- 文部科学省：小学校保健教育参考資料「生きる力」を育む小学校保健教育の手引き　http://www.mext.go.jp/a_menu/kenko/hoken/1334052.htm
- 文部科学省：中学校保健教育参考資料「生きる力」を育む中学校保健教育の手引き　http://www.mext.go.jp/a_menu/kenko/hoken/1354075.htm

第11章 保健指導

丸岡 里香

この章で学ぶこと
- 保健教育と保健指導の位置づけについて学ぶ。
- 児童生徒の健康問題に対する学校の健康教育の機会と役割について学ぶ。

[キーワード] 集団保健指導，個別保健指導，学級活動，児童会・生徒会活動，学校行事，道徳，総合的な学習の時間

第1節 保健指導とは

保健指導は学校保健安全法第9条にその実施が規定されており（p.3 参照），児童生徒の実態に応じて当面する健康課題を中心として，健康の保持増進に関するより実践的な能力や態度，さらには望ましい習慣の形成を目指して，教育活動全体を通して行われる。

保健指導は，特定の集団を対象として行われる集団保健指導と児童生徒一人ひとりの健康状態や生活に関して行われる個別保健指導に分けられる（図11.1）。保健教育と保健指導は相互補完の関係にある。

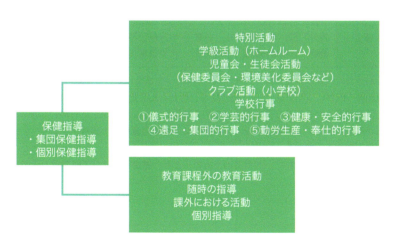

図11.1 保健指導の構造

第2節 ● 保健指導の目的

保健指導は自らの健康について関心をもち，健康な生活を営むために必要なことがらを体得し，積極的に健康の保持増進を図る（ヘルスプロモーション*）目的で実施される。

[ヘルスプロモーション]
WHO（世界保健機関）が1986年のオタワ憲章において提唱した健康戦略。「人々が自らの健康とその決定要因をコントロールし，改善することができるようにするプロセス」と定義される。

表11.1 個別の保健指導と特別活動における保健指導の目的・内容等の概略

	個別の保健指導	特別活動における保健指導
方法	個別（小グループ含む）	授業等（学級活動等）
位置付け	学校保健安全法	学習指導要領
目的	個々の児童生徒の心身の健康問題の解決に向けて，自分の健康問題に気付き，理解と関心を深め，自ら積極的に解決していこうとする自主的，実践的な態度の育成を図る。	特別活動の各学習指導要領のねらいに沿って実施
内容	日常生活における個々の児童生徒の心身の健康問題	現在および将来において生徒が当面する諸課題に対応する健康に関する内容（*参照）
指導の機会	教育活動全体	学級活動（小・中学校），HR活動（高等学校），児童生徒会活動，学校行事等
進め方	発達段階および個人差に応じて指導する。	学校の実態に応じて，発達段階に即して取り扱う内容，時間を選定し，計画的に実施する。
指導者	養護教諭，学級担任等，栄養教諭・学校栄養職員，学校医等	学級担任等，養護教諭，栄養教諭・学校栄養職員，学校医等

＊特別活動における保健指導〈学級（ホームルーム）活動における健康に関する内容例〉
学級活動の内容については，平成20・21年に行われた学習指導要領の改訂により，日常の生活や学習への適応及び健康安全については次のような内容が示された。しかし，時間数が決められているものではなく，各学校における児童生徒の実態に応じて，計画され実施されるものである。
（参考：文部科学省（2011）教職員のための子どもの健康相談及び保健指導の手引き）

第3節 ● 集団保健指導

集団保健指導は学校全体，学年，学級単位を対象に実施される。指導の機会には，学級活動およびホームルーム活動，児童・生徒会活動，部活動，学校行事が

ある。具体的には健康診断の前後に健康増進の意識を高める「歯の衛生」「眼の健康」や，感染症の予防対策の「手指の清潔」，生活習慣病予防の「食生活」「睡眠」その他薬物乱用防止や防煙，飲酒と健康，性行動，性感染症に関する講話などの形で実施される。また，健康や安全に配慮した関連指導として健康安全・体育的行事，遠足・宿泊研修等がある。

1. 学級活動およびホームルームにおける保健指導

学級における集団保健指導は，学級を特定の集団として，原則として学級・ホームルーム担任が指導するが，「朝の会」「帰りの会」の時間を活用して行われることもある。養護教諭は担任が行う保健指導の内容に関する専門的な助言や資料の提供，教材作成の協力を行うが，健康課題の内容によって，より専門的な知識や技術が必要な場合は養護教諭や栄養教諭が担任とチームティーチング*（T・T）で指導したり，養護教諭が単独で指導することもある。事前の役割分担を明確にすることや保健学習，道徳，生徒指導などとの関連を図ることも必要である。

学級活動は，児童生徒が主体的に問題解決をはかる活動であることから，保健指導にも児童生徒の自主的活動が促される配慮が必要となる。

[チームティーチング]
授業場面において，2人以上の教職員が連携・協力を通して個人および集団の指導の展開をはかる指導方法。

2. 児童会活動（生徒会活動）における保健指導

児童会（生徒会）活動における保健指導は，児童生徒が保健委員会，環境・美化委員会，生活委員会，給食委員会，体育委員会などの各委員会活動を通して，自分たちの学校を健康でより豊かにしていく活動に対する支援と指導である。学級活動と異なり，異年齢の集団の中で構成員の一人として参加し協力し合う態度や能力を養う機会となることを考慮した指導が必要となる。

養護教諭は保健委員会を指導する役割を担うことが多く，保健委員が各学級に持ち帰り，学級・学年・全校の児童生徒に周知するように保健委員会活動を指導する。保健委員が中心となって児童生徒が「保健だより」や掲示物を作成したり，ボランティア活動を支援することも保健指導の一環である。

3. クラブ活動における保健指導

クラブ活動は，児童会活動と同様に学年や学級の異なった児童で組織され，一般的に小学校4年生以上の共通の興味・関心をもった児童の集団で行われる。活動には体育系クラブ，科学クラブ，料理クラブ，美化クラブ，園芸クラブ，美術クラブなどがあり，その活動を通して，心身の健康，生活環境，食品・栄養などの健康課題の解決に取り組む。教師は生徒会活動同様に児童生徒の自発的活動を支援する。

4. 学校行事における保健指導

学校行事における集団保健指導は，全校あるいは学年単位での集団を対象とし

た指導である。健康安全・体育的行事として，健康診断，病気の予防などに関する行事，交通安全指導，避難訓練，運動会，水泳大会，大掃除等の際に行う指導と，儀式的行事，文化祭や学習発表会などの学芸的行事，遠足・集団宿泊的（修学旅行・宿泊研修など）行事，ボランティア活動や地域清掃活動などの勤労生産・奉仕的行事があげられる。学校行事は，全校または全学年という大きな集団が組織的に活動する特徴をもち，帰属意識を高め，その集団の一員として行動する望ましい態度を身につけることを目標としている。学校行事の前後の保健指導は行事全体の成果にも影響することから，活動の内容から予測されるけがや病気に対する応急処置を確認する自己の健康管理能力，危機管理能力の育成の機会でもある。

学校行事は，生活を変化させたり心身のストレスを高めたりすることから，生活リズム，衣類の温度調節，履物の選択，睡眠・休息の必要などの指導も必要となる。

第4節 ● 道徳と総合的な学習の時間

[総合的な学習の時間]
小学校，中学校は2002（平成14）年，高等学校は2003（平成15）年に新たに教育課程に導入された。

保健教育活動は，「道徳」と「総合的な学習の時間」*の中でも行われる。

総合的な学習で扱う内容は，自らの健康に興味関心をもち，健康増進へ積極的に取り組む姿勢を指導・援助し，健康，環境，食品，福祉などの問題について自発的に学び，自己の生きる力を考えることができる場にすることを目標としている。方法は集団保健指導として行われ，小学校第3学年以上と中学校，高等学校の教育課程に導入されている。

道徳教育は，小・中学校において学校の教育活動全体を通して行うとされており，その中で保健に関連した内容には「生命の尊重」「健康の増進」「環境の清潔」などがある。

第5節 ● 個別保健指導

1. 個別保健指導の位置づけ

個別の保健指導は，教育課程に位置づけられてはいない学校内のあらゆる場において個人を対象とした指導である。個別指導は児童生徒一人ひとりの発育発達，健康状態，生活行動に関する情報からそのときの健康問題に対応する具体的な指導を行う。個別指導の場面や指導者は，学校生活のあらゆる場面で養護教諭を含めたすべての教職員によって行なわれる。したがって，児童生徒一人ひとりの情報と指導方針を共有することが指導効果を高めることにつながる。

2. 保健指導の対象と内容

(1) 個別的な心身の健康問題を有する児童生徒に対する指導

保健学習や集団保健指導に加え、発育や健康上の問題を有する児童生徒に対して保健管理的立場からの指導を行う*。

(2) 健康診断の結果に基づく指導

健康診断の結果、受診や治療および、生活習慣の改善などが必要な児童生徒に対しては、科学的根拠に基づいた説明と具体的な方策などを指導する。

(3) 障害や慢性疾患に関連した指導

障害のある児童生徒への保健指導や、障害の特性に応じた指導内容と方法を選択、工夫する必要がある。また、慢性疾患のある児童生徒には疾病管理の側面をふまえ、生活全般にわたる指導を行う。

(4) 体調不良の訴えの多い児童生徒の指導

授業中などによく頭痛や腹痛などの体調不良の訴えがある児童生徒に対し、原因の把握や対処行動について指導を行う。問題の解決を図るとともに、指導生徒が自ら判断し、行動できる能力や態度を養うことを目標とする。

(5) 心の悩みや不安が根底にある児童生徒の指導

悩みや不安を身体症状として訴えたり、心の問題が身体症状を誘発したりすることがある。主訴の根底にある心の問題を把握し、心身の問題への保健指導を行う。

*「教職員のための子どものための健康相談及び保健指導の手引き(文科省)では、学校における特徴的な事例を健康相談と保健指導のプロセスに沿って個別指導例を具体的に解説している。

3. 個別保健指導のプロセス

(1) 児童生徒の対象者の把握(保健指導の必要性の判断)

①健康観察、②健康診断、③健康に関する調査、④保健室利用状況(救急処置等)、⑤健康相談等で健康問題を早期発見し、個別の健康問題を捉える。

(2) 健康問題の把握と保健指導の目標の設定

児童生徒が抱えている健康問題について、個々に即した目標を設定する。保健指導の具体的な目標を設定するときには、健康問題に対する児童生徒の考え方や保健知識の理解の程度、保健行動の実態を把握する必要がある。そのうえで、児童生徒の発達段階に合わせて実践できる目標設定とする必要がある。そのためには、普段から児童生徒理解に努めておくことが大切である。

(3) 指導方針・指導計画の作成と役割分担

健康診断の結果から、むし歯やGO・CO*、視力低下者、肥満傾向などがある児童生徒、心臓病やアレルギーなどがあり学校生活管理指導表に基づいて健康管理がなされている児童生徒、健康に関する調査から朝食欠食などの生活習慣に問題のある児童生徒等については、保健指導の目標設定、具体的な指導計画の作成と組織体制づくりを行う。指導計画の作成は、外傷の救急処置時など保健指導のように突発的なものに対してはこの限りではない。指導計画の作成においては、

[GO]
歯肉炎の初期の状態。

[CO]
要観察歯といわれ、初期の虫歯の疑い。

養護教諭は，関係職員と連携して計画を立て役割分担をして実施する。個別の保健指導を行う際にも，保健学習や特別活動等における集団保健指導と関連づけ，保健管理と保健教育を一体化して取り組む必要がある。

(4) 保健指導の実施

保健指導の実施に当たっては，個々の児童生徒の心身の健康問題の解決に向けて，自分の健康問題に気づき，理解と関心を深め，自ら積極的に解決していこうとする自主的，実践的な態度の育成が図れるように指導する。保健指導の実施に当たっては，職員会議等で関係職員と共通理解を図っておく必要がある。さらに，必要に応じて保護者への指導・助言を行う。保護者に対しては，保護者自身の理解や要望をまず確認し，家庭の状況にあった指導を行う必要がある。

(5) 保健指導の評価

評価は，保健指導の目標に沿って行う。指導計画を作成した際に評価計画も立て，自己評価および他者評価を交えて評価が行えるようにする。

4. 生活行動に関連する継続的な支援が必要な児童生徒の個別保健指導

日常の生活行動のあり様は，子どもの生涯にわたる生活習慣の形成や健康に大きな影響をおよぼす。以下の生活習慣の課題について，機会を逸せず個別保健指導を行う。

(1) 清潔行動

身体や衣服，持ち物などの清潔が保てない児童生徒に対して，清潔を維持することの意義，健康と関連していることを指導する。また，虐待やネグレクト*の被害を考え慎重に情報を収集する。清潔を維持するための方法を指導することで生活行動の変容を図る。

(2) 食事行動

摂食行動の偏りが身体に影響をおよぼしている場合に，発育や健康増進に必要な食物の選択や行動に関して指導する。食事に関連して発生する健康問題を予測し，将来的な健康を考えて健康相談活動につなげる。

(3) 睡眠習慣

睡眠時間や睡眠のサイクルが身体に影響を及ぼしている場合に，睡眠時間やリズムが発達や活動に関連していることを指導する。近年，インターネットやソーシャル・ネットワーキング・サービスの使用が睡眠時間に影響を与えている[1,2]ことから，保健指導には生活リズムの確認が必要となる。

5. 突発的な傷病発生時の指導

学校内で予期せず起こる病気やけがの発生時は，当該児童生徒にとっても周囲にとっても，健康問題を予防し，解決方法を体得する教育的機会となる。なぜ問題が発生したのか，なぜ防ぐことができなかったのか，どの対応がよかったのか，今後何をすべきかを指導することで，今後の生涯における危機管理能力を身につ

[ネグレクト]
児童の心身の正常な発達を妨げるような著しい減食，長時間の放置，保護者としての監護を著しく怠ることを指す児童虐待の1つ。p.141を参照。

ける機会となる。

6. 心の健康問題*への指導

友人などの人間関係の課題や，将来への不安，経済的な問題で悩みを抱え心身の健康に影響が現れる場合がある。発達段階や発達課題を考慮した指導が必要になるが，スクールソーシャルワーカー*や関係機関と連携した対応が必要になることもある。

7. 個別保健指導実施上の留意点

① 個別的な保健指導の機会や場所，指導者は多様であるが，指導の効果を上げるために有効な場所と指導者が適切に選定されていること。
② 個人情報および家庭のプライバシーに対する配慮がよくなされていること。
③ 家庭生活における実践が促されるよう保護者との連携を図り啓発に努めること。
④ 教職員の連携を深め，指導のための情報交換を円滑に行うこと。
⑤ 問題によっては，養護教諭が行う健康相談活動に発展させ，指導の効果を高めるよう配慮すること。
⑥ 学校医，学校歯科医や専門機関，関係団体の協力がいつも得られるよう連携を深めておく。
⑦ 望ましい保健行動が習慣化するまでくり返して行う。
⑧ 教科保健との連携を図る。

8. 養護教諭が行う個別保健指導

① 児童生徒が自ら主訴をもって保健室に来室した場合。
② 保健調査票や健康診断の結果などに基づいて，養護教諭が保健指導の必要性を把握した場合。
③ 応急処置を行った場合。
④ 行事や集団指導，その他の場所で養護教諭の観察に基づいて個別指導の必要性を把握した場合。
⑤ 養護教諭以外の教職員から個別指導の協力依頼があった場合。
⑥ 保護者から保健指導の依頼があった場合。
⑦ 感染症が流行り始めたとき。

9. 保健指導における校内・地域との連携*

(1) 校内組織体制づくり

個別の保健指導に関する校内組織体制づくりについては，学校保健計画に位置づけ，教科等における保健学習や特別活動等における保健指導と関連を図って進めることが大切である。また，共通理解を図り役割分担をして進めていくことが

[心の健康問題]
いじめ，不登校，暴力，自殺等の根底に心の健康問題を抱えることが多く，学校が他の機関との連携のきっかけとなることもある。

[スクールソーシャルワーカー]
教育と福祉の両面に関して専門的な知識技術を有する社会福祉士や精神保健福祉士などの専門家。児童生徒のさまざまな問題に対し環境に働きかけ，他の機関との連携を図る。

[養護教諭と連携]
平成20年の中央教育審議会答申「子どもの心身の健康を守り，安全・安心を確保するために学校全体として取り組みを進めるための方策について」において「子どもの現代的な健康課題の対応にあたり，学級担任等，学校医，学校歯科医，学校薬剤師，スクールカウンセラーなどの学内における連携，また医療関係者や福祉関係者などの地域の関係機関との連携を推進することが必要となってくる中，養護教諭はコーディネータの役割を担う必要がある」と養護教諭に期待される役割と重要性が示された。

必要である。学校医，学校歯科医および学校薬剤師については，学校保健安全法施行規則（職務執行の準則）において保健指導に従事することが規定されており，専門家の積極的な参画が求められている。

（2）地域の関連機関等との連携体制づくり

個別の保健指導を実施するに当たっては，児童生徒の心身の健康問題の多様化や医療の支援を必要とする事例も増えていることから，すべて学校のみで解決することは困難な状況にある。そのため，医療機関をはじめとする地域の関係機関等との連携が必要となっており，学校保健安全法第10条に，「学校においては，救急処置，健康相談または保健指導を行うに当たっては，医療機関等と連携を図る」ことが盛り込まれたところである。各学校では，地域の医療機関をはじめとする関連機関等の役割や，連携方法，担当窓口等の情報を収集し，日頃から連携しやすい関係づくりを，学校医等の協力を得て築いておく必要がある。また，教育委員会は，地域の小・中・高等学校間の情報交換等ができる体制整備や，医療機関や福祉関係機関等を含めた地域レベルの組織体制づくりを確立していくことが求められている。

この章のまとめ

- 保健指導は学校保健安全法に実施が規定されている，教育活動全般を通して行われるものである。
- 保健指導は，児童生徒の発達段階に配慮し，自らの健康に関心をもち健康問題の積極的な解決に取り組むことができる態度の育成を図る。

【引用文献】
1）恩賜財団母子愛育会愛育研究所（2016）：日本子ども資料年鑑2016．KTC中央出版．310-311
2）日本学校保健会（2016）：平成26年度児童生徒の健康状態サーベイランス事業報告書．42-46

【参考文献】
・瀧澤利行編著（2014）：基礎から学ぶ学校保健．建帛社
・養護教諭養成研究グループ（2009）：講義ノート　養護活動の展開－基礎理論編－．ふくろう出版
・出井美智子・采女智津江・佐藤紀久榮・松野智子（2009）：養護教諭のための学校保健．少年写真新聞社
・文部科学省（2011）：教職員のための子どもの健康相談及び保健指導の手引き

第12章 感染症対策 I

梶原 由紀子

この章で学ぶこと
- 学校における感染症感染症を予防するには,病原体,感染経路,感受性宿主の三大要因について対策をとる必要がある。
- 感染症を理解し,児童生徒等に対する生活指導,学習指導および保健指導を適切に行い,平常時からうがい,手洗い,バランスのとれた食事,運動,規則正しい生活など,健康な生活習慣の実践に向けての指導を充実させる。

[キーワード] 感染症,感染経路,宿主,感受性,感染症の予防の原則,スタンダード・プリコーション,咳エチケット,予防接種法,予防接種健康被害救済制度

第1節 ● 感染症に関する基本的理解

　学校や幼稚園・保育所等は幼児や児童生徒等が集団生活を営んでいる場である。インフルエンザ等の感染症が発生した場合,学校内のみならず,家族や周囲の人を巻き込み地域にまで広がり大きな影響をおよぼすこともある。感染症を防ぐとともに,子どもたちの運動や授業などへの参加の制限を最小限に止め,可能な限り教育活動に参加できるよう配慮することで安心して学校生活を送ることができるよう支援するためには,感染症の基本的理解が必要である。

1. 感染症とは

　ウイルス,細菌,寄生虫などの微生物が,宿主の体内に侵入し,臓器や組織の中で増殖することを「感染」といい,その結果,生じる疾病が「感染症」である[1)]。
　感染症が発生するには,その原因となる病原体の存在,病原体が宿主に伝播する感染経路,そして病原体の伝播を受けた宿主に感受性*があることが必要となる。

2. 感染経路

　主な感染経路には,空気感染,飛沫感染,接触感染,経口感染(糞口感染),母子感染(垂直感染)がある(表12.1)。

[感受性]
宿主がある病原体に対して感染症を容易に発症しうる状態のこと。免疫を獲得した場合は抵抗性が増し,感受性が低くなる。

表 12.1 主な感染経路

経路	特徴
①空気感染 （飛沫核感染）	感染している人が咳やくしゃみ，会話をした際に，口や鼻から飛散した病原体を含んだ飛沫（直径 5 μm 以下）が，感染性を保ったまま空気の流れによって拡散し，同じ空間にいる人もそれを吸い込んで感染する。
②飛沫感染	感染している人が咳やくしゃみ，会話をした際に，口や鼻から飛散した病原体を含んだ飛沫（直径 5 μm 以上）が，それを近くにいる人が吸い込むことで感染する。
③接触感染	感染している人や物に触れることで感染する。感染している人に触れることで伝播が起こる直接接触感染（握手，だっこ，キス等）と，汚染されたものを介して伝播が起こる間接接触感染（ドアノブ，手すり，遊具等）がある。
④経口感染 （糞口感染）	汚染された食物や手を介して口に入った物などから感染する。また，便中に排泄される病原体が，便器やトイレのドアノブを触った手を通して経口感染する。
⑤母子感染 （垂直感染）	母親の妊娠中や出産時に胎盤や産道，母乳を介して感染する。

第2節 ● 感染症の予防の原則

感染症の予防の原則は，（1）病原体の除去，（2）感染経路の遮断，（3）抵抗力を高める（感受性対策）である。

（1）病原体の除去

病原体そのものを死滅させることや汚染源の除去，消毒などにより感染源となる病原体を除去することである。病原体に応じて対策が異なるため，感染症に応

ノロウイルスの汚染物の処理方法[3]

床等に飛び散った吐物や糞便を処理するときには，使い捨てのガウン（エプロン），マスクと手袋を着用し，汚物中のウイルスが飛び散らないように，糞便・吐物をペーパータオル等（市販される凝固剤を使用することも可能）で静かにふき取る。

拭き取った後は，次亜塩素酸ナトリウム（塩素濃度約 200 ppm）で浸すように床を拭き取り，その後水拭きする。拭き取りに使用したペーパータオル等は，ビニール袋に密封して廃棄する（この際，ビニール袋に廃棄物が十分に浸る量の次亜塩素酸ナトリウム 1,000 ppm を入れることが望ましい）。また，ノロウイルスは乾燥すると容易に空中に漂い，これが口に入って感染することがあるため，吐物や糞便は乾燥しないうちに床等から残らないようにすみやかに処理し，処理した後はウイルスが屋外に出ていくよう空気の流れに注意しながら十分に喚起を行う。

なお，塩素系消毒液 200 ppm 程度の目安は，1 L のペットボトル水に，塩素系消毒液 4ml（ペットボトルのキャップ 1 杯）程度である。

> **標準予防策（standard precautions：スタンダード・プリコーション）[1]**
> 　糞便・血液・体液・吐物等には感染性病原体が含まれていることが多く，これらに接するときには，手洗いをより丁寧に行うことや，手袋をすること，必要に応じてマスクやゴーグルをつけることなどが感染症予防の基本であり，これらを標準予防策という。

じた対処方法を理解しておく必要がある。学校においては，流行情報の把握や健康観察などによる感染症の兆候の早期発見，早期治療勧告，有病者の管理等により感染源となるものを遠ざけることである[2]。

（2）感染経路の遮断

日頃から，手洗いや咳エチケット*[1]，食品の衛生管理などを徹底させ，体内に感染源（病原体）を入れないようにすることである。

（3）抵抗力を高める（感受性対策）

バランスがとれた食事，適度な運動，規則正しい生活習慣を身に付けたり，予防接種を受けるなどして免疫力を高めること[2]。

予防接種[4]は，感染症に感受性があるものに対してあらかじめ免疫を与え，感染症を未然に防ぐものである。特に，ワクチンで予防可能な疾患は集団生活に入る前の接種が有効である。就学時の健康診断においては予防接種歴を確認することになっている（次ページの表12.2）。

修学旅行等で海外渡航をする際の予防接種には，入国時などに予防接種を要求する国（地域）に渡航するために必要なもの，海外で感染症に罹患しないように体を守るためのものという2つの側面がある[5]。事前に渡航先の感染症情報を収集するとともに，それぞれの予防接種について理解しておく必要がある。

感受性対策として予防接種*は有効な方法とされているが，発熱や発疹，腫脹や発疹などの副反応が生じることがあるため，かかりつけ医師等に相談したうえで接種することが必要である。また，このような副反応による疾病や障害および死亡が生じた際は，予防接種健康被害救済制度*により，医療費等が給付されることが予防接種法に定められている。

第3節 ● 感染予防の進め方[2]

① 日々の健康観察（欠席状況を含む）や保健室利用状況等から，感染症の発生や流行の兆しなどの早期発見に努める。

② 疑わしい感染症の症状がある時は，すみやかに学校医または医師の診断を受けさせ指導・助言を受け，適切な措置を講ずる。

③ 児童生徒がかかりやすい感染症や新興感染症等について児童生徒および保護者への啓発を行う。

【咳エチケット】
咳やくしゃみをする場合は，ハンカチ，タオル，ティッシュ等で口を覆い，飛沫を他者に浴びせないようにする。ハンカチやティッシュがない場合は，手のひらではなく，肘の内側で口を覆う。手に咳やくしゃみによる飛沫が大量に付着した場合は，すぐに流水や石けんで手を洗う。咳やくしゃみが出る場合は，最初からマスクをしておく。咳エチケットとは，他人に飛沫を浴びせないようにすることで，自分の周りに感染を広げないようにすることが重要である。

【予防接種】
2013（平成25）年の予防接種法の改正により，一類疾病をA類疾病とし，主に集団予防，重篤な疾患の予防に重点をおき，対象疾病にHib感染症，小児の肺炎球菌感染症等が追加された。また，二類疾病をB類疾病とし，インフルエンザのほか，個人の重症化の防止に重点がおかれることとなった。

【予防接種健康被害救済制度】
健康被害の程度に応じ，医療費，医療手当，障害児養育年金，障害年金，死亡一時金などの区分があり，法律で決められた金額が支給される。

表 12.2　予防接種法に定められた予防接種

	ワクチン名	接種が定められている年齢	標準的な接種期間
A類疾病	Hib	生後 2 ～ 60 ヶ月	初回接種：生後 2 ヶ月以降（生後 7 ヶ月まで）の期間に接種を開始し，27 ～ 56 日の間隔をおいて 3 回 追加接種：初回接種終了後に 7 ～ 13 ヶ月後に 1 回
	肺炎球菌	生後 2 ～ 60 ヶ月	初回接種：生後 2 ヶ月以降（～ 7 ヶ月まで）の間に接種を開始し，27 日以上の間隔をおいて 3 回 追加接種：初回接種終了後に 3 回目の接種を行ってから 60 日以上の間隔をおいて 1 回
	B型肝炎	1 歳に至るまで	1 回目生後 2 ヶ月，2 回目生後 3 ヶ月，3 回目生後 7 ～ 8 ヶ月
	DPT-IPV I 期	生後 3 ヶ月から生後 90 ヶ月に至るまで	初回接種：生後 3 ～ 12 ヶ月の期間に 20 ～ 56 日までの間隔をおいて 3 回 追加接種：3 回目の接種を行ってから 6 ヶ月以上の間隔（標準的には 12 ～ 18 ヶ月の間隔）をおいて 1 回
	BCG	1 歳に至るまで	生後 5 ～ 8 ヶ月の期間に 1 回
	麻疹・風疹／混合（MR）	第 1 期：生後 12 ヶ月から生後 24 ヶ月に至るまで 第 2 期：5 歳以上 7 歳未満の者であって，小学校就学の始期に達する日の 1 年前の日から当該始期に達する日の前日まで	定期の予防接種の対象者となってからの初めの 3 ヶ月の間
	水痘	生後 12 ヶ月から生後 36 ヶ月に至るまで	1 回目：生後 12 ～ 15 ヶ月までの間 2 回目：1 回目接種後 6 ～ 12 ヶ月まで経過した時期
	日本脳炎	第 1 期：生後 6 ～ 90 ヶ月 第 2 期：9 歳以上 13 歳未満	1 期接種：初回接種については 3 ～ 4 歳の期間に 6 ～ 28 日までの間隔をおいて 2 回，追加接種については 2 回目の接種を行ってから概ね 1 年を経過した時期に 1 回 2 期接種：9 ～ 10 歳までの期間に 1 回
	DT II 期	11 歳以上 13 歳未満	11 ～ 12 歳の期間に 1 回
	HPV	12 歳となる日の属する年度の初日から 16 歳となる日の属する年度の末日まで	2 価ワクチン：中学 1 年生の間に，1 ヶ月の間隔をおいて 2 回接種を行った後，1 回目の接種から 6 ヶ月の間隔をおいて 1 回。 4 価ワクチン：中学 1 年生の間に，2 ヶ月の間隔をおいて 2 回接種を行った後，1 回目の接種から 6 ヶ月の間隔をおいて 1 回
B類疾病	インフルエンザ	① 65 歳以上 ② 60 歳以上 65 歳未満の者であって，心臓，腎臓もしくは呼吸器の機能の障害またはヒト免疫不全ウイルスによる免疫の機能の障害を有するものとして厚生労働省令で定めるもの	
	肺炎球菌	① 65 歳以上 ② 60 歳以上 65 歳未満の者であって，心臓，腎臓もしくは呼吸器の機能の障害またはヒト免疫不全ウイルスによる免疫の機能の障害を有するものとして厚生労働省令で定めるもの	

④ 学校環境衛生管理（日常検査・定期検査・臨時検査）を適切に行う。
⑤ 児童生徒の保健教育（保健学習・保健指導）を充実させる。児童生徒に対しては、平常時からうがい、手洗い、バランスのとれた食事、運動、規則正しい生活など、健康な生活習慣の実践に向けての指導を充実させる。
⑥ 予防接種の勧奨。
⑦ 集団発生した場合の対応
　ⅰ）学校医、教育委員会、保健所等と連携し、適切な対応ができるようにする。
　　・学校医等の意見を聞き、早期に出席停止、臨時休業、消毒その他の措置をとる。
　　・保健所への連絡（学校保健安全法施行令5条）
　ⅱ）児童生徒および保護者への当該感染症に対する保健指導を行い理解と協力を得る。
　ⅲ）学校環境衛生の日常点検（換気、温度、学校の清潔等）に努め、必要に応じて臨時検査を行う。
　ⅳ）地域の流行状況を把握するとともに、学校間の情報交換を密に行い、地域レベルで効果的な対応ができるようにする。

この章のまとめ

- 学校における感染症の流行を防ぐとともに、子どもたちが安心して学校生活を送ることができるよう支援するために、感染症の基本的理解が必要である。
- 感染症の予防の原則は、「感染源の除去」、「感染経路の遮断」、「抵抗力を高める（感受性対策）」である。
- 主な感染経路には、空気感染、飛沫感染、接触感染、経口感染（糞口感染）、母子感染（垂直感染）がある。
- 日々の健康観察等からの早期発見、環境衛生管理の徹底、保健教育を充実させることが、学校における感染症の予防には不可欠である。

【引用文献】
1）文部科学省（2012）：学校において予防すべき感染症の解説
2）日本学校保健会（2014）：学校保健の課題とその対応－養護教諭の職務等に関する調査結果から－
3）厚生労働省：ノロウイルスに関するQ＆A
　http://www.mhlw.go.jp/stf/seisakunitsuite/bunya/kenkou_iryou/shokuhin/syokuchu/kanren/yobou/040204-1.html
4）厚生労働省：予防接種法の一部を改正する法律の施行等について
　http://www.mhlw.go.jp/topics/bcg/tp250330-2.html
5）厚生労働省検疫所：FORTH 海外で健康に過ごすために
　http://www.forth.go.jp/useful/vaccination.html

【参考文献】
・厚生労働省：風しんに関する特定感染症予防指針
　http://www.mhlw.go.jp/file/06-Seisakujouhou-10900000-Kenkoukyoku/0000041928.pdf
・厚生労働省：定期接種実施要項
　http://www.mhlw.go.jp/stf/seisakunitsuite/bunya/0000036493.html

第13章 感染症対策Ⅱ

梶原 由紀子

この章で学ぶこと

> 学校における感染症対策は，感染症予防対策の基本である「感染症の予防及び感染症の患者に対する医療に関する法律等の一部を改正する法律」や，「学校保健安全法」「学校保健安全法施行令」「学校保健安全法施行規則」で必要事項を定めている。

[キーワード] 感染症の予防及び感染症の患者に対する医療に関する法律等の一部を改正する法律，学校保健安全法，学校保健安全法施行令，学校保健安全法施行規則

[感染症の分類]
第1類：感染力や罹患した場合の重篤性などに基づく総合的な観点からみた危険性が極めて高い感染症。
第2類：感染力や罹患した場合の重篤性などに基づく総合的な観点からみた危険性が高い感染症。
第3類：感染力や罹患した場合の重篤性などに基づく総合的な観点からみた危険性は高くないものの，特定の職業に就業することにより感染症の集団発生を起こしうる感染症。
第4類：人から人への感染はほとんどないが，動物，飲食物などの物件を介して人に感染し，国民の健康に影響を与えるおそれのある感染症。
第5類：国が感染症発生動向調査を行い，その結果に基づき必要な情報を国民や医療関係者などに提供・公開していくことによって，発生・拡大を防止すべき感染症。

集団で生活を営む学校は，感染症が蔓延しやすい環境である。感染症予防対策として，「感染症の予防及び感染症の患者に対する医療に関する法律等の一部を改正する法律」（以下，「感染症法」という）において，1類から5類*に分類し対応や措置が定められている（表13.1）。

学校において感染症が発生した場合は感染が拡大しやすく，教育活動にも多大な影響を及ぼすこととなり，保健管理上，特に留意しなければならない。そのため，学校保健安全法において出席停止や臨時休業について規定されている。また，感染症には発症した人が周囲に感染させる期間があり，学校保健安全法施行令では出席停止の指示について規定され，学校保健安全法施行規則において感染症の種類や出席停止の期間等が定められている。

感染症予防対策である「感染症法」と「学校保健安全法」に基づき，その蔓延を防ぎ予防することが重要である。

第1節 ● 学校において予防すべき感染症の法的根拠

学校において予防すべき感染症に関する法的根拠[2)]は以下の通りである。

> **学校保健安全法**
> （保健所との連絡）
> 第18条 学校の設置者は，この法律の規定による健康診断を行おうとする場合その他政令で定める場合においては，保健所と連携するものとする。
> （出席停止）
> 第19条 校長は，感染症にかかっており，かかっている疑いがあり，又はかかるおそれのある児童生徒等があるときは，政令で定めるところにより，出席を停止さ

表 13.1 感染症の予防および感染症の患者に対する医療に関する法律（感染症法）の分類 [1]

感染症類型	感染症の疾病名等	実施できる措置など
1類感染症	エボラ出血熱，クリミア・コンゴ出血熱，痘そう，南米出血熱，ペスト，マールブルグ病，ラッサ熱	届出：ただちに最寄りの保健所長を経由して都道府県知事に届け出 対応：入院（都道府県知事が必要と認めるとき）等，消毒等の実施，交通制限等
2類感染症	急性灰白髄炎，結核，ジフテリア 重症急性呼吸器症候群（病原体がSARSコロナウイルスであるものに限る），中東呼吸器症候群（病原体がMERSコロナウイルスであるものに限る），鳥インフルエンザ（H5N1），鳥インフルエンザ（H7N9）	届出：ただちに最寄りの保健所長を経由して都道府県知事に届け出 対応：入院（都道府県知事が必要と認めるとき）等，消毒等の実施，就業制限（特定職種）
3類感染症	コレラ，細菌性赤痢，腸管出血性大腸菌感染症，腸チフス，パラチフス	届出：ただちに最寄りの保健所長を経由して都道府県知事に届け出 対応：消毒等の実施，就業制限（特定職種）
4類感染症	E型肝炎，A型肝炎，黄熱，Q熱，狂犬病，炭疽，鳥インフルエンザ，鳥インフルエンザ（鳥インフルエンザ（H5N1及びH7N9を除く），ボツリヌス症，マラリア，野兎病 【政令】ウエストナイル熱，エキノコックス症，オウム病，オムスク出血熱，回帰熱，キャサヌル森林病，コクシジオイデス症，サル痘，ジカウイルス感染症，腎症候性出血熱，西部ウマ脳炎，ダニ媒介脳炎，チクングニア熱，つつが虫病，デング熱，東部ウマ脳炎，ニパウイルス感染症，日本紅斑熱，日本脳炎，ハンタウイルス肺症候群，Bウイルス病，鼻疽，ブルセラ症，ベネズエラウマ脳炎，ヘンドラウイルス感染症，発しんチフス，ライム病，リッサウイルス感染症，リフトバレー熱，類鼻疽，レジオネラ症，レプトスピラ症，ロッキー山紅斑熱，重症熱性血小板減少症候群（病原体がフレボウイルス属SFTSウイルスであるものに限る）	届出：ただちに最寄りの保健所長を経由して都道府県知事に届け出 対応：消毒等の実施
5類感染症	【全数把握】侵襲性肺炎球菌感染症，風しん，麻しん，アメーバ赤痢，ウイルス性肝炎（E型肝炎及びA型肝炎を除く），カルバペネム耐性腸内細菌科細菌感染症，急性脳炎（ウエストナイル脳炎，西部ウマ脳炎，ダニ媒介脳炎，東部ウマ脳炎，日本脳炎，ベネズエラウマ脳炎及びリフトバレー熱を除く），クリプトスポリジウム症，クロイツフェルト・ヤコブ病，劇症型溶血性レンサ球菌感染症，後天性免疫不全症候群，ジアルジア症，侵襲性インフルエンザ菌感染症，侵襲性髄膜炎菌感染症，侵襲性肺炎球菌感染症，水痘（入院例に限る），先天性風しん症候群，梅毒，播種性クリプトコックス症，破傷風，バンコマイシン耐性黄色ブドウ球菌感染症，バンコマイシン耐性腸球菌感染症，風しん，麻しん，薬剤耐性アシネトバクター感染症，百日咳 【定点把握】RSウイルス感染症，咽頭結膜熱，インフルエンザ（鳥インフルエンザ及び新型インフルエンザ等感染症を除く），A群溶血性レンサ球菌咽頭炎，感染性胃腸炎，急性出血性結膜炎，クラミジア肺炎（オウム病を除く），細菌性髄膜炎，水痘，性器クラミジア感染症，性器ヘルペスウイルス感染症，尖圭コンジローマ，手足口病，伝染性紅斑，突発性発しん，百日咳，ペニシリン耐性肺炎球菌感染症，ヘルパンギーナ，マイコプラズマ肺炎，無菌性髄膜炎，メチシリン耐性黄色ブドウ球菌感染症，薬剤耐性緑膿菌感染症，流行性角結膜炎，流行性耳下腺炎，淋菌感染症	届出：全数把握のうち，下線の疾病は，ただちに最寄りの保健所長を経由して都道府県知事に届出。その他は，7日以内に最寄りの保健所長を経由して都道府県知事に届出。定点把握は次の月曜に最寄りの保健所長を経由して都道府県知事に届出 対応：感染症の発生の状況，動向及び原因の調査，国民や医療関係者への情報提供

2019（平成31）年1月11日現在

せることができる。
(臨時休業)
第20条　学校の設置者は，感染症の予防上必要があるときは，臨時に，学校の全部又は一部の休業を行うことができる。
(文部科学省への委任)
第21条　前2条及び感染症の予防及び感染症の患者に対する医療に関する法律(平成10年法律第114号)その他感染症の予防に関して規定する法律(これらの法律に基づく命令を含む)に定めるもののほか，学校における感染症の予防に関し必要な事項は，文部科学省令で定める。

学校保健安全法施行令[*]

*昭和33年6月政令第174号，平成27年12月最終改正

(保健所と連絡すべき場合)
第5条　法第18条の政令で定める場合は，次にあげる場合とする。
　一　法第19条の規定による出席停止が行われた場合
　二　法第20条の規定による学校の休業を行つた場合
(出席停止の指示)
第6条　校長は，法第19条の規定により出席を停止させようとするときは，その理由及び期間を明らかにして，幼児，児童又は生徒(高等学校(中等教育学校の後期課程及び特別支援学校の高等部を含む。以下同じ。)の生徒を除く。)にあつてはその保護者に，高等学校の生徒又は，学生にあつては当該生徒又は学生にこれを支持しなければならない。
2　出席停止の期間は，感染症の種類等に応じて，文部科学省令で定める基準による。
(出席停止の報告)
第7条　校長は，前条第一項の規定による指示した時は，文部科学省令で定めるところにより，その旨を学校の設置者に報告しなければならない。

学校保健安全法施行規則[*]

*昭和33年6月文部省令第18号，平成28年3月最終改正

(感染症の種類)
第18条　学校において予防すべき感染症の種類は，次のとおりとする。
　一　第1種　(以下略・表13.2参照)
　　　第2種
　　　第3種
2　感染症の予防及び感染症の患者に対する医療に関する法律等の一部を改正する法律第6条第7項から第9項までに規定する新型インフルエンザ等感染症，指定感染症及び，新感染症は，前項の規定にかかわらず，第1種の感染症とみなす。
(出席停止の期間の基準)
第19条　令第6条第2校の出席停止の期間の基準は，前条の感染症の種類に従い，次のとおりとする。
(以下略・表13.2参照)
(出席停止の報告事項)
第20条　令第7条の規定による報告は，次の事項を記載した書面をもつてするものとする。
　一　学校の名称
　二　出席を停止させた理由及び期間

> 三　出席停止を指示した年月日
> 四　出席を停止させた児童生徒等の学年別人員数
> 五　その他参考となる事項
>
> （感染症の予防に関する細目）
> 第21条　校長は，学校内において，感染症にかかつており，又はかかつている疑いがある児童生徒等を発見した場合において，必要と認めるときは，学校医に診断させ，法第19条の規定による出席停止の指示をするほか，消毒その他の適当な処置をする者とする。
> 2　校長は，学校内に，感染症の病毒に汚染し，又は，汚染した疑いがある物件があるときは消毒その他適当な処置をするものとする。
> 3　学校においては，その附近において，第1種又は第2種の感染症が発生したときは，その状況により適当な清潔方法を行うものとする。

第2節　学校において予防すべき感染症の種類と出席停止期間の基準

　学校において予防すべき感染症の種類については，学校保健安全法施行規則第18条において，第1種，第2種，第3種に分けられている。出席停止の期間の基準は，学校保健安全法施行規則第19条に規定している（次ページの表13.2）。学校においては，臨時休業中や出席停止の期間における，児童生徒等に対する生活指導，学習指導および保健指導を適切に行い，授業再開時には，児童生徒等の欠席や感染状況等をよく把握し，健康管理を徹底させることが必要である。

第3節　注意すべき感染症

1. 結核

　明治時代から昭和20年代にかけて「国民病」と恐れられ，死亡原因の1位を占めてきた結核は，医療技術の進歩や生活水準の向上，検診の徹底等により激減した。しかし，人々の関心の低下による多剤耐性結核の罹患や多発的な集団感染もあり，1999（平成11）年には「結核緊急事態宣言」が出され，結核対策の推進が図られている。2014（平成26）年に新登録結核患者数が初めて2万人を下回り，2015（平成27）年における日本の全結核届け出率は，人口10万対14.4になり（平成28年8月現在），罹患率も減少傾向が続いている。また，小児結核（0〜14歳）の新登録結核患者数も減少している。しかし，いまだに年間1万8千人以上が結核を発症している。

　日本における結核登録患者は，高齢者層と都市部における社会的困難層との2つの人口集団に偏在してきている。日本の結核罹患率は，欧米諸国に比べ依然と

表 13.2 学校において予防すべき感染症の種類と出席停止期間の基準

	感染症の種類	出席停止の期間の基準	考え方
第1種	エボラ出血熱，クリミア・コンゴ出血熱，痘そう，南米出血熱，ペスト，マールブルグ病，ラッサ熱，急性灰白髄炎，ジフテリア，重症急性呼吸器症候群（病原体がSARSコロナウイルスであるものに限る），中東呼吸器症候群（病原体がMERSコロナウイルスであるものに限る）及び特定鳥インフルエンザ（感染症の予防及び感染症の患者に対する医療に関する法律（平成十年法律第百十四号）第六条第三項第六号に規定する特定鳥インフルエンザをいう。次号及び第十九条第二号イにおいて同じ），感染症法に規定する新型インフルエンザ等感染症，指定感染症及び新感染症	治癒するまで	感染症法の一類感染症と結核を除く二類感染症を規定している
第2種	インフルエンザ（特定鳥インフルエンザを除く）	発症した後五日を経過し，かつ，解熱した後二日（幼児にあつては，三日）を経過するまで	空気感染又は飛沫感染するもので，児童生徒等の罹患が多く，学校において流行を広げる可能性が高い感染症を規定している
	百日咳	特有の咳が消失するまで又は五日間の適正な抗菌性物質製剤による治療が終了するまで	
	麻しん	解熱した後三日を経過するまで	
	流行性耳下腺炎	耳下腺，顎下腺又は舌下腺の腫脹が発現した後五日を経過し，かつ，全身状態が良好になるまで	
	風しん	発しんが消失するまで	
	水痘	すべての発しんが痂皮化するまで	
	咽頭結膜熱	主要症状が消退した後二日を経過するまで	
	結核	病状により学校医その他の医師において感染のおそれがないと認めるまで	
	髄膜炎菌性髄膜炎		
第3種	コレラ，細菌性赤痢，腸管出血性大腸菌感染症，腸チフス，パラチフス，流行性角結膜炎，急性出血性結膜炎その他の感染症	病状により学校医その他の医師において感染のおそれがないと認めるまで	学校教育活動を通じ，学校において流行を広げる可能性がある感染症を規定している
感染症の予防及び感染症の患者に対する医療に関する法律等の一部を改正する法律第6条第7項から第9項までに規定する新型インフルエンザ等感染症，指定感染症及び新感染症は，前項の規定にかかわらず，第1種の感染症とみなす。			

して高く，世界の中では「中まん延国」とされ，人口10万人あたり10人以下の「低まん延国」になるには10年以上，100万人あたり1人以下の「制圧」までには50年以上かかるといわれている。空気感染する結核は集団発生がみられることもあるため，十分な注意を払う必要がある[3]。

2. 麻しん

2007（平成19）年に10～20代を中心に全国で麻しんが流行し，多数の大学や

高等学校が休校となるといった混乱が生じた。このような事態を受け，2015（平成27）年度までに麻しんを排除し，世界保健機関（WHO）の認定も受け，その状態を維持することを目標に，国をあげた「麻しんに関する特定感染症予防指針」を策定し対策が講じられてきた。その結果，平成27年3月，日本は麻しんの排除状態にあることがWHO西太平洋地域事務局から認定された。

しかし，2016（平成28）年8月には，全国各地で麻しんの患者報告が相次ぎ，国立感染症研究所から麻しんに関する緊急情報が出される事態となった[4]。海外からのウイルスの持ち込みが示唆される報告が多くみられた。海外渡航後や空港，人の多く集まる場所を利用した後に発熱・発疹がみられる等の際は，情報収集を行うとともに関係機関との連携を行い感染拡大防止に最大限努める必要がある。

この章のまとめ

- 学校において感染症が発生した場合は感染が拡大しやすく，教育活動にも多大な影響をおよぼすこととなり，保健管理上，特に留意しなければならない。
- 感染症の予防については，学校保健安全法において出席停止や臨時休業等，学校保健安全法施行令においては，保健所と連絡すべき場合や出席停止の報告，学校保健安全法においては，感染症の種類や出席停止の期間の基準等が定められている。

【引用文献】
1) 厚生労働省：感染症法に基づく医師の届け出のお願い
   http://www.mhlw.go.jp/stf/seisakunitsuite/bunya/kenkou_iryou/kenkou/kekkaku-kansenshou/kekkaku-kansenshou11/01.html
2) 文部科学省（2012）：学校において予防すべき感染症の解説
3) 疫学情報センター：世界の結核，日本の結核
   www.jata.or.jp/rit/ekigaku/index.php/download_file/-/view/3793/
4) 国立感染症研究所（2016）：麻しんに関する緊急情報
   http://www.nih.go.jp/niid/ja/id/655-disease-based/ma/measles/idsc/6709-20160825.html

【参考文献】
・日本学校保健会（2014）：学校保健の課題とその対応－養護教諭の職務等に関する調査結果から－

第14章 災害（発達障害，小児慢性特定疾病）

冨崎 悦子

この章で学ぶこと
- 災害に備えた必要な準備（特別な支援が必要な子どもを含む）について学ぶ。
- 災害時の動きについて学ぶ。
- 災害後に必要なケア（特別な支援が必要な子どもを含む）について学ぶ。

[キーワード] 災害，特別な支援が必要な子ども，安全確保，心のケア，PTG包括モデル，レジリエンス

火災，地震，風水害などの自然災害は突然起こるため，発生を想定して日々準備することが求められている。災害時には，組織的な体制を整え，連携して対応することが重要である。また，子どもの安全を確保し，落ち着いて避難をすることができるように準備すること，避難後に子どもができる限り早く日常を取り戻すことができるように支援することが求められている。これらを円滑に行うためには，避難物品などの準備や避難訓練などを通し，避難方法や連携方法の点検・見直しが大切となる。見直しは，避難訓練からのみではなく，他の地域での災害時の状況などさまざまな情報を収集したうえで最新のものとする。

特別な支援が必要な子ども*や医療が必要な子ども*への災害時の配慮・対策は，それぞれの子どもの特徴によって異なる。特徴を理解し，どのような対応をすれば子どもたちの命を守ることができるかを考え，行動できるようになることが求められている。

さらに，災害後の「心のケア」も求められている。子どものPTGの包括モデル（後述）を理解し適切に関わることが必要である。

[特別な支援が必要な子ども]
視覚障害，聴覚障害，知的障害，身体的な障害だけではなく，学習障害（LD），注意欠陥多動性障害（ADHD），広汎性発達障害（PDD）などの発達障害の子どもを指す。

[医療が必要な子ども]
呼吸管理，吸引，経管栄養等を必要とする子ども。

第1節 ● 災害に備えて

さまざまな災害事例からの教訓をいかし，緊急事態を発生させる可能性がある問題を事前に検証し，それぞれの学校の特徴にあった準備を行っていく。

発生する可能性のある問題を検証し，予想される問題をアセスメントし，対応方法を検討することにより，災害時の被害を最低限にするように努力する。また，事前に練習を積み重ねることにより，教職員の間での情報の共有を図り，子どもたちが災害の時に慌てることなく動くことができるようにすることが大切である。また，練習の際にパニックになる子どもがいる場合には，なぜそのようになったのかを考え，その子どもが災害時に困らないようにするためにどのようにしたら

よいかを考えていく必要がある。

1. 学内の環境の確認

　災害発生時に児童生徒等を安全に避難させるためには，教室内の備品（テレビ，ロッカーなど）や出入り口，非常口など学内の施設および設備の点検が重要となる*。安全点検を継続的かつ計画的に行うことにより，多くの危険を回避できる。学校保健安全法施行規則では表 14.1 のように示されている。

＊学校保健安全法　第 27 条　児童生徒等の安全の確保を図るため，施設及び設備の安全点検について計画を策定し，実施しなければならない。

2. 発生危険のある災害の内容および避難経路と避難場所の確認

　学校保健安全法第 29 条 1 項に，「児童生徒等の安全の確保を図るため，学校の実情に応じて，危険等発生時に学校の職員がとるべき措置の具体的内容及び手順を定めた対処要領を作成する」とある。

　災害発生時にとるべき措置の手順を準備するためには，学校の周囲でどのような災害が起こりうるかを知ることが第一歩となる*。学校の立地やその周囲の環境によって予測される災害は異なり，その後の対応も異なる。市区町村の地域防

＊学校保健安全法　第 29 条 1 項　児童生徒等の安全の確保を図るため，学校の実情に応じて，危険等発生時に学校の職員がとるべき措置の具体的内容及び手順を定めた対処要領を作成する。

表 14.1　安全点検[1)]

安全点検の種類	時期・方法等	対象	法的根拠等
定期の安全点検	毎学期 1 回以上計画的に，また教職員全員が組織的に実施	児童生徒等が使用する施設・設備及び防火，防災，防犯に関する設備などについて	毎学期 1 回以上，幼児，児童，生徒又は学生が通常使用する施設及び設備の異常の有無について系統的に行わなければならない（規則 28 条第 1 項）
	毎月 1 回計画的に，また教職員全員が組織的に実施	児童生徒等が多く使用すると思われる校地，運動場，教室，特別教室，廊下，昇降口，ベランダ，階段，便所，手洗い場，給食室，屋上など	明確な規定はないが，各学校の実情に応じて，上記（規則 28 条第 1 項）に準じて行われる例が多い
臨時の安全点検	必要があるとき・運動会や体育祭，学芸会や文化祭，展覧会などの学校行事の前後・暴風雨，地震，近隣での火災などの災害時・近隣で危害のおそれのある犯罪（侵入や放火 など）の発生時など	必要に応じて点検項目を設定	必要があるときは，臨時に，安全点検を行う（規則 28 条第 2 項）
日常の安全点検	毎授業日ごと	児童生徒等が最も多く活動を行うと思われる箇所について	設備等について日常的な点検を行い，環境の安全の確保を図らなければならない（規則 29 条）

表14.2 防災マップの作成

	内容	注意する点
危険地域の把握	情報を収集したうえで地域の特徴を把握する。	多角的な情報から判断
避難経路の選定	避難経路が使えなくなることを想定し，避難経路は複数設定する。避難時に最も安全な経路を選択できるように詳しい状況を把握（危険箇所，徒歩・車両による所要時間，消防署や警察などの行政機関，協力病院，ガソリンスタンド，公衆電話，目印となる建物，井戸など）。	火災や液状化，土砂災害の被害が発生することも想定。車椅子などを使用する子どもがいる際には，十分なスペースと段差などを確認。
避難場所の選定	災害の種類や規模に応じ，施設の構造や立地条件のほか，収容可能な人数，子どもの特性等を考慮し，避難場所は複数選定する。受け入れ先と取り決めが必要な場合もあるため事前の調整を行う。	避難場所の安全を確認。
避難手段の確保	徒歩での避難が困難と想定される子どもがいる場合，必要な車両数を割り出し，確保できる体制を整える。	
防災マップの作成	設定した避難場所等と避難経路を記載した経路図を防災マップとしてまとめる。	わかりやすい場所に掲示し，児童，職員，保護者等へ周知。

※防災マップ作成後，実際に経路を確認し，定期的に点検して安全確認をする。

[国土交通省のハザードマップポータルサイト]
全国の市町村が作成したハザードマップを災害種別から簡単に検索することができるサイト。
(http://disaportal.gsi.go.jp/)

災計画や国土交通省のハザードマップポータルサイト*，過去の災害発生状況などの情報を活用し，災害の想定をしっかり行う。しかし，これまでの想定を超えるような災害も発生しているため，災害への対応は，現状の災害予測を過信せずに可能な限り準備しておく。さらに，二次災害（土砂崩れや火災）なども起こりうるため，広い視野をもってさまざまな災害を想定し，最悪の事態に対して対策を定める。

緊急時には，不安や驚きのために，パニック状態になる児童生徒や行動を起こすことができない児童生徒がいることも予測される。災害教育とともに避難訓練の方法を工夫し，子どもの状況や避難方法に問題がないかを確認する。

3. 避難物品の確認

災害後に避難が必要な場合や学内で待機が必要なことを想定し，それぞれの場面で必要となる物資をリストアップする。必要と考えられる物資がない時に，代用品となりうるものがないかも考える。さらに，それぞれの子どもの背景から特別な支援を必要とする場合には，その備品についても考える。災害時には，体調が悪化することも考えられるため，坐薬などの薬も準備する。また，医療機器などのバッテリーについても配慮する。

これらの物資を決定した後，保管場所*にも注意する。

[保管場所]
津波や土砂災害などが想定される地域では，避難物品が流されたり，埋もれたりすることのないように保管場所を検討する。

表 14.3 地震発生時の安全確保に役立つ物資の例[2]

頭部を保護するもの	防災ずきん　ヘルメット
停電時に役立つもの	ハンドマイク　ホイッスル　懐中電灯・電池式ランタン
救助・避難に役立つもの	バール　ジャッキ

表 14.4 二次対応時に役立つ物資の例[2]

情報収集に役立つもの	携帯ラジオ　携帯テレビ（ワンセグ）　乾電池 携帯電話　衛星携帯電話　トランシーバー
避難行動時に役立つもの	マスターキー　手袋（軍手）防寒具　雨具　スリッパ ロープ

表 14.5 学校待機時に役立つ物資の例[2]（一部改変）

生活に役立つもの	飲料水　食料　卓上コンロ（ガスボンベ）毛布・寝袋 テント　簡易トイレ　ビニールシート　バケツ　暖房器具 タオル　使い捨てカイロ　電子ライター　衛生用品 紙コップや紙皿
救護に役立つもの	AED　医薬品類　携帯用救急セット　懐中電灯　副木 ガーゼ・包帯　マスク　アルコール　担架
その他	発電機　ガソリン・灯油　段ボールや古新聞　投光器 プール水　携帯電話充電器
子どもの特性に応じた必要物品	マッシャー　調理ばさみ　とろみ剤　手袋　ビニール袋 簡易コンロと鍋（経管栄養の加温用）　アレルギー対応食品 服薬のための水・コップ・ストロー　紙おむつ おしり拭き　筆談ボード等
医療ニーズに応じた必要物品	医療ニーズのある児童生徒等のための予備薬 吸引・経管等の医療機器や医療器具 医療機器のバッテリー　医療機関の指示書 災害時預かり薬（3日分以上）　発電機（複数台）と燃料等

第2節　災害時の対応

　災害にあった際には，どこにいても安全な行動をとることができることが重要である。そのためには，避難の約束を作っておくことにより，迷わずに行動することができる。しかし，時間や天候により災害の危険は変わってくるため，マニュアルに従うだけではなく，一人ひとりが適切に危険を予測し，危険から回避する能力を身につけていくことも必要である。

1. 災害時の動き

災害時には，安全を確保することがまず求められる。地震の場合には「落ちてこない・倒れてこない・移動してこない」安全な場所を素早く判断し，落ち着いて適切に指示する。子どもたちが恐怖を感じて動けなくなったり，パニック状態になることも考えられる。その場合には，子どもたちが理解できる簡潔な言葉でどのような状況であるか，また，これからの見通しをもつことができるような内容で説明する。話しかけるときには肯定形を使用し，理解しにくい子どもの場合には絵を使用したカード*など利用することで理解を促す。

2. 二次対応

災害が少し落ち着いた後の対応として，3つのことがあげられる。

（1）素早い情報の収集

考えられる二次災害*について理解しておく。津波災害の危険がある地域では，情報の有無に関わらず素早い避難行動をとる。

（2）臨機応変な判断と避難

自然災害は，過去の災害やハザードマップなどの想定を超える規模で襲ってくる危険性を常にはらんでいる。想定を超える災害では，防災マニュアルに書かれた内容が適切ではなくなる。実際の災害場面では，防災マニュアルの内容に留まらず，その時々で状況をしっかり把握し，最も安全と思われる行動を選択する。二次避難先でも安全確認をして，必要があればさらに避難するという姿勢が重要である。

（3）二次対応時の留意点

実際の避難行動では混乱が予想され，パニックや移動中の事故を防ぐためにも的確な指示が重要である。避難経路の状況が刻々変わることにも留意が必要。二次災害による道路の破損，液状化によるマンホールの隆起，火災の煙の向き等，避難の途中でも的確な判断が必要となる。また，避難時には，子どもたちを見失わないように，遅れる子どもたちへの対応も重要である。

第3節 災害後の対応

大きな災害に遭遇し場合，不安や不眠などのストレス症状が現れることが多くある。こうした反応は誰にでも起こりうることである。災害の記憶は視覚だけではなく，聴覚や臭覚にも残り，この記憶や体験から受けるこころの傷はそれぞれ異なる。そのため，求められるケアや必要な時間はそれぞれ違う。子どものこころは刻々と変化していくため，ある期間の観察だけでその子どもの状態を判断するのは危険であり，長期的に観察し，情報の共有を図るなどして，適切にかかわっ

[絵を使用したカード]
今の状況の理解とこれからの見通しを持つことができる内容となるように工夫する。避難訓練や授業などで使用し，見通しをもって行動できるように援助する。

[二次災害]
津波，火災，建物の倒壊，土砂災害，液状化などがあげられる。学校周辺の環境や築年数などにより，二次災害の起こりやすさが変わる。専門家の意見を含めて対応を検討することが大切である。

ていくことが求められる。

1. 災害後すぐに必要なケア

「安心感と安全感の確保」が災害後に最も優先させる。「安心」とは周囲の人たちに守られ大切にされていると実感できることであり、下記のような対応が重要となる。「安全」とは身体の危険を感じないような場所や状態のことである。医療が必要な子どもには、医療がきちんと提供できるように体制を整えることが「安全」へとつながる。事前の準備とともに適切な行動が求められる。

災害後すぐに「こころのケア」をしようとするのではなく、「安心」と「安全」を提供するようなかかわりを心がけて子どもたちに接する。

初期に有効な大人の対応[*3)]
① できるだけ子どもを一人にせず、家族が一緒にいる時間を増やす
② できるだけ食事や睡眠などの生活リズムを崩さないようにする
③ 行動に変化があっても、むやみに叱ったりせず、受け止める
④ 気を使うがんばり屋さんの子どもには、負担が大きくなりすぎないよう気をつける
⑤ スキンシップを増やす
⑥ 話をゆっくり聞く

表 14.6　医療が必要な子どもの「安全」を守るために

準備の際に注意すること	滅菌期限の確認 水が使用できないことを想定（十分な量の手袋や消毒薬など） 経管栄養で温める必要がある場合には、その方法および必要物品の確認 吸引機の予備のバッテリーの確認 酸素ボンベ、パルスオキシメーターの電池の確認 （ケアの回数が増えてもスムーズに実施できるように物品を十分に備蓄）
災害時	けいれん発作、痰の増加、発熱など体調が悪化することを予測し細やかに観察

2. 子どもの心のケア

学校保健安全法の第8条に健康相談を行うことが、第9条には健康上に問題がある場合には必要な指導とともに、その保護者に対しても必要な助言をする必要性が述べられている。また、学校保健安全法の第29条3項には危機発生時の心のケアに関する規定が盛り込まれている。子どもは、自分の不安定な気持ちを言葉でうまく表現できないことが多く、心の問題が行動や態度の変化として現われ、身体症状となることが多い。災害によるストレス反応*はすぐに現われる子どももいるが、時間がたってから現われる子どももいる。また、被災前から抱えてい

[初期に有効な大人の対応]
子どもは大きなストレスを受け、そのストレスをどのように扱ってよいかわからない状態にいるため、単なるわがままや甘えに見える行動が多い。不安を肯定し、リラックスできる言葉がけが大切である。

[ストレス反応]
ストレスは、ストレスを起こす刺激とそれへの反応からなる。ストレス反応として心理面、行動面、身体面に現れる。

表 14.7　子どもに現れやすいストレス症状の健康観察のポイント[4]

身体の健康状態	心の健康状態
・食欲の異常（拒食・過食）はないか ・睡眠はとれているか ・吐き気・嘔吐が続いていないか ・下痢・便秘が続いていないか ・頭痛が持続していないか ・尿の回数が異常に増えていないか ・体がだるくないか	・心理的退行現象（幼児返り）が現れていないか ・落ち着きのなさ（多弁・多動）はないか ・イライラ，ビクビクしていないか ・攻撃的，乱暴になっていないか ・元気がなく，ぼんやりしていないか ・孤立や閉じこもりはないか ・無表情になっていないか

た発達の問題や家族の問題などが浮き彫りになってくることがあるため，多面的にきめ細かな観察をし続ける必要がある。観察のポイントは表 14.7 のとおりである。しかし，これらの反応すべてを心理的な病気と結びつけるのは危険である。専門家が医療として介入が必要かどうかは十分に観察してから判断する。

また，特別な配慮が必要な子どもたちは，災害後は落ち着きがなくなる傾向が強まるため，パニックを抑えようとすると逆効果である。子どものこころを落ち着かせるような言葉がけをしながら気持ちが収まるまで待つことが必要となる。

3. 中・長期的援助

[自己効力感]
ある行動を遂行することができると自分の可能性を認識していること。

子どもの心理的な回復に欠かせないのが「自己効力感*」の回復である。自分たちでも何かできるという実感は，自信を取り戻すために必要である。そのため，地域の復興活動や再建活動に参加できるような支援も重要となる。小さい子どもにとっては遊びの充実は不可欠である。そのために地域社会との関係を良好にし，遊びの場を充実できるようにしたい。

災害の痕跡は，子どもの心の中に長いこと残る。子どもの反応が遅れて出ることもあるため，子どもの言動や行動を長期的に災害と関連があるか考える習慣が重要である。また，長期的に見守ることができるように，きちんと記録を残しておくことも大切である。

4. PTGの包括モデル

PTG（心的外傷後成長：post-traumatic growth）とは，トラウマとなるほどの困難な体験をした後に，精神的に強い人間となることをいう*。

*相対する語に，PTSD（心的外傷後ストレス障害）がある。

[外傷体験]
心的外傷（トラウマ）を引き起こす原因となった体験のこと。

PTGの包括モデルとは，外傷を体験したときから現在までの「物語」を再構築する「挑戦」から始まる。「挑戦」に続いて「沈思黙考・反すう」の段階となる。この段階では無感動となり自分だけの世界に閉じこもったように見える場合もあるが，本人の心の中では外傷体験*を再体験している。並行して「自己開示」もみられることがある。子どもの場合には「ごっこ遊び」に現れる。次第に「無意識の沈思黙考・反すうの管理」ができるようになり「意図的な無意識の沈思黙考・反す

う」となる。物語の再構築をすることにより，「物語の発展」が可能になり，現在を受け入れて将来への展望をもてるようになり，PTG の段階となる。

　PTG までの道筋をたどるためには多岐にわたる支えが必要である。PTG の支えとしては，価値観（信仰・信念など）とパーソナリティ特性が関係してくる。また，曖昧な状況に対する耐性や**レジリエンス***，基本的自尊感情*も大切となる。さらに，身近な人間のサポートつまりソーシャルサポートが重要となる。子どもにはしっかりと自分たちの心を受けとめてくれる人間が不可欠である。心的外傷が成長へとつながるように必要なサポートを考えて関わることが求められる。

[レジリエンス]
逆境や困難，強いストレスに直面した時に適応する精神力と心理的プロセス。

[基本的自尊感情]
他者との比較ではなく根源的・絶対的に，自分自身をありのまま受け入れ，これ以上でもこれ以下でもない存在として自分を認める感情[3]。

この章のまとめ
- 学校保健安全法施行規則にあるように学内の日々の点検が災害のときの子どもの安全を守る。
- 災害は事前の準備が重要である。多角的な視点から情報を集め，危険地域を把握して避難経路や避難場所を決定する。
- 特別な支援が必要な子どもたちがパニックにならないための工夫や，避難後に必要となる物品にはどのようなものがあるか，水や電気が使えなくなることを想定して準備する。
- 災害直後は普段の生活のリズムが早期に回復するように支援し，子どもの心身の健康観察の徹底および情報の共有を図り，問題の早期発見に努める。
- 遊びと運動の機会を増やし，地域の復興活動や再建活動に参加することで自己効力感の回復をはかる。
- 精神症状は，現れたり一時的に消失したりすることもあるので，長時間にわたる経過観察支援を行う。

【引用文献】
1）文部科学省（2010）：学校安全参考資料「生きる力」をはぐくむ学校での安全教育
　　http://www.mext.go.jp/a_menu/kenko/anzen/1289310.htm
2）文部科学省（2012）：学校防災マニュアル（地震・津波災害）作成の手引き
　　http://www.mext.go.jp/a_menu/kenko/anzen/1323513.htm
3）清水將之編（2012）：災害と子どものこころ．集英社．34-38
4）文部科学省（2010）：子どもの心のケアのために　災害や事件・事故発生時を中心に
　　http://www.mext.go.jp/a_menu/kenko/hoken/1297484.htm
5）近藤卓（2016）：心的外傷後成長の考え方とそれを取り巻く諸概念　発達．145．34-39

【参考文献】
- 片田敏孝（2012）：みんなを守るいのちの授業　大つなみと釜石の子どもたち．NHK 出版
- 河鍋鶯編（2008）：保育の安全と管理．同文書院
- 藤井あけみ（2000）：チャイルド・ライフの世界　こどもが主役の医療を求めて．新教出版社
- 堀清和（2014）：小学校低学年・家族・発達障害をもつ子・先生のための災害にまけない防災ハンドブック．せせらぎ出版
- 渡邉正樹編（2013）：今，はじめよう！新しい防災教育　子どもと教師の危険予測・回避能力を育てる．光文書院
- 茨城県立医療大学地域貢献研究（2010）：医療を必要とする子どもへの災害の備え．研究グループ特別支援学校用災害シミュレーションパッケージ　http://www.crdc.ipu.ac.jp/_userdata/files/package.pdf
- 経済産業省：保育施設のための防災ハンドブック　http://www.meti.go.jp/policy/servicepolicy/bousai2.pdf
- 石川県健康福祉部少子化対策監室：児童福祉施設における防災計画作成指針
　http://www.pref.ishikawa.lg.jp/kosodate/bousai/documents/manual.pdf
- 国土交通省ハザードポータルサイト　http://disaportal.gsi.go.jp/index.html

第15章 救急処置

梶原 由紀子

この章で学ぶこと

- 学校における救急処置は，児童生徒等の突発的な発病やけがなど学校管理下で生じたすべての傷病が対象である。
- 学校における救急処置は，発達段階に即した疾病やけがなどに関する児童生徒への保健指導を行い，自ら積極的に解決していこうとする自主的，実践的な態度の育成や再発予防など教育的側面がある。
- 学校における救急処置の範囲には，医療機関へ送り込むまでの処置と一般の医療の対象とはならない程度の軽微な傷病の処置がある。
- 思いがけない出来事に遭遇することは誰でもあり得るため，救急体制を整えておくことが重要である。

[キーワード] 救急処置，学校管理下，ショック，AED，一次救命処置（BLS），救命の連鎖，バイタルサイン

　学校における救急処置は，児童生徒等の突発的な発病やけがなど学校管理下で生じたすべての傷病が対象となる。学校は教育機関であり，医療機関ではないため，学校における救急処置は，医療機関への処置が行われるまでの応急的なものである[1]。また，救急処置と合わせて，発達段階に即した疾病やけがなどに関する児童生徒への保健指導を行い，自ら積極的に解決していこうとする自主的，実践的な態度の育成や再発予防など教育的側面がある。

　一般に，学校では，養護教諭が専門的立場から救急処置に当たる役割を担うと考えられるが，思いがけない出来事に遭遇することは誰でもあり得るため，救急体制を整えておくことが重要である。特定の職員だけではなくすべての教職員が標準的で迅速な応急手当を行う必要がある。

第1節 ● 学校における救急処置の目的

（1）学校での予期しない傷病の発生に対して適切な対応をすることで，児童生徒の生命を守り，傷病の悪化を防止し，心身の安全・安心を確保し，生命を守ること。

（2）学校は，教育機関である。救急処置を通じて，発達段階に即した疾病やけがなどに関する児童生徒への保健指導を行うことができ，自ら積極的に解決していこうとする自主的，実践的な態度を育成する。

学校管理下

独立行政法人日本スポーツ振興センターが災害給付を行う場合を「学校管理下」という。

1. 児童生徒等が,法令の規定により学校が編成した教育課程に基づく授業を受けているとき。
   各教科,道徳,総合的な学習の時間,特別活動(学級[ホームルーム活動],児童会・生徒会活動,クラブ活動,学校行事[儀式的行事・学芸的行事・健康安全・体育的行事・遠足]等)
2. 1に揚げる場合のほか,児童生徒等が学校の教育計画に基づいて行われる課外指導を受けているとき
3. 1および2に揚げる場合のほか,児童生徒等が休憩時間中に学校にあるとき,その他の校長の指示または承認に基づいて学校にあるとき
4. 児童生徒等が通常の経路および方法により通学(通園)するとき
5. 前項目(1から4まで)に揚げる場合のほか,文部科学大臣がこれらの場合に準ずるものとして定める場合

第2節 ● 救急処置の法的位置づけ

学校における救急処置については,学校保健安全法において以下のとおり記載されている。

学校保健安全法

(保健室)
第7条 学校には,健康診断,健康相談,保健指導,救急処置その他の保健に関する措置を行うため,保健室を設けるものとする。
(地域の医療機関等との連携)
第10条 学校においては,救急処置,健康相談又は,保健指導を行うに当たつては,必要に応じ,当該学校の所在する地域の医療機関その他の関係機関との連携を図るよう努めるものとする。

第3節 ● 学校における救急処置の範囲[1]

1. 医療機関へ送り込むまでの処置

① 救命処置(ただちに処置をとらないと生命の危機に陥る傷病者に対する処置)
気道確保,呼吸の維持,心拍の維持,出血の阻止,**ショック**＊の防止など
② 一次的に危険脱出処置(二次障害や重症化の恐れのある傷病者に対する処置)
意識障害,けいれん,呼吸困難に対する処置
③ 保護者または,医療機関へ受診するまでの処置

[ショック][2]
生命の危険を表す徴候である。傷病者を観察し,次のような状態であればショックを起こしている危険が高いと判断する。
・顔色が蒼白の状態
・皮膚が冷たく,湿った状態
・呼吸が浅く,速い状態
・虚脱,ぐったりしている状態
・脈拍が弱く,速い状態

骨折または捻挫部位の固定包帯，熱傷，捻挫等外傷部に対する冷却罨法等の処置，消毒・保温・安静，その他苦痛，不安の軽減処置，搬送等

2. 一般の医療の対象とはならない程度の軽微な傷病の処置

軽い頭痛や腹痛，吐気，めまい，鼻血，擦過傷，打撲傷，結膜異物（ごみやまつげ等），その他小さな傷病に対する対応であり医行為*にならない範囲の対応。学校における救急処置の多くを占めており，保健室での休養や経過観察，保健指導を含む。

[医行為]
医師の医学的判断および技術をもってするのでなければ人体に危害をおよぼし，または危害をおよぼす恐れのある行為のこと。
医行為に関する解釈については，「医師法第17条，歯科医師法第17条および保健師助産師看護師法第31条の解釈について（医政発第0726005号平成17年7月26日）」を参照。

第4節 ● 救急蘇生法

学校では，日常遭遇することの多い病気・けがから，ほとんどの教職員が経験することのないまれな緊急性を要する疾患までさまざまな現場に遭遇する可能性がある。容態が急変した人の命を守り救うために必要な知識と手技をまとめて救急蘇生法とよぶ。救急蘇生法は胸骨圧迫やAED（自動体外式除細動器）を用いた電気ショック，気道異物除去を含む一次救命処置と，一次救命処置以外の急な病気やけがをした人を助けるために行う最初の行動，ファーストエイドに分類される。

1. 救命の連鎖[3]

急病した傷病者を救命し，社会復帰させるために必要となる一連の行いを「救命の連鎖」（図15.1）という。「救命の連鎖」を構成する4つの輪がすばやくつながると救命効果が高まる。1つ目の輪は心停止の予防，2つ目の輪は心停止の早期認識と通報，3つ目の輪は一次救命処置（心肺蘇生とAED），4つ目の輪は医師等による二次救命処置と心拍再開後の集中治療である。

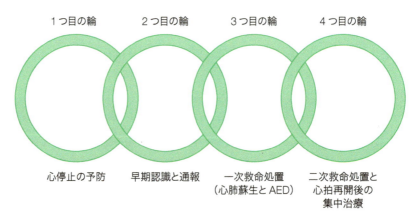

図15.1 救命の連鎖

2. 一次救命処置

一次救命処置（BLS）とは，呼吸と循環をサポートする一連の処置であり，胸骨圧迫と人工呼吸による心肺蘇生とAEDの使用が含まれ，誰もがすぐに行える処置である。また，心肺停止の傷病者の社会復帰において，大きな役割を果たす。

JRC蘇生ガイドライン2015[4)]における一次救命処置の手順を次に示す。

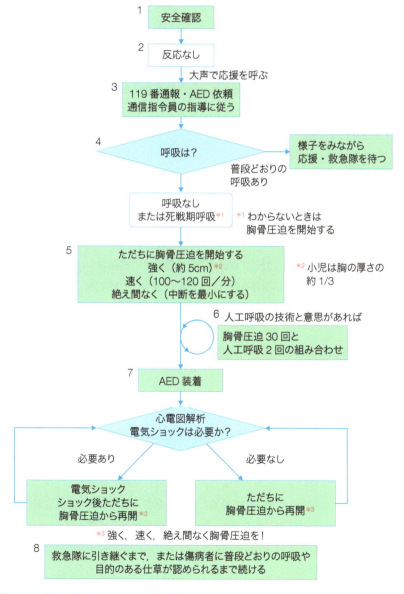

図15.2　市民におけるBLSアルゴリズム
（出典：日本蘇生協議会監修（2016）：JRC蘇生ガイドライン2015．p.18，医学書院）

第5節 ● 学校における救急処置

　学校での救急処置における養護教諭の役割として，症状の的確な見極めと医療機関等への受診等を含めて養護教諭が総合的に判断し，対応することが重要である。

【救急処置の手順】[5]

① 問題受理

　　子どもから身体的症状やけが（外傷）の訴えがある場合，担任や保健委員などに付き添われて保健室に来室する場合，養護教諭が疾病の可能性，けが，異常を疑う場合などがある。

② 分析（アセスメント）と判断

　　観察・情報収集を行い，それをもとにアセスメントを行い，子どもの健康上の問題とその緊急度・重症度を判断する。緊急度は視診*，問診，触診*，**バイタルサイン***によって行う。また，アセスメントをもとに子どもの健康状態や生活状況を総合的に判断する。

③ 救急処置・ケアと対応

　　緊急度が高ければ救急車を要請し，救急処置を行う。また，緊急度*・重症度に応じた救急処置・ケアを行うとともに，対応（すみやかに医療機関へ，保健室での経過観察，教室復帰など）を行う。

④ 保健指導・後対応

　　適宜，本人や家族に対して養護教諭の判断とその根拠および処置の説明，今後の行動に関する保健指導を行う。感染症の場合，必要に応じて保健所への届出を行う。共通する要因がある場合は，集団への健康教育を行う。

⑤ 評価

　　記録を残し，評価を行う。可能であれば，評価は自分自身だけでなく，専門家やグループで検討する。

*視診：全身状態，顔色・表情，目・耳・鼻・口腔の状態，皮膚の状態，四肢・関節，排泄物所見

*触診：皮膚の状態，皮膚または深部組織，疼痛，振動・拍動，その他

*バイタルサイン：生体が生命を維持していることを知るための最小限の多角的所見（意識，呼吸，脈拍，体温，血圧）

*緊急度の判断
呼吸の異常，心臓停止，意識障害，ショック状態，多量の出血，けいれんの持続，激痛の持続，骨の変形，広範囲の熱傷等

第6節 ● 学校における救急体制の確立[1]

　緊急事態発生時に適切に対応するためには，救急体制を整備し，学校としての体制の組織化を図ることが大切である。また，事件・事故や災害の発生時においても，すみやかな対応が行えるよう，地域の医療機関との連携体制を築いておくことが大切である（図15.3）。

（1）緊急連絡体制[6]

① 平常時のみならず緊急事態発生時に適切に対応するために，学校の実態に合わせた緊急体制を学校医と相談の上，計画的に整備する。

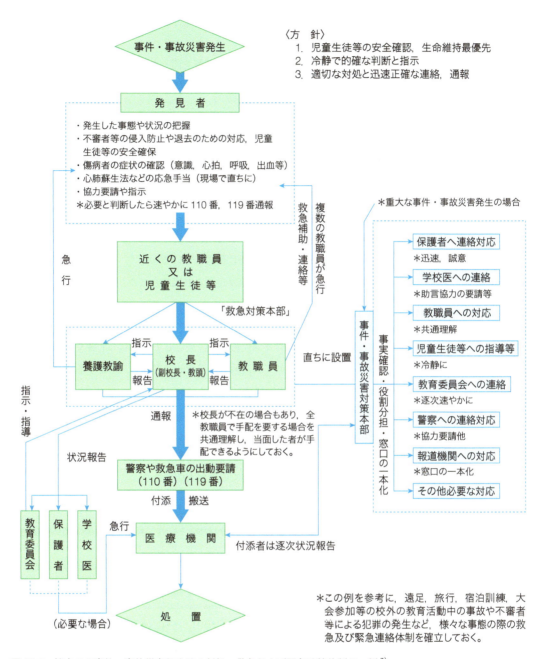

図15.3 校内での事件・事故災害発生時の対処，救急および緊急連絡体制の一例[7]

② 養護教諭不在時でも適切に対応できるよう，救急体制について教職員の役割を確認できるようにする。

③ 救急体制について，教職員の役割も含め年度はじめの職員会議で周知徹底をする。

④ すべての教職員が応急手当に関する知識と技術を身につけ，的確な対応ができるようになるため，研修の機会を設ける。また，養護教諭が，行内研修の

企画や指導ができるよう研鑽を積むことが必要である。

（2）救急処置の評価項目[1]
① 救急体制について全教職員の共通理解を図ったか。
② 救急鞄（箱），担架，AED 等の整備および位置が明示されており。周知されているか。
③ 事故発生時に教職員の役割分担の下に適切に行動できたか。
④ 傷病者に対して的確な判断と処置ができたか。
⑤ 学校医や地域の医療機関・関係機関と連携できたか。
⑥ 保健指導など適切な事後措置が行えたか。
⑦ 保護者および関係者に対する連絡・報告等は適切であったか。
⑧ 管理職への報告は適切に行われたか。
⑨ 関係事項の記録をとり，適切に保管しているか。
⑩ 応急手当てに関する行内研修が企画され実施されたか。

この章のまとめ

- 学校での救急処置における養護教諭の役割として，症状の的確な見極めと医療機関等への受診等を含めて養護教諭が総合的に判断し，対応することが重要である。
- 緊急事態発生時に適切に対応するためには，救急体制を整備し，学校としての体制の組織化を図ることが大切である。
- 事件・事故や災害の発生時においてもすみやかな対応が行えるよう，地域の医療機関との連携体制を築いておくことが大切である。

【引用文献】
1) 財団法人日本学校保健学会（2014）：学校保健の課題とその対応－養護教諭の職務等に関する調査結果から－
2) 日本赤十字社（2015）：赤十字救急法基礎講習　第 4 版
3) 日本救急医療財団心肺蘇生法委員会（2016）：改訂 5 版　救急蘇生法の指針 2015　市民用・解説編．ヘルス出版
4) 一般社団法人日本蘇生協議会（2016）：JRC 蘇生ガイドライン 2015
http://www.japanresuscitationcouncil.org/wp-content/uploads/2016/04/1327fc7d4e9a5dcd73732eb04c159a7b.pdf
5) 山内豊明監修（2014）：保健室で役立つステップアップフィジカルアセスメント．東山書房
6) 加藤敬一監修（2014）：養護教諭のための救急処置．少年写真新聞社
7) 文部科学省（2010）：学校安全参考資料「生きる力」をはぐくむ学校での安全教育
http://www.mext.go.jp/component/a_menu/education/detail/__icsFiles/afieldfile/2010/10/26/1289314_04.pdf

第16章 疾病管理

綾部 明江

この章で学ぶこと
- 学校に通う児童生徒の健康診断の事後処理の実施方法や，留意点について理解する。
- 日常的に疾病管理が必要な児童生徒の生活支援方法について理解する。

[キーワード] 学校医，学校保健関連職種との連携，食物アレルギー，学校給食，学校生活管理指導表，主治医

　学校は健康管理を目的とした施設ではないが，健康でなければ学校生活を送ることは難しい。一方で，学校に通うすべての児童生徒が健康であるとは限らない。この章では，学校における疾病管理の実際について説明する。

疾病管理の目的
（1）疾病を早期に発見し早期に治療する。
（2）学校における学習や生活に支障を少なくするために身体機能を整える。
（3）児童生徒の身体状況に応じた学校での生活を検討する一助とする。

第1節 健康診断で発見された疾病の事後処理

1. 法的根拠

疾病の事後処理については，学校保健安全法に定められている。

> **学校保健安全法**
> 第13条　学校においては，毎学年定期に，児童生徒等（通信による教育を受ける学生を除く）の健康診断を行わなければならない。
> 2　学校においては，必要があるときは，臨時に，児童生徒等の健康診断を行うものとする。
> 第14条　学校においては，前条の健康診断の結果に基づき，疾病の予防処置を行い，又は治療を指示し，並びに運動及び作業を軽減する等適切な措置をとらなければならない。

2. 健康診断結果の事後処理

健康診断の結果は，多くの場合，養護教諭がデータを整理した後，学校長・保

健主事等の報告を通して担任教諭から各児童の保護者へ21日以内に通知される。

保護者は、その結果をもとに、医療機関を受診し治療を実施する。治療の経過や結果は、学校に報告されて各児童の記録として残される。

健康診断ではさまざまな身体の異常に関する結果が提示される。

（1）比較的多くの子どもが該当する検査結果の異常への対応

歯科検診によって発見されたう歯や、視力検査で発見された近視などが該当する*。本人も保護者も状況が把握しやすく理解しやすい疾患の場合には、近医の確実な受診をすすめたい。また、児童生徒本人が日常生活に支障のない状況であることも多く、保護者の生活状況により受診がなかなか進まない場合もあるため、必要時には受診勧奨を実施したい。

（2）専門的な検査や治療が必要とされる検査結果の異常への対応

心臓病検査、腎臓病検査、糖尿病検査などの異常は、軽微なものから専門的な治療が必要な疾病までさまざまな身体の状況が予測される。検査で異常が見つかった場合、学校医の診断および必要な対応についてあらかじめ相談し、受診する病院の相談等も実施しておくことが望ましい。

（3）結果に応じた対応

学校における健診によって判明した異常に関する精密検査の結果は、医師からの診断書等の形で保護者を通じて学校に返却される。学校ではその結果を基に必要な対策を検討・実施する。

（4）医療機関・保健所との連携

① 医療機関との連携

医療に関するより詳細な情報が必要だと判断した場合は、保護者の了承を得たうえで、診察をした医師との連絡をとることも必要となる。その際には、尋ねたい内容と、それに伴う学校生活上で配慮することについて明確にしたうえで連絡調整を実施する。

② 保健所との連携

児童生徒の疾病が難病や感染症であった場合は、地域の保健所との連携が必要になる場合がある。難病では医療制度*がある。また、感染症も医療制度や場合によっては感染拡大予防のための検査等を実施する場合もあるため、保健所と相談しながら児童生徒の生活管理を実施する。

第2節 ● アレルギー対策

学校では、教室、校庭、プール、課外授業、校外学習など児童生徒が日常的に多様な体験をすることにより、さまざまなアレルギー物質に接触しやすい環境にある。アレルギーへの対応に関して以下に述べる。

---

*視力低下、う歯の発生頻度
・裸眼視力1.0未満の者…小学校31.0%、中学校54.1%、高等学校63.8%
・う歯…小学校50.8%、中学校40.5%、高等学校52.5%
（平成27（2015）年：文部科学省学校保健統計調査より）

*小児慢性特定疾患
現在、14疾患群・104疾病が国に認定されており、これらの疾病に対する医療費助成制度がある。

1. 食物アレルギー

(1) 食物アレルギーとは

食物アレルギー*とは，「食物によって引き起こされる抗原特異的な免疫学的機序を介して生体にとって不利益な症状が惹起される現象」をいう。免疫学的機序は，IgE依存性反応*がほとんどであり，経口摂取によって，アナフィラキシーショック*などの反応を引き起こす[1]。

(2) 食物アレルギーの特定および対応の程度の決定

食物アレルギーの状況を把握するためには，保護者を通して，医師による正確な判断および検査結果の提出を求める必要がある。近年は食物アレルギー問題が取り上げられるため，一部の保護者の中には，保護者自身の体質や，さまざまな情報を見聞きし，正確なアレルギー検査を実施していないにもかかわらず，児童生徒にアレルギーがあることを前提にした対応をしている状況も存在する。

学校において，児童生徒にアレルギー対策が必要な場合には，まず医師の診察を受け，医師の診断書に書かれている指示事項を基に対応を進める。

(3) 学校におけるアレルギー管理の実際

食物アレルギーでは，学校給食を中心に，適切な食事を摂取できる環境を整えることが必要である。給食では特別に調理された食事を管理が必要な児童生徒がきちんと食べられるようなシステムを作ることが必要である。アレルギーの状況によっては弁当持参の場合もあり，その際には該当する児童生徒だけではなく他の児童や生徒への説明や配慮も必要となる。

また，多くの場合，学校内には食物アレルギーをもつ複数の児童生徒が存在している。緊急時における情報共有のため，児童氏名，クラス，アレルギーの種類，対応方法を書いた書類を保管しておき，緊急時の情報の共有化をはかる。

なお，通常よりアナフィラキシーショックを起こした場合の対応*について検討をしておく必要がある。対象となる児童生徒に応急手当や救急処置の方法を実施でき，また保護者や病院へ連絡がとれるよう準備する【参考：章末資料 学校生活管理指導表 アレルギー疾患用[3]】。

2. 食物アレルギー以外のアレルギーについて

アレルギーは食物アレルギー以外にも，ハウスダストなどほこり，動物，植物などによるものもある。これらは普段から接触する者もあれば，季節性のもの，課外学習の際に配慮しなければならないものなど多種多様である。

学校生活において，アレルギーの対象となるものの，接触の頻度や回数を把握し，可能性がある場合は児童生徒本人や保護者への確認をとり，接触しないようにするなどの配慮が必要となる。

---

*アレルギーが起きる可能性がある食品の例：鶏卵，牛乳，小麦，大豆，甲殻類（エビ，カニ），そば，落花生 など

[IgE依存性反応]
IgE抗体は体内で，皮膚や粘膜に存在するマスト細胞に結合している。食物アレルギーの原因となる食品を食べると，食物アレルゲンがIgE抗体と結びつき，ヒスタミンやロイコトリエンを放出する。その結果，蕁麻しんや呼吸困難などの症状を引き起こす。

[アナフィラキシーショック]
短期間で表れる激しいアレルギー症状を示す。冷や汗や呼吸困難に加え，嘔吐・腹痛，血圧低下，意識障害など複数の臓器にわたってショックを起こす。
アナフィラキシーショックは食物のほかにも薬物，蜂毒などによって起こることがある。

*アナフィラキシーショックに対する主な対応
・他の教員を呼び，複数の教員で対応する。
・側臥位に寝せ，誤嚥等で窒息しないように気道を確保する。
・医師の処方によって，アドレナリン自己注射薬を持っている場合は，大腿部外側に注射する。

第3節 ● 慢性疾患の管理の概要

1. 学校で疾病を抱える児童生徒の発生状況

生まれてからずっと疾病の経過観察が必要である者，在学中に疾病が発症した者など，一定の割合で疾病管理が必要な者が存在する。

たとえば，2014（平成26）年における義務教育段階の全児童生徒数は1019万人であるが，そのうち約3％にあたる約34万人が，特別支援学級に在籍したり，通常の学級で何らかの支援が必要であると判断される児童生徒であるといわれている[2]。

2. 学校における健康管理の必要性

少ないながらも，心疾患，腎疾患，糖尿病などをもちながら学校で生活する児童生徒が存在する。これらの管理の要点を述べていきたい。

（1）児童生徒への対応

① 発達の状況に応じたアセスメント

学校に通う児童生徒は，6歳から20歳前後までさまざまな発達段階＊にある。成長に応じて疾病の状況も変化することも多く，また発達段階により疾病管理の方法も異なっている。

小学校低学年では体調不良を十分な言葉で表現することができない。そのため，疾病の状況については学級担任や養護教諭による観察および具体的な言葉がけが必要である。「気分が悪いと感じているの？」「感じているのは胸のどのあたりなのかな？自分で指してみてくれるかな？」「この前と同じような感じで調子が悪いと感じているの？それとも今日は違うの？」などと具体的な選択肢を設けたうえで体調を確認する必要がある。

小学校高学年以上になると，言葉によって体調を表現することが可能になってくるため，養護教諭の問いかけに返事をする形式で情報収集を行うことが可能となる。

② 児童生徒に関わるさまざまな専門職の連携と調整

児童生徒の治療や疾患の管理を主に行うのは，主治医となる専門医であるが，学校での健康管理には，主治医と学校医，養護教諭や教職員との連携が必要となる。学校生活管理表等を活用しながら，適切で，かつ一貫した学校での生活管理を実施するために，専門職種間の連携や調整を実施する【参考：章末資料　学校生活管理指導表（小学生用）（中学・高校生用）[4]】。

③ 自己管理の見守りや指導

慢性疾患のある児童生徒は，日常も疾病のある状態で過ごしている。病気をこれまでの経験として捉えているところは共通しているが，病気の受け止めや

＊小児の発達
小学校低学年：大人の言うことを守れる・さまざまな疑問をもつ
小学校高学年：自分のことを客観的に捉えられる・周りの評価を気にしだす
中学生：自分の内面について気づき，考えられるようになる
年齢が上がるにつれ，児童生徒の発達のばらつきは大きくなる傾向がみられる。

対処方法は個別に異なる。疾患のある状況を児童生徒なりに受け止めたうえで，日常生活や，緊急時の対応について，正しく行動し，必要に応じて対処するよう見守り，生活指導を実施することが必要である。

(2) 保護者への対応

児童生徒の学校での生活は，保護者が直接関わることはできない。保護者によって登校している間の疾病管理の受けとめ方はかなり異なる。学校での生活管理は，児童生徒の自主的な健康管理を基本に，普段かかわる教員の見守りや，体調急変時や災害発生時などにおける緊急時の対応について申し合わせをしておくことが望ましい*。

(3) 学内教職員との連携

慢性疾患をもつ児童生徒に最もかかわるのは担任教員であるが，頻繁に教室を訪れる他の教員や養護教諭など，普段児童を見守っている教員としても児童生徒の情報を共有し，健康管理の状況はどのようであるか，情報を共有する機会をつくる。

(4) 同級生との関わり

慢性疾患があることにより，身体状態が他の児童生徒と違っていたり，病欠が多い，体育に参加できないなどの状況がみられる場合もある。その場合は当該児童生徒本人の差支えない範囲で疾病への理解について話をすることにより，学校生活が送れる方法を考えていくことも必要である。

この章のまとめ

- 児童生徒個人のためのみならず，学校としての集団生活を運営するためにも，学校生活に適応できるような集団の健康づくりにつながるような疾病管理が必要である。
- 健康診断の結果明らかとなった身体の異常については，保護者と連絡をとりながら，確実に治療するように援助する。
- 慢性疾患をもつ児童生徒には，学校の教職員，学校医，主治医，保護者等必要なネットワークにより見守る体制をつくることが必要である。
- 食物アレルギーについては，平時の対象者の確実な把握や，救急時の対応方法の徹底が，緊急時の迅速な対応につながる。

*慢性疾病を有する児童生徒の保護者へのアセスメント
慢性疾患における疾病管理として，保護者が児の疾患をどのように考えているかを把握することも重要である。
・保護者の疾病に関する認識・理解
・受診の頻度
・家庭での生活管理状況
・疾病をもちながら学校に通うことについてどのように捉えているか

【引用文献】
1) 日本小児アレルギー学会食物アレルギー委員会：食物アレルギーガイドライン 2012　http://www.jspaci.jp/jpgfa2012/chap01.html
2) 厚生労働統計協会（2016）：国民衛生の動向 2016/2017．p.385
3) 学校生活管理指導表　アレルギー疾患用
　http://www.gakkohoken.jp/uploads/books/photos/y00053y4d80367e24117.pdf
4) 学校生活管理指導表（小学生用）（中学・高校生用）
　http://www.hokenkai.or.jp/kanri/kanri_kanri.html

【参考文献】
・五十嵐隆編集（2015）：小児科臨床ピクシス 5　年代別アレルギー疾患への対応．中山書店
・兵庫食物アレルギー研究会編集．伊藤節子監修（2015）：いざというとき学校現場で役に立つ食物アナフィラキシー対応ガイドブック．診断と治療社

表 学校生活管理指導表（アレルギー疾患用）

| 名前 | 男・女 平成 年 月 日生 (歳) | 学校 年 組 | 提出日 平成 年 月 日 |

	病型・治療	学校生活上の留意点	
気管支ぜん息（あり・なし）	**A. 重症度分類（発作型）** 1. 間欠型 2. 軽症持続型 3. 中等症持続型 4. 重症持続型 **B-1. 長期管理薬（吸入薬）** 1. ステロイド吸入薬 2. 長時間作用性吸入ベータ刺激薬 3. 吸入抗アレルギー薬（「インタール®」） 4. その他（　　　　） **B-2. 長期管理薬（内服薬・貼付薬）** 1. テオフィリン徐放製剤 2. ロイコトリエン受容体拮抗薬 3. ベータ刺激内服薬・貼付薬 4. その他（　　　　）	**C. 急性発作治療薬** 1. ベータ刺激薬吸入 2. ベータ刺激薬内服 **D. 急性発作時の対応（自由記載）**	**A. 運動（体育・部活動等）** 1. 管理不要 2. 保護者と相談し決定 3. 強い運動は不可 **B. 動物との接触やホコリ等の舞う環境での活動** 1. 配慮不要 2. 保護者と相談し決定 3. 動物へのアレルギーが強いため不可 動物名（　　　　） **C. 宿泊を伴う校外活動** 1. 配慮不要 2. 保護者と相談し決定 **D. その他の配慮・管理事項（自由記載）**	【緊急時連絡先】 ★保護者 電話： ★連絡医療機関 医療機関名： 電話： 記載日 年 月 日 医師名 ㊞ 医療機関名
アトピー性皮膚炎（あり・なし）	**A. 重症度のめやす（厚生労働科学研究班）** 1. 軽症：面積に関わらず、軽度の皮疹のみみられる。 2. 中等症：強い炎症を伴う皮疹が体表面積の10%未満にみられる。 3. 重症：強い炎症を伴う皮疹が体表面積の10%以上、30%未満にみられる。 4. 最重症：強い炎症を伴う皮疹が体表面積の30%以上にみられる。 *軽度の皮疹：軽度の紅斑、乾燥、落屑主体の病変 *強い炎症を伴う皮疹：紅斑、丘疹、びらん、浸潤、苔癬化などを伴う病変 **B-1. 常用する外用薬** 1. ステロイド軟膏 2. タクロリムス軟膏（「プロトピック®」） 3. 保湿剤 4. その他（　　　　）	**B-2. 常用する内服薬** 1. 抗ヒスタミン薬 2. その他（　　　　） **C. 食物アレルギーの合併** 1. あり 2. なし	**A. プール指導及び長時間の紫外線下での活動** 1. 管理不要 2. 保護者と相談し決定 **B. 動物との接触** 1. 配慮不要 2. 保護者と相談し決定 3. 動物へのアレルギーが強いため不可 動物名（　　　　） **C. 発汗後** 1. 配慮不要 2. 保護者と相談し決定 （学校施設で可能な場合） 3. 夏季シャワー浴 **D. その他の配慮・管理事項（自由記載）**	記載日 年 月 日 医師名 ㊞ 医療機関名
アレルギー性結膜炎（あり・なし）	**A. 病型** 1. 通年性アレルギー性結膜炎 2. 季節性アレルギー性結膜炎（花粉症） 3. 春季カタル 4. アトピー性角結膜炎 5. その他（　　　　） **B. 治療** 1. 抗アレルギー点眼薬 2. ステロイド点眼薬 3. 免疫抑制点眼薬 4. その他（　　　　）		**A. プール指導** 1. 管理不要 2. 保護者と相談し決定 3. プールの入水不可 **B. 屋外活動** 1. 管理不要 2. 保護者と相談し決定 **C. その他の配慮・管理事項（自由記載）**	記載日 年 月 日 医師名 ㊞ 医療機関名

(財)日本学校保健会 作成

[平成23年度改訂]

学 校 生 活 管 理 指 導 表 （小学生用）

氏名　　　　　　　　　男・女　　平成　年　月　日生（　）才　　　　　　小学校　　　　年　　組　　　　　　　　　平成　年　月　日

| ①診断名（所見名） | ②指導区分
要管理：A・B・C・D・E
管理不要 | ③運動クラブ活動
可（ただし、　　　）クラブ
　　　　　　　　　　）禁 | ④次回受診
（　）年（　）ヶ月後
または異常があるとき | 医療機関
医師　　　　　印 |

【指導区分：A…在宅医療・入院が必要　B…登校はできるが運動は不可　C…軽い運動は可　D…中等度の運動まで可　E…強い運動も可】

体育活動	運動強度		軽い運動（C・D・Eは"可"）	中等度の運動（D・Eは"可"）	強い運動（Eのみ"可"）
*	体ほぐしの運動 多様な動きをつくる運動遊び	1-2年生	体のバランスをとる運動遊び （寝転ぶ、起きる、座る、立つなどの動きで構成される遊びなど）	用具を操作する運動遊び （用具を持つ、運ぶ、操作などの動きで構成される遊びなど）	体を移動する運動遊び （這う、走る、跳ぶ、はねるなどの動きで構成される遊び）
	体ほぐしの運動 多様な動きをつくる運動	3-4年生	体のバランスをとる運動 （寝転ぶ、起きる、座る、立つ、ケンケンなどの動きで構成される運動など）	用具を操作する運動 （用具をつかむ、持つ、回す、降ろす、なわなどの動きで構成される運動など）	力試しの運動（人を押す、引く動きや力比べをする運動遊び）基本的な動きを組み合わせる運動
	体ほぐしの運動 体力を高める運動	5-6年生	体の柔らかさを高める運動（ストレッチングを含む）、軽いウォーキング	巧みな動きを高めるための運動 （リズムに合わせての運動、ボール・輪・棒を使った運動）	時間や回数を決めて行う全身運動 （短なわ、長なわ跳び、持久走）
運動領域等	走・跳の運動遊び	1-2年生	いろいろな歩き方、ゴム跳び遊び	ケンパー跳び遊び	全力でのかけっこ、折り返しリレー遊び 低い障害物を用いてのリレー遊び
	走・跳の運動	3-4年生	ウォーキング、軽い立ち幅跳び	ゆっくりとしたジョギング、軽いジャンプ動作（幅跳び・高跳び）	全力でのかけっこ、周回リレー、小型ハードル走 短い助走での幅跳び及び高跳び
	陸上運動	5-6年生	ウォーキング、軽い立ち幅跳び	ゆっくりとしたジョギング、軽いジャンプ動作（幅跳び・高跳び）	全力での短距離走、ハードル走 助走をした走り幅跳び、助走をした走り高跳び
	ゲーム、ボール運動・鬼遊び（低学年） ゴール型・ネット型・ベースボール型ゲーム（中学年）	1-2年生	その場でボールを投げたり、ついたり、捕ったりしながら行う的当て遊び	ボールを蹴ったり止めたり、ボールを捕ったりしながらの素早い動きの遊び、陣地を取り合うなどの簡単な鬼遊び	
	ボール運動	3-4年生	基本的な操作 （パス、キャッチ、キック、ドリブル、シュート、バッティングなど）	簡易ゲーム （場の工夫、用具の工夫、ルールの工夫を加え、基本的操作を踏まえたゲーム）	ゲーム（試合）形式
		5-6年生			
動領域等	器械・器具を使っての運動遊び	1-2年生	ジャングルジムを使った運動遊び	雲梯、ろくぼくを使った運動遊び	マット、鉄棒、跳び箱を使った運動遊び
	器械運動 マット、鉄棒、跳び箱	3-4年生	基本的動作 （前転、後転、開脚前転・後転、壁倒立、補助倒立、ブリッジなどの部分的な動作） 跳び箱（短い助走での開脚跳び、抱え込み跳び、台上前転など）	マット（前転、後転、開脚前転・後転、壁倒立、補助倒立 ブリッジなどの部分的な動作） 跳び箱（短い助走での開脚跳び、抱え込み跳び、台上前転など） 鉄棒（補助逆上がり、転向前下り、前方支持回転、後方支持回転など）	連続技や組合せの技
	水遊び	1-2年生	水に慣れる遊び （水かけっこ、水中かけっこ、水中での電車ごっこなど）	浮く・もぐる遊び （壁につかまっての伏し浮き、水中でのジャンケン、にらめっこなど）	水につかっての伏し浮き、水中でのジャンケン・にらめっこなど
	浮く・泳ぐ運動	3-4年生	浮く運動（伏し浮き、背浮き、くらげ浮きなど） 泳ぐ動作（ばた足、かえる足など）	浮く運動（け伸びなど） 泳ぐ動作（連続したボビングなど）	補助具を使ったクロール、平泳ぎのストロークなど
	水泳	5-6年生	浮く運動、水に慣れる水中運動		クロール、平泳ぎ
	表現リズム遊び	1-2年生	まねっこ遊び（飛行機、遊園地の乗り物など）	まねっこ遊び（鳥、昆虫、恐竜、動物など）	リズム遊び（弾む、回る、ねじる、スキップなど）
	表現運動	3-4年生	その場での即興表現	軽いリズムダンス、フォークダンス、日本の民踊の簡単なステップ	変化のある動きをつなげた表現（ロック、サンバなど） 強い動きのある日本の民踊
		5-6年生			リズムを伴った体操（トランポリン、トロンボーン、オーボエ、バスーン、ホルンなど）を伴う器楽表現、リズムの合う速い曲の演奏や指揮、行進を伴うマーチングバンドなど
	雪遊び、氷遊び、スキー、スケート、水辺活動		雪遊び、水上遊び	スキー・スケートの歩行、水辺活動	スキー・スケートの滑走など

文化的活動　　　体力の必要な長時間の活動を除く文化活動　　　右の強い活動を除くほとんどの文化活動

学校行事、その他の活動　　　▼運動会、体育祭、球技大会、スポーツテストなどは上記の運動強度に準じる。
▼指導区分、"E"以外の児童生徒の遠足、宿泊学習、修学旅行、林間学校、臨海学校等への参加についての不明な場合は学校医・主治医と相談する。
▼陸上運動系・水泳系の距離（学習指導要領参照）については、学校医・主治医と相談する。

その他注意すること

定義　《軽い運動》同年齢の平均的児童にとって、ほとんど息がはずまない程度の運動。
　　　《中等度の運動》同年齢の平均的児童にとって、少し息がはずむが息苦しくない程度の運動。パートナーがいれば楽に会話ができる程度の運動。
　　　《強い運動》同年齢の平均的児童にとって、息がはずみ息苦しさを感じるほどの運動。
＊体つくり運動：レジスタンス運動（等尺運動）を含む。

[平成23年度改訂]

学校生活管理指導表（中学・高校生用）

氏名 _____ 男・女 昭和・平成 ___年___月___日(___)才　　中学校／高等学校　___年___組

| ①診断名（所見名） | ②指導区分
要管理：A・B・C・D・E
管理不要 | ③運動部活動
（　　　　　　）部
（　　　　　　）　可・（ただし、　　　　　　）　禁 | ④次回受診
（　　　）ヵ月後
または異常があるとき
平成　年　月　日 | 医療機関
医師　　　　　　　　　印 |

【指導区分：A…在宅医療・入院が必要　B…登校はできるが運動は不可　C・D・E は "可"】

体育活動

運動強度	軽い運動（C・D・E は "可"）	中等度の運動（D・E は "可"）	強い運動（E のみ "可"）
*体つくり運動 体ほぐしの運動 体力を高める運動	仲間と交流するための手軽な運動、律動的な運動 基本の運動（投げる、打つ、捕る、蹴る、跳ぶ）	体の柔らかさおよび巧みな動きを高める運動、力強い動きを高める運動、動きを持続する能力を高める運動	最大限の持久運動、最大限のスピードでの運動、最大筋力での運動
器械運動 （マット、跳び箱、鉄棒、平均台）	準備運動、簡単なマット運動、バランス運動、簡単な跳躍	簡単な技の練習、助走からの支持、ジャンプ・基本的な技	演技、競技会、発展的な技
陸上競技 （競走、跳躍、投てき）	基本動作、立ち幅跳び、負荷の少ない投てき 軽いジャンピング（走ることは不可）	ジョギング、短い助走での跳躍	長距離走、短距離走の競走、競技会、タイムレース
水泳 （クロール、平泳ぎ、背泳ぎ、バタフライ）	水慣れ、浮く、伏し浮き、け伸びなど	ゆっくりな泳ぎ	競泳、遠泳（長く泳ぐ）、タイムレース、スタート・ターン
球技　ゴール型（バスケットボール、ハンドボール、サッカー、ラグビー） ネット型（バレーボール、卓球、テニス、バドミントン） ベースボール型（ソフトボール、野球） ゴルフ	基本動作 （パス、シュート、ドリブル、フェイント、リフティング、トラッピング、スローイング、キャッキング、ハンドリングなど） 基本動作 （パス、サービス、レシーブ、トス、フェイント、ストローク、ショットなど） 基本動作（投球、捕球、打撃など） 基本動作（軽いスイングなど）	基本動作を生かした簡易ゲーム （ゲーム時間、コートの広さ、用具の工夫などを取り入れた連携プレー、攻撃・防御） クラブで球を打つ練習	試合・競技 （簡易ゲーム・応用練習・試合・競技）
武道　柔道、剣道、相撲	礼儀作法、基本動作（受け身、素振り、さばきなど）	基本動作を生かした簡単な技・形の練習	応用練習、試合
ダンス　創作ダンス、フォークダンス、現代的なリズムのダンス	基本動作（手振り、ステップ、表現など）	基本動作を生かした動きの激しくないダンス	各種のダンス発表会など
野外活動　雪遊び、氷上遊び、スキー、スケート、キャンプ、登山、遠泳、水辺活動	水・雪・氷上遊び	スキー、スケートの歩行やゆっくりな滑走平地歩きのハイキング、水に浸かり遊ぶなど	登山、遠泳、潜水、カヌー、ボート、サーフィン、ウインドサーフィンなど
文化的活動	体力の必要な長時間の活動を除くほとんどの文化活動	右の強い活動を除く文化活動	体力を相当使って吹く楽器（トランペット、トロンボーン、オーボエ、バスーン、ホルンなど）、リズムの早い曲の演奏や指揮、行進を伴うマーチングバンドなど
学校行事、その他の活動	▼運動会、体育祭、球技大会、スポーツテストなどは上記の運動強度に準ずる。 ▼指導区分、"E" 以外の生徒の遠足、修学旅行、宿泊学習、臨海学校、林間学校などへの参加について不明な場合は学校医・主治医と相談する。		

その他注意すること

定義
《軽い運動》同年齢の平均的生徒にとって、ほとんど息がはずまない程度の運動。
《中等度の運動》同年齢の平均的生徒にとって、少し息がはずむが息苦しくない程度の運動。パートナーがいれば楽に会話ができる程度の運動。
《強い運動》同年齢の平均的生徒にとって、息がはずみ息苦しさを感じるほどの運動。
*体つくり運動：レジスタンス運動（等尺運動）を含む。

第17章 （長期）入院している子どもへの支援

田原 千晶

この章で学ぶこと
- 長期入院を強いられている子どもの疾患とその子ども達が抱えている不安を知る。
- 小児の長期入院患者の教育支援の必要性を知る。

[キーワード] 小児の医療動向，平均在院日数，小児の長期入院，小児がん，子どもの権利条約，長期入院中の学習支援，病弱教育，トータルペイン・トータルケア

第1節 ● 小児の医療動向

　小児の病気というと上気道炎，胃腸炎，鼻炎，食物アレルギー，中耳炎など外来で治療を受ける疾患が多い。2014（平成26）年度患者調査では，15歳未満の小児において上気道感染症・気管支炎・喘息など「呼吸器系の疾患」での受療率が最も高く，ついで「感染症および寄生虫症」「皮膚および皮下組織の疾患」と続いている。

　入院受療率については，「呼吸器系の疾患」を筆頭に，「先天奇形，変形および染色体」「神経系の疾患」「新生物」となっている。近年，小児医療の進歩は目覚しく，小児がんや低出生体重児における生存率は向上している現状にある。それに伴い，子どもの慢性疾患は増加傾向にあり，小児慢性特定疾患病の登録者数は10万人を超えている[1]。2011（平成23）年の疾患別の登録割合は，多い順に内分泌疾患32%，慢性心疾患16%，悪性新生物14%，慢性腎疾患8%，糖尿病7%となっている[2]。

第2節 ● 長期入院児の現状

　近年，入院期間は短縮傾向にあり，入院加療の状態でなくなれば早期に退院し，通院治療を行うようになってきている。2015（平成27）年度における一般病床の平均在院日数は16.5日であり，前年に比べ0.3日短くなっている[3]。

　2014（平成26）年度患者調査において15歳未満の小児の平均在院日数が長い疾患は「新生物」「精神および行動の障害」「神経系の疾患」となっており，中でも「新生物」「神経系の疾患」は入院受療率も高く，医療現場において長期入院を強い

られ，かつ発生頻度の高い疾患といえる。そこで，本章では小児がん患児に焦点をあてて述べていくこととする。

第3節 ● 小児がんの現状

1. 疾患と治療

15歳以下の子どもに起こる悪性腫瘍*が小児がんである。現在は年間2,000～2,500人の子どもが「小児がん」と診断されている[4]。悪性腫瘍は病理学的に上皮から発生する「癌」と上皮以外から発生する「肉腫」の2つに大きく分けられる。「がん*」は本質的には大人の病気である。実際，15歳未満に起こる「小児がん」は「がん」全体の1％にも当たらないくらいまれなものである。そのほかにも「小児がん」には大人の「がん」とは違う特徴がある。まず，病理学的に「癌」よりも「肉腫」が多い。図17.1 からもわかるように「小児がん」の上位を占める白血病，脳腫瘍，悪性リンパ腫，神経芽腫はすべて「肉腫」に属する。上皮から発生する「がん」が大人の悪性腫瘍の大半を占めるのに対し，子どもは1割にも満たない。

大人に比べて子どもの「がん」の発生度合いは少ないとはいいながら，子どもの死亡原因を見ると，5～9歳と10～14歳では第1位を占めており（表17.1），小児がんは子どもにとって大きな脅威であることがわかる。一方，近年では治療の進歩から小児がんの約70％，一部の治りやすい腫瘍（例：標準リスクの急性リンパ性白血病など）ではその治癒率は90％近くにおよび，長期生存している小児がん経験者が増加してきている現状にある[4]。

治療には大人の場合と同じように手術治療，薬物治療（抗がん剤治療），放射線治療があり，それらを組み合わせた集学的治療が行われる。小児がんは大人のがんに比べ未分化な腫瘍であるため，薬物療法や放射線治療の感受性が一般的に高く，それらが中心になることも多い。

*悪性腫瘍と悪性新生物の違い
表現が異なるだけで，同じものを指す。悪性新生物は主に統計学で使われる。

*がんと癌の違い
「癌」は上皮性悪性腫瘍を指す。「がん」は上皮性悪性腫瘍のほか，白血病や肉腫を含む。

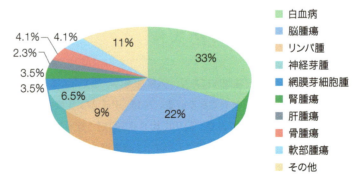

図17.1 小児がんの構成割合[5]

表 17.1 年齢別死因順位 [6]

	第1位	第2位	第3位
0歳	先天奇形，変形および染色体異常	周産期に特異な呼吸障害等	乳児突然死症候群
1～4歳	先天奇形，変形および染色体異常	不慮の事故	悪性新生物
5～9歳	悪性新生物	不慮の事故	先天奇形，変形および染色体異常
10～14歳	悪性新生物	自殺	不慮の事故

2. 長期入院中の小児がん患児が抱える不安

子どもたちは，入院し治療に専念することになると，多くの制限を強いられ，孤立した時間を経験するといっても過言ではない。好きなスポーツができなくなる，好きな物が食べられなくなる，脱毛やムーンフェイス*による外見の変化を経験することなどもある。また，心理社会面では家族と一緒に暮らせなくなる，通っていた学校に通えなくなる，その結果勉強がわからなくなる，友達と会えないことなどがある。このような体験のなかで，「病気の自分は価値がない」「病気になった自分は以前の自分とはまったく異なる存在である」という感覚にとらわれる子どももいるという。

長い入院生活を送る子どもたちの不安は大きく3つに分けることができる[5]。その不安は以下に示すとおりで，期間や体調によって流動的である[7]。

① 病気や治療，入院生活に対する不安
② 学習に対する不安
③ 友達に対する不安

[ムーンフェイス]
満月様顔貌。顔が丸く，赤みを帯びた状態のこと。ステロイド剤の過剰投与により引き起こされる症状である。

第4節 ● 長期入院中の小児がん患児への支援

1. 教育を受ける権利

長期入院をしている小児がん患児にとって，治療・検査の合間や体調が比較的良く意欲があるときは，入院していても学校に通うこと（教育を受けること）が必要である。その理由は，小学校・中学校教育が義務教育であり，子ども達は教育を受ける権利を有しているからである。また，子どもたちにとって学校は「行きたい場所」であるからともいえる。

子どもの権利条約には，病院などの施設に入っている子どもの権利をはじめ，意思を表明する権利，教育を受ける権利が記されており，小児の治療環境・療養環境の整備が求められている。

子どもの権利条約（抜粋）[8]

第23条　障害のある子ども
　心やからだに障害があっても，その子どもの個性やほこりが傷つけられてはなりません。国は障害のある子どもも充実してくらせるように，教育やトレーニング，保健サービスなどが受けられるようにしなければなりません。

第25条　病院などの施設に入っている子ども
　子どもは，心やからだの健康をとりもどすために病院などに入っているときに，その治療やそこでの扱いがその子どもにとってよいものであるかどうかを定期的に調べてもらうことができます。

第28条　教育を受ける権利
　子どもには教育を受ける権利があります。国はすべての子どもが小学校に行けるようにしなければなりません。さらに上の学校に進みたいときには，みんなにそのチャンスが与えられなければなりません。学校のきまりは，人はだれでも人間として大切にされるという考え方からはずれるものであってはなりません。

第29条　教育の目的
　教育は，子どもが自分のもっているよいところをどんどんのばしていくためのものです。教育によって，子どもが自分も他の人もみんな同じように大切にされるということや，みんなとなかよくすること，みんなの生きている地球の自然の大切さなどを学べるようにしなければなりません。

（出典：アムネスティインターナショナル：http://www.amnesty.or.jp/human-rights/topic/child_rights/convention.html）

2. 病院で行われる学習支援

① 病弱教育

　病院のなかでの学校教育は，特別支援教育の一環である「病弱教育」が中心的役割を担っている。日本の特別支援教育の対象となる障害種は，視覚障害，聴覚障害，知的障害，肢体不自由などがあげられるが，「病弱・身体虚弱*」もそのカテゴリーの1つである[9]。

　病弱教育が対象とする子どもたちの背景は多様であり，小児がんや腎疾患，精神疾患，けがなどで継続的な治療を受けている子どもたちが含まれる。

② 学校教育の役割

　近年「治療上の効果」や「治療生活環境の質の向上」という点から学校教育が有効であるといわれるようになってきた。その理由は，長期入院を余儀なくされている子どもにとって，日常と連続していると感じられる環境が安心感をもたらすといわれているからである。入院中であっても以前と同じように学校に通い，教師や友達と一緒に学び，遊ぶ時間は「病気になっても変わらない自分」を感じることにつながる。

[病弱・身体虚弱]
病弱とは，慢性疾患等のために医療や生活規制を必要とする状態。
身体虚弱とは，病気にかかりやすいために継続して生活規制を必要とする状態。

学校教育のなかで経験する「わかった」「できた」という体験は，純粋に「うれしい」「楽しい」という感情や好奇心に結びつきやすい。「病気になって自分が自分でなくなってしまった」「自分の病気は治らないかもしれない」という不安が押し寄せてくるとき，教室での前向きな経験は未来への期待感や希望をもたらしてくれ，それが治療上の効果や療養生活の質の向上につながっているといわれている。

3. トータルケアとしての教育

トータルペインは「全人的苦痛」と訳され，がん患者をはじめとする重篤で回復の難しい患者は，身体症状の背景に不安などの精神的苦痛，家庭や仕事などの社会的苦痛，自分の人生の意味や価値を問われるスピリチュアルな苦痛が影響しあい，今の苦痛や苦悩を生み出しているといわれている。トータルケアとは病気をもつ人の4つの苦痛である「身体的苦痛」「心理的苦痛」「社会的苦痛」「スピリチュアルな苦痛」をすべて緩和するという考え方である（図17.2）。

小児がん患児にとって，学校へ行けないことは社会的な苦痛であり，行けるようになることは，社会的苦痛の緩和になる。また学校で教師や友達と会い，相手に共感・承認されるなかで心理的な苦痛がやわらぎ，それが身体的苦痛の緩和にもつながる可能性があり，教育の機会はトータルケアのなかの位置づけも高いと考えられている。長期入院をしている子ども達にとって入院施設においての学校や教育は必要なものであるといえ，その基盤づくりや環境づくりが今後ますます広まっていくことに期待したい。

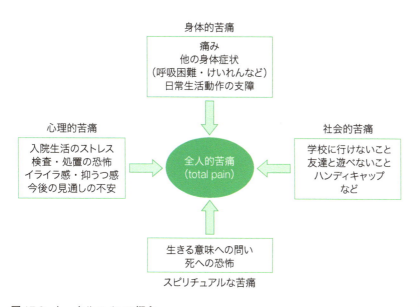

図17.2　トータルペインの概念

この章のまとめ

- 5〜9歳と10〜14歳では死因の第1位が「がん」である。
- 治療の進歩により，近年では小児がんの治癒率は約70%におよんでいる。
- 子どもの権利条約に教育を受ける権利が保障されているように，入院している子ども達も同様に教育を受ける権利を有している。
- 小児がん患児のトータルペインを緩和する援助の1つに教育がある。
- 小児の長期入院患者への学習支援は「治療上の効果」「治療生活環境の質の向上」につながる。

【引用文献】
1) 小児慢性特定疾患病情報センター：事業報告・研究について
   http//www.shouman.jp/research/pdf/14_24/24_02.pdf
2) 加藤忠明ら（2012）：平成23年度の小児慢性特定疾患治療研究事業の全国登録状況
   http//www.shouman.jp/research/pdf/14_24/24_02.pdf
3) 厚生労働省（2015）：医療施設（動態）調査・病院報告状況
   http://www.mhlw.go.jp/toukei/saikin/hw/iryosd/15/dl/02_02.pdf
4) 東京都小児がん診療連携協議会編（2015）：小児がん診断ハンドブック　改訂第2版
5) 国立がん研究センター：小児がんとは　http://ganjoho.jp/child/dia_tre/about_childhood/about_childhood.html
6) 厚生労働省：人口動態統計
7) 岡崎幸美（2016）：院内における小児がんの子どもに対する教育の特徴　入院から退院を見据えて．小児看護．39(12)．1556-1561
8) アムネスティインターナショナル：子どもの権利条約　http://www.amnesty.or.jp/human-rights/topic/child_rights/convention.html
9) 平賀健太郎（2016）：病弱教育とは　入院中および地域で暮らす病気の子どもを支える教育システム．小児看護．39(11)．1356-1360

【参考文献】
- 小児の化学療法最前線．小児看護．2014．37(13)
- 子どもの白血病　最新の知識と基本的ケア．小児看護．2013．36(8)
- 副島賢和（2016）：病気をかかえた子どもになぜ教育は必要なのか．小児看護．39(11)．1353-1355
- 副島賢和（2016）：病院内の病弱特別支援学級（院内学級）．小児看護．39(11)．1367-1372
- 岡崎伸（2016）：小児医療者からみる「病院のなかの教育支援・復学支援」．小児看護．39(11)．1379-1383
- 新家一輝（2016）：病院で子どもの学びを支える看護．小児看護．39(11)．1384-1389
- 奥山朝子（2016）：復学する小児がん患児の学校生活における教師・養護教諭の指導上の困難と医療者に求める支援．小児保健研究．75(3)．350-356
- 荒木奈緒，佐藤洋子（2012）：小児の入院環境に影響を及ぼす要因の検討．小児保健研究．71(6)．844-850
- 中垣紀子，堀部敬三，前田尚子他（2010）：小児がん患児に関する復学支援の取り組み－愛知県における実態調査－．小児がん．47(2)．275-280
- 平賀紀子，古谷佳由理（2011）：小児がん患児の復学支援に関する文献検討．日本小児看護学会誌．20(2)．72-78
- 岡田加奈子，河田史宝（2016）：養護教諭のための養護学概論－理論と実践－．東山書房
- 独立行政法人国立特別支援教育総合研究所（2015）：特別支援教育の基礎・基本　新訂版．ジアース教育新社

第18章 発達障害

原田 直樹

この章で学ぶこと
- 発達障害の定義（法的定義と医学定義の差異）と主な特性を学ぶ。
- 発達障害の二次障害について学び，行動の問題（不登校，非行）や災害時の状態等について知る

[キーワード] 発達障害，発達障害者支援法，DSM-5，自閉症スペクトラム障害，注意欠陥多動性障害，学習障害，特別支援教育，個別教育支援計画，特別支援教育コーディネーター，行動の問題，二次障害，不登校，非行，災害時の対応，PTSD

第1節 ● 発達障害とは

1. 発達障害がある児童生徒の苦悩

学校では，次のような児童生徒に出会うことがある。
- 取り組んではいるが成果が出せずに，いつも大人から「怠けている」と否定的な評価や叱責を受けている児童生徒。
- 自分の想定していた以外のことが起こると，動けなくなってしまう児童生徒。
- 友達から空気が読めないと仲間外れにされたり無視されている児童生徒。
- 受け入れてほしい気持ちはあるが，思い通りにならないと攻撃をしてしまう児童生徒。
- 生来の育てにくさから，親に虐待をされている児童生徒。

このような児童生徒には，問題の背景に発達障害が存在している可能性があり，児童生徒本人はどうしてそのようになってしまうのかがわからず，葛藤していたり苦悩しているかもしれない。教職員をはじめとして，学校において児童生徒に対する者は，いち早く発達障害の可能性に気づき，早期の対応を講ずることができるようにしなければならない。

2. 発達障害の定義

日本における発達障害の法的定義は，発達障害者支援法*に見ることができる。同法第2条では以下のように定義している。

［発達障害者支援法］
2004（平成16）年に議員立法で制定された。2016（平成28）年に一部改正がなされ，乳幼児期から高齢期まで切れ目のない支援，教育現場における個別教育支援計画作成の推進などが盛り込まれた。

> **発達障害者支援法**
> 第2条　この法律において「発達障害」とは，自閉症，アスペルガー症候群その他の広汎性発達障害，学習障害，注意欠陥多動性障害その他これに類する脳機能の障害であってその症状が通常低年齢において発現するものとして政令で定めるものをいう。

一方，医学的定義は法的定義と異なっている。代表的な精神科の診断基準として，DSM-5*とICD-10*があるが，特にアメリカで2013年に公開されたDSM-5では，以下に示すように，自閉症，アスペルガー症候群，高機能自閉症，広汎性発達障害といった自閉症に類する特徴を示す障害を細かく分類することをやめ，広く「自閉スペクトラム症／自閉症スペクトラム障害」としてまとめることとなった。

DSM-5の翻訳作業（日本精神神経学会精神科病名検討連絡会）においては，"disorder"の訳を従来の「障害」から「症」にすることが検討された。しかしDSM-IVなどから引き継がれた疾患概念で旧病名がある程度普及して用いられている場合には，新たに提案する病名*の横に旧病名をスラッシュで併記することになった。

表18.1　発達障害者支援法およびDSM-5の障害名対応表

発達障害者支援法	DSM-5
自閉症	自閉スペクトラム症／自閉症スペクトラム障害（Autism Spectrum Disorder）
アスペルガー症候群	
広汎性発達障害	
学習障害	限局性学習症／限局性学習障害（Specific Learning Disorder）
注意欠陥多動性障害	注意欠如・多動症／注意欠如・多動性障害（Attention-Deficit／Hyperactivity Disorder）

3. 発達障害の特徴

主な発達障害の特徴は以下のとおりである。

(1) 自閉症スペクトラム障害

①社会的コミュニケーションおよび相互的関係性における持続的障害，②興味関心の限定および反復的なこだわり行動や常同行動，③知覚過敏性あるいは知覚鈍感性といった知覚異常を特徴とする行動の障害である。

具体的には，集団行動が苦手，人との関わり方が独特，会話がつながりにくい，電車やアニメのキャラクターなど自分の好きなことや興味のあることには毎日何時間でも熱中する，初めてのことや決まっていたことの変更は苦手などがある。

[DSM-5]
アメリカ精神医学会（American Psychiatric Association）が監修する精神疾患に関する診断基準。Diagnostic and Statistical Manual of Mental Disordersの頭文字をとった略称。世界的に広く用いられており，日本では「精神障害の診断と統計マニュアル」「精神疾患診断統計マニュアル」などとよばれる。DSM-5はその第5版。

[ICD-10]
世界保健機関（WHO: World Health Organization）が監修する死因・疾病に関する統計と分類。International Statistical Classification of Diseases and Related Health Problemsの頭文字をとった略称。世界的に広く用いられており，日本では「疾病及び関連保健問題の国際統計分類」とよばれる。ICD-10は1990年に発表された第10版。

[DSM-5の新病名]
本稿においては，文部科学省や学校現場がDSM-5による新たな病名を採用していないことから，従来の呼称を用いることとする。しかし，自閉スペクトラム症／自閉症スペクトラム障害に関しては，特性が共通している部分があることを鑑みて，一括して「自閉症スペクトラム障害」とする。

思春期以降になると，自分と他の人との違いに気づいたり，対人関係がうまくいかないことに苦悩することもある。

(2) 注意欠陥多動性障害

年齢あるいは発達に不釣り合いな注意力，あるいは衝動性，多動性，またはその両方を特徴とする行動の障害で，社会的な活動や学業の機能に支障をきたす。

具体的には，不注意には，学習のうっかりミス，課題や遊びなどの活動に集中し続けることができない，話しかけられていても聞いていないように見える，整理整頓が苦手，忘れ物や紛失が多いなどがある。また，衝動性と多動性は，座っていても手足をもじもじする，離席する，おとなしく遊ぶことが難しい，多動多弁，順番待ちが困難，他人の会話に割り込むなどがある。多動性は，思春期から青年期にかけて軽症化することがあるが，不注意や衝動性は成人期まで継続することがある。

(3) 学習障害

基本的には全般的な知的発達に遅れはないが，聞く，話す，読む，書く，計算する，推論するなどの能力のうち特定のものの習得と使用に著しい困難を示す。日常生活上の困難とともに学校生活において学業成績の不振が生じ，学業に意欲を失い，自信をなくしてしまうことがある。

4. 発達障害の様態

全国の53,882人の児童生徒（小学校35,892人，中学校17,990人）を対象に，文部科学省が2012（平成24）年に実施した，「通常の学級に在籍する発達障害の可能性のある特別な教育的支援を必要とする児童生徒に関する調査」の結果によると，質問項目に対して担任教員が回答した内容から，知的発達に遅れはないものの学習面または行動面で著しい困難を示すとされた児童生徒の困難の状況は，以下の表18.2（小学生）と表18.3（中学生）のとおりである。通常の学級に在籍する発達障害の可能性のある児童生徒は全体の6.5％であることがわかった。すなわち，小学校，中学校においては，クラスに2人ないし3人の発達障害の可能性のある児童生徒が在籍していることになる。

表18.2 知的発達に遅れはないものの，学習面または行動面で著しい困難を示すとされた児童生徒の割合 [1]

	推定値（95％信頼区間）
学習面または行動面で著しい困難を示す	6.5％（6.2％～6.8％）
学習面で著しい困難を示す	4.5％（4.2％～4.7％）
行動面で著しい困難を示す	3.6％（3.4％～3.9％）
学習面と行動面ともに著しい困難を示す	1.6％（1.5％～1.7％）

表 18.3 　知的発達に遅れはないものの学習面，各行動面で著しい困難を示すとされた児童生徒の割合[1]

	推定値（95%信頼区間）
学習面で著しい困難を示す	4.5%（4.2%～4.7%）
「不注意」または「多動性−衝動性」の問題を著しく示す	3.1%（2.9%～3.3%）
「対人関係やこだわり等」の問題を著しく示す	1.1%（1.0%～1.3%）

第2節 ● 特別支援教育

　文部科学省は，2003（平成15）年に特別支援教育の推進に関する調査研究協力者会議の最終報告として「今後の特別支援教育の在り方について」を取りまとめ，公表した。これを契機として，それまでの「特殊教育」は「特別支援教育」へと変わることとなった。

　「特別支援教育」とは，障害のある幼児児童生徒の自立や社会参加に向けた主体的な取組を支援するという視点に立ち，幼児児童生徒一人ひとりの教育的ニーズを把握し，そのもてる力を高め，生活や学習上の困難を改善または克服するため，適切な指導および必要な支援を行うというものである。

　さらに2007（平成19）年には，「特別支援教育」が学校教育法に位置づけられ，すべての学校において，障害のある児童生徒の支援をさらに充実していくこととなった。名称とともに変更された主な点は，以下のとおりである。

1. 対象の拡大

　従来の特殊教育の対象の障害だけでなく，発達障害（自閉症スペクトラム障害，注意欠陥多動性障害，学習障害）を含めて支援を行う。

2. 個別教育支援計画

　障害のある子どもを生涯にわたって支援する観点から，一人ひとりのニーズを把握して，関係者・機関の連携による適切な教育的支援を効果的に行うために，教育上の指導や支援を内容とする個別教育支援計画の策定，実施，評価を行う。

3. 特別支援教育コーディネーター*

　学内，または，福祉・医療等の関係機関との間の連絡調整役として，あるいは，保護者に対する学校の窓口の役割を担う者として学校に置くことにより，教育的支援を行う人。機関との連携協力の強化を担う。

[特別支援教育コーディネーター]
公立の小・中・高校においては，コーディネーターの指名率はほぼ100%であるが，その大半は兼務であることから，専門性や業務量の課題が指摘されている。

第3節 ● 発達障害の二次障害

1. 発達障害の二次障害とは

　前述のように，現在，発達障害は特別支援教育の対象として，きめ細やかな教育的配慮がなされることとなっている。しかし，知的障害を伴わない発達障害は，その特性が周囲に理解されず，また児童生徒が抱える困難や苦悩に気づかれないままに，配慮を受けることがなく，不適切な対応になってしまうことがある。

　周囲の理解不足により，否定的な評価や叱責等の不適切な対応が積み重なると，否定的な自己イメージをもったり自尊心が低下したりする。そのことによって，本来抱えている障害による困難さとは別に，二次的な行動の問題や情緒的問題を招くことがある。これを二次障害という。

　これらの二次障害の発現は，心身症や精神疾患（不安障害，適応障害，気分障害，統合失調症等）などの問題として，発達障害に併存して生じる場合と，こだわりやパニック，不注意や衝動性，学力や意欲の低下といった発達障害の本来的な特性が著しく強く現れる場合がある。そしてこれらが行動の問題や情緒的問題へと表現される。

　特に行動の問題としてしばしば取り上げられるのが，不登校やひきこもりの問題，非行や暴力の問題である。

2. 行動の問題：不登校と非行

　2003（平成15）年の文部科学省「不登校問題に関する調査研究協力者会議」による報告「今後の不登校への対応の在り方について」において，発達障害の児童生徒は周囲との人間関係や学習のつまずき等により不登校に至る事例が少なくないと指摘されている。また，近年，不登校と発達障害の関連についての研究において，発達障害の二次障害の1つとして，不登校になりえることが言及されている。たとえば，ある県内の小学校と中学校を対象にした原田と松浦の調査によると，不登校児童生徒全体に対する学習面や行動面での著しい困難を抱える不登校児童生徒の割合は 20.2％であった[2]。

　不登校＊と同様に，近年，発達障害の二次障害の研究において，非行との関連も指摘されている。原田らの調査研究では，ある県内の中学校において，非行行為による生徒指導対象となった生徒 446 人のうち，発達障害の傾向がある生徒は 165 人であった。生徒指導対象生徒に占める割合は 37.0％であった[3]。

　いずれも文部科学省の調査で明らかにした，通常学級に在籍する発達障害が疑われる児童生徒の割合が 6.5％を大きく上回る数値であり，不登校や非行行為による生徒指導対象生徒の中には，発達障害の生徒がより多く存在する可能性があることが示された。

＊不登校については第22章も参照のこと。

しかし，発達障害が不登校や非行行為の直接的なリスク要因となっていることは考えにくい。発達障害の特性そのものは，本質的には不適応や激しい興奮や暴力を生じることはないことを考えれば，これらの行動の問題には，必ずなんらかの環境的な要因が背景として介在するということになる。つまり，二次障害として出現していることが考えられる。

3. 二次障害への対応

発達障害の二次障害は，不適切な対応の積み重ねの末に出現していることは先に述べた。それは幼児期や学童期などに絶え間なく降り注がれた「不適切な対応」という雨水が，地下水脈を通って，ある日突然湧き水として噴き出すようなものである。今，二次障害として噴き出したさまざまな問題は，対応を適切なものに変更してもすぐに治まるとは限らない。それでも一刻も早く，その問題が二次障害であれば，それに気づくことが必要となる。目の前の児童生徒の行動の問題が発達障害の二次障害であるかどうかに気づくためには，日頃の健康観察や関わった教師らの気づきを集約するシステムが必要となる。

また，原田らの調査では，多くの学校が発達障害の知識の不足，対応に必要な技術の不足を課題としてあげている[2,3]。今後の支援には，専門機関等との協働等を視野に入れた校内外の連携促進が求められる。この連携促進における専門職者として，近年ではスクールソーシャルワーカー*の配置が進められているが，その数はまだ十分とは言い難い。その場合は，特別支援教育コーディネーターが連携促進の要としての役割を担うことになる。さらに，二次障害においては，行動の問題とともに心身の変調を来していることがあることから，連携のチームには養護教諭の存在も欠かせないといえよう。

第4節 ● 急激な環境変化による二次障害化：災害時の対応

発達障害の二次障害には，本来的な特性が著しく強く現れる場合があるが，災害時といった急激な環境変化によって引き起こされる場合がある。

近年では，東日本大震災や熊本地震等の災害時に，特に環境変化に弱い自閉症スペクトラム障害の児童生徒の二次障害事例が報告されている。

危機発生時の子どもへの対応策をまとめた，文部科学省の教職員用指導参考資料「学校における子供の心のケア－サインを見逃さないために－」によると，災害を経験した自閉症スペクトラム障害の児童生徒は，感覚過敏をはじめ五感のはたらきが一般の児童生徒に比べ亢進していることがあり，トラウマが１つの出来事としてではなく，視覚・嗅覚・触覚ごとに断片化して記憶され，単一感覚の刺激によってPTSD症状*が誘発されることがあるとしている。また，自閉症スペクトラム障害の場合，PTSD症状により一般の児童生徒以上にパニックに陥りやす

[スクールソーシャルワーカー]
学校内あるいは学校の枠を越えて，関係機関等との連携を図り，問題を抱える児童生徒の課題解決を図るためのコーディネーター的役割を果たす。平成20年度より文部科学省のスクールソーシャルワーカー活用事業が開始され，全国で配置が始まった。

[PTSD]
Post Traumatic Stress Disorderの頭文字をとった略称。心的外傷後ストレス障害という。震災などの災害，火事，事故，暴力や犯罪被害などによる強烈なショック体験，強い精神的ストレスが，心のダメージとなって，時間がたってからも，その経験に対して強い恐怖を感じる。不安，鬱状態，パニック，フラッシュバックなどが主な症状。

いため，できるだけ不要な刺激は避け，あらかじめ本人が落ち着きやすい状態を把握しておくことが有用であり，配慮が必要となる。

この章のまとめ

- 発達障害の法的定義と医学的定義は異なっており，医学的定義は自閉症，アスペルガー症候群，広汎性発達障害等が自閉症スペクトラム障害へとまとめられた。
- 文部科学省の調査結果から，通常の学級に在籍する発達障害の可能性のある児童生徒は全体の6.5%であることがわかった。
- 現在の特別支援教育の対象には発達障害の児童生徒が含まれている。
- 発達障害の二次障害は，周囲の理解不足により，否定的な評価や叱責等の不適切な対応が積み重なり，自尊心が低下して出現する。
- 発達障害の二次障害は，行動の問題として不登校や非行などがある。
- 発達障害の二次障害のうち，本来的な特性が著しく強く現れることが，災害時といった急激な環境変化によって引き起こされる場合がある。
- 発達障害の児童生徒は，災害等により視覚・嗅覚・触覚ごとに断片化したトラウマとなり，さまざまな感覚刺激によってPTSD症状が誘発されることがある。

【引用文献】
1) 文部科学省：通常の学級に在籍する発達障害の可能性のある特別な教育的支援を必要とする児童生徒に関する調査結果について　http://www.mext.go.jp/a_menu/shotou/tokubetu/material/1328729.htm
2) 原田直樹，松浦賢長（2010）：学習面・行動面の困難を抱える不登校児童・生徒とその支援に関する研究．日本保健福祉学会誌 16（2）．13-22
3) 原田直樹，野見山晴佳，三並めぐる，梶原由紀子，松浦賢長（2012）：中学校における発達障害が疑われる生徒に対する生徒指導に関する研究．福岡県立大学看護学研究紀要．10（1）．1-12

【参考文献】
・文部科学省：学校における子供の心のケアーサインを見逃さないために　https://anzenkyouiku.mext.go.jp/mextshiryou/data/seikatsu07.pdf

第19章 児童虐待

渡辺 多恵子

この章で学ぶこと
- 児童虐待の定義と法や制度を知る。
- 児童虐待対応の現状を知る。
- 児童虐待予防に向けた学校看護活動について考える。

[キーワード] 児童虐待, 児童虐待防止法, 身体的虐待, 性的虐待, ネグレクト, 心理的虐待, 児童福祉法, 健やか親子21（第2次）, 児童相談所

第1節 ● 児童虐待とは

児童虐待の定義は，児童虐待の防止等に関する法律（以下，児童虐待防止法）第2条に，下記のように記されている。

> **児童虐待の定義**
> 第2条　この法律において「児童虐待」とは，保護者（親権を行う者，未成年後見人その他の者で，児童を現に監護するものをいう。以下同じ。）がその監護する児童（18歳に満たない者をいう。以下同じ。）について行う次に掲げる行為をいう。
> 一　児童の身体に外傷が生じ，又は生じるおそれのある暴行を加えること。
> 二　児童にわいせつな行為をすること又は児童をしてわいせつな行為をさせること。
> 三　児童の心身の正常な発達を妨げるような著しい減食又は長時間の放置，保護者以外の同居人による前二号又は次号に掲げる行為と同様の行為の放置その他の保護者としての監護を著しく怠ること。
> 四　児童に対する著しい暴言又は著しく拒絶的な対応，児童が同居する家庭における配偶者に対する暴力（配偶者（婚姻の届出をしていないが，事実上婚姻関係と同様の事情にある者を含む。）の身体に対する不法な攻撃であって生命又は身体に危害を及ぼすもの及びこれに準ずる心身に有害な影響を及ぼす言動をいう。）その他の児童に著しい心理的外傷を与える言動を行うこと。

厚生労働省は，子ども虐待対応の手引き（平成25年8月改訂版）等の中で，児童虐待防止法第2条一～四について具体的に例示している（表19.1）。

第2節 ● 児童虐待に関する法・制度

児童虐待対策の基盤となる主な法制度には，児童虐待の防止等に関する法律（児

表 19.1 児童虐待の行為類型[1]

類型	行為の例
身体的虐待	・打撲傷，あざ（内出血），骨折，頭蓋内出血などの頭部外傷，内臓損傷，刺傷，たばこなどによる火傷などの外傷を生じるような行為。 ・首を絞める，殴る，蹴る，叩く，投げ落とす，激しく揺さぶる，熱湯をかける，布団蒸しにする，溺れさせる，逆さ吊りにする，異物をのませる，食事を与えない，戸外に閉め出す，縄などにより一室に拘束するなどの行為。 ・意図的に子どもを病気にさせる（代理によるミュンヒハウゼン症候群*）。
性的虐待	・子どもへの性交，性的行為（教唆を含む）。 ・子どもの性器を触るまたは子どもに性器を触らせるなどの性的行為（教唆を含む）。 ・子どもに性器や性交を見せる。 ・子どもをポルノグラフィーの被写体などにする。
ネグレクト	・子どもの健康・安全への配慮を怠っている。 ・子どもの意思に反して学校等に登校させない。学校等に登校するよう促すなどの，子どもに教育を保障する努力をしない。 ・子どもにとって必要な情緒的欲求に応えていない（愛情遮断など）。 ・食事，衣服，住居などが極端に不適切で，健康状態を損なうほどの無関心・怠慢。
心理的虐待	・ことばによる脅かし，脅迫。 ・子どもを無視する，拒否的な態度を示す。 ・子どもの心を傷つけることをくり返し言う。 ・子どもの自尊心を傷つけるような言動。 ・他のきょうだいとは著しく差別的な扱いをする。 ・配偶者やその他の家族などに対する暴力や暴言。 ・子どものきょうだいに虐待行為を行う。

[代理によるミュンヒハウゼン症候群（Munchausen Syndrome by Proxy）]
意図的に子どもを病気にし，献身的に子どもの世話をする養育者を演じ，周りの関心を引き，認めてもらうことで満足感や心の安定を得ようとする。
　ミュンヒハウゼン症候群とは，他者の関心を引くために，虚言や仮病を繰り返す虚偽性障害。頭痛，めまい，腹痛などの身体的な症状が主訴である場合が多いが，幻覚，妄想，被虐待などを訴えることもある。

童虐待防止法），児童福祉法，健やか親子 21（第 2 次）（後述）などがある。現在，行政や学校では，それらの法制度を根拠として児童虐待防止に向けた支援が展開されている。

1. 児童虐待の防止等に関する法律（児童虐待防止法，p.10 参照）

　児童虐待の予防と早期発見，児童の権利利益の擁護に資することを目的として成立した。児童虐待の防止に関する国および地方公共団体の責務や，虐待を受けた子どもの保護と自立支援のための措置等が法的に定められている。前述した児童虐待の定義（第 2 条）はもとより，児童虐待の早期発見（第 5 条），児童虐待に係る通告（第 6 条）などの条文は，学校での看護活動の法的根拠として抑えておきたい。

　第 5 条は，学校という場に勤務するものの「虐待を発見しやすい立場」を強調す

るとともに、児童や保護者への児童虐待防止に向けた教育や啓発を努力義務としている。第6条は、児童虐待が確定ではなく疑いの段階であっても通告の義務があること、通告先は福祉事務所もしくは児童相談所であること（警察ではない）、守秘義務に関するいかなる法律の規定も通告をする義務の遵守を妨げないことを強調している。

> **児童虐待の防止等に関する法律（児童虐待防止法）**
>
> （児童虐待の早期発見等）
> 第5条　学校、児童福祉施設、病院その他児童の福祉に業務上関係のある団体及び学校の教職員、児童福祉施設の職員、医師、保健師、弁護士その他児童の福祉に職務上関係のある者は、児童虐待を発見しやすい立場にあることを自覚し、児童虐待の早期発見に努めなければならない。
> 2　前項に規定する者は、児童虐待の予防その他の児童虐待の防止並びに児童虐待を受けた児童の保護及び自立の支援に関する国及び地方公共団体の施策に協力するよう努めなければならない。
> 3　学校及び児童福祉施設は、児童及び保護者に対して、児童虐待の防止のための教育又は啓発に努めなければならない。
>
> （児童虐待に係る通告）
> 第6条　児童虐待を受けたと思われる児童を発見した者は、速やかに、これを市町村、都道府県の設置する福祉事務所若しくは児童相談所又は児童委員を介して市町村、都道府県の設置する福祉事務所若しくは児童相談所に通告しなければならない。
> 2　前項の規定による通告は、児童福祉法（昭和二十二年法律第百六十四号）第二十五条第一項の規定による通告とみなして、同法の規定を適用する。
> 3　刑法（明治四十年法律第四十五号）の秘密漏示罪の規定その他の守秘義務に関する法律の規定は、第一項の規定による通告をする義務の遵守を妨げるものと解釈してはならない。

2. 児童福祉法（p.9参照）

児童福祉法は、すべての児童（この法律での児童とは満18歳に満たないもの）の適切な養育、生活の保障、健やかな育成に向け、戦後まもなく施行された。日本の母子保健行政の環境を整え、日本の母子保健を改善することに貢献した法の1つである。児童虐待の予防と早期発見に向けた学校での看護活動に向け、特に、児童相談所の設置（第12条、第59条の四）、児童の一時保護施設の設置（第12条の四）、要保護児童の保護（第25条）、児童の一時保護（第33条）に関する条文は抑えておきたい。

児童相談所は、都道府県、政令指定都市、児童相談所設置市に設置が義務づけられている。児童相談所の設置数は、2016（平成28）年4月1日現在、全国に209ヶ所（一時保護所は136ヶ所）で、保健所408ヶ所に比べて少ない。児童相談所は、18歳未満の子どもに関する相談（養護相談、保健相談、障害相談、非行相談、育成相談など）、児童福祉施設への窓口業務、子どもの一時保護などの業務を行っている。要保護児童（保護者のない児童または保護者に監護させることが

不適当であると認められる児童）を発見したものは，福祉事務所もしくは児童相談所に通告することが義務づけられている。児童虐待防止法の児童虐待に係る通告義務と合わせて覚えておきたい。

3. 健やか親子21（第2次）

健やか親子21＊は，2001（平成13）年から2014（平成26）年を第1次期間として実施され，2013（平成25）年の検討会で最終評価が取りまとめられた。最終評価の結果，4つの主要課題ごとに設けられていた69指標（74項目）のうち，約8割の項目に一定の改善がみられたが，児童虐待による死亡数の減少は改善には至らなかった（変わらなかった）。

健やか親子21（第2次）の指標設定は，「①今まで努力したが改善されなかったもの」「②今後も引き続き維持していく必要があるもの」「③21世紀の新たな課題として取り組む必要のあるもの」「④改善したが指標から外すことで悪化する可能性のあるもの」の4つの観点から行われたが，③の1つに，児童虐待防止対策があげられている。健やか親子21（第2次）では，10年後の目指す姿を「すべての子どもが健やかに育つ社会」とし，3つの基盤課題と2つの重点課題が設定されており，2つの重点課題の1つが「妊娠期からの児童虐待防止対策」である。

【健やか親子21】
母子の健康水準を向上することを目指し21世紀の母子保健の取り組みを示した国民運動計画。健康日本21の一翼を担うものである。

【健やか親子21（第2次）】
「すべての子どもが健やかに育つ社会」の実現を目指し，関係するすべての人々，関連機関・団体が一体となって取り組む国民運動。

第3節 ● 児童虐待の現状

児童相談所での児童虐待相談対応件数は年々増えている。2017（平成29）年度中に対応した件数は133,778件（速報値）と10万件を超えており，これまでで最多の件数であった。児童虐待防止法施行前（1990（平成2）年）の約10倍である（図19.1）[2]。相談内容別件数を見ると，心理的虐待が最も多く72,197件（54.0％），次いで，身体的虐待33,223件（24.8％），ネグレクト26,818件（20.0％），性的虐待1,540件（1.2％）であり，相談の約半数が心理的虐待である＊。心理的虐待の割合が高い要因の1つとして，家庭内での配偶者に対する暴力がある事案（面前DV）について，警察からの通告が増加していることがあげられている。心理的虐待相談72,197件のうちの66,055件が警察からの通告である[2]。

また，児童相談所の全国共通ダイヤル「189」の開始（2015（平成27）年7月1日）や，児童虐待の事件報道等により国民や関係機関の児童虐待に対する意識が高まっていることも相談対応件数増加の要因の1つと考えられている。しかし，相談電話の接続率（正常接続数／総入電数）は，189ダイヤル改善（ガイダンスの短縮等）後も20％程度と報告されている。相談につながらなかった事案が多く潜んでいること鑑み，今後の対応を検討していくことが求められている。

＊虐待者別に件数を見ると，実父30,646件（34.5％），実母46,624件（52.4％），実父以外の父5,573件（6.3％），実母以外の母674件（0.8％），その他（祖父母，伯父伯母等）5,414件（6.1％）であり，実母が最も多い（数字は平成26年度の調査）[3]。

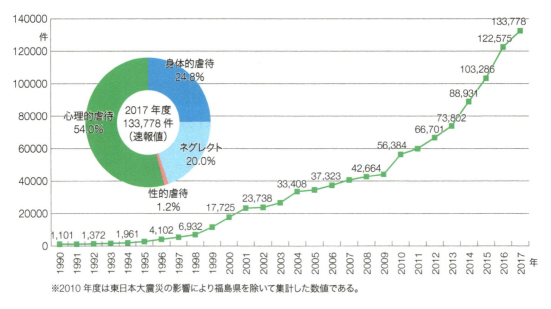

図 19.1　児童虐待相談対応件数の推移[2]

※2010年度は東日本大震災の影響により福島県を除いて集計した数値である。

第4節　児童虐待予防に向けた学校看護活動

1. 学校での児童虐待予防対策の法的基盤

前述した児童虐待防止法は，学校および教職員の務めとして下記4点を規定している。

① 児童虐待を発見しやすい立場にあることの自覚と，早期発見の努力義務。
② 児童虐待の予防，虐待を受けた児童の保護および自立の支援に関する国および地方公共団体の施策への協力。
③ 児童および保護者に対する，児童虐待の防止のための教育または啓発。
④ 児童虐待を受けたと思われる児童を発見した場合の通告義務。

2. 予防医学の概念に基づく学校での児童虐待防止対策

疾病は，その進行段階（自然史）から，疾病前段階（感受性期），疾病段階（前期・後期）に分けることができる。それらの段階に対応した対策を一次予防，二次予防，三次予防＊と呼ぶ。健康と疾病との間に明確な境界線を引くことは難しく，予防を「疾病の発生を防ぐ」という意味だけでなく，疾病の進行防止，後遺症を減らすような治療やリハビリテーションも含めてとらえることが必要である[1]。児童虐待の予防対策は，そのような予防医学の概念に当てはめて考えることが有効である。本項では，児童虐待防止法を法的基盤とした学校看護活動を，予防医学の概念＊に基づいて整理した（表19.2）。一次予防における教職員への研修を行

[一次予防]
生活を改善して，健康を増進したり，疾病の発症を予防したりする段階。

[二次予防]
早期発見，早期治療により，疾病の進行を防ぐ段階。

[三次予防]
後遺症の防止，再発の防止，残存機能の維持・回復，社会復帰などの段階。

[予防医学の概念]
予防を「疾病の発生を防ぐ」という意味だけでなく，疾病の進行防止，後遺症を減らすような治療やリハビリテーションも含めてとらえる。

表 19.2 学校での児童虐待予防対策

予防段階	一次予防	二次予防	三次予防
概要	虐待の発生防止と健全育成の段階	児童虐待の早期発見と早期対応による虐待の進行防止の段階	虐待を受けた子どもの保護，自立の支援，親子再統合に向けた保護者への支援の段階
手段	・教職員への研修（文部科学省作成：研修教材「児童虐待の防止と学校」等を利用した研修体制の整備，児童虐待に関する知識，意識，対応スキルの向上など）。 ・児童及び保護者への教育・啓発（児童虐待防止推進月間などを利用した児童や保護者へ教育・啓発活動，子どもとのかかわり方，しつけの仕方に困っている保護者の方への養育者（親）プログラム紹介，相談機関紹介，子ども向け相談機関の案内，市町村などにおける乳幼児ふれあい体験事業との連携など）。 ・全校体制の整備（虐待への対応は一種の危機管理である。学校としての対応体制の構築と対応姿勢を全教職員が理解・共有など）。	・児童虐待の早期発見（保健室での健康診断・健康相談・救急処置などを通した観察と情報収集，担任との情報共有などを通した早期発見。不定愁訴，不登校傾向，非行，性的な問題行動などのある子どもへの丁寧な対応などを通した早期発見など）。 ・発見から通告までの組織的対応（虐待疑い，情報収集，校内での協議，児童相談所等への通告，教育委員会への報告までの組織的な体制の構築など）。 ・関係機関との連携体制の構築と被虐待児への対応（保育所，幼稚園，保健センター，保健所，児童相談所などと連携した被虐待児への対応など）。	・児童相談所との協力体制による虐待を受けた子どもの保護。 ・虐待を受けた子どもへの対応の骨格整備（学校での安心安全，周囲の子どもへの対応など）。 ・子どものエンパワメント（社会的スキル，自己肯定感，自己効力感の育成，PTSDへの対応など）。 ・家庭への対応（家庭訪問等を通した保護者支援，地域と連携した保護者支援，周囲の保護者への対応など）。 ・家庭から分離された子どもへの対応（一時保護所，児童養護施設，里親などとの日常的な連絡，情報共有，連携を通した支援，家庭的な環境による養育の充実など）。

う際には，行動変容のステージ理論*，ヘルス・ビリーフモデル*などの「行動変容に関する理論」を意識した展開が有効である。

この章のまとめ

● 児童虐待の定義は児童虐待防止法の第2条に明記されており，18歳に満たない子どもに対して，養育者が，身体的，性的，心理的な暴行を加えたり，育児を

[行動変容のステージ理論]
プロチャスカにより提唱された行動変容ステージモデル。無関心期，関心期，準備期，実行期，維持期の5つのステージに分かれる。行動変容とは，健康上不適切な行動を自ら適切な行動に変えること。自発的に新たな適切な行動を開始すること。

[ヘルス・ビリーフモデル]
人の健康行動を促す要因に「恐ろしさの自覚」と「利益と労力のバランス」をあげる。行動することによる利益と労力を天秤にかけ，利益が労力を上まれば，恐ろしさを回避するための行動をとるという理論。

放棄したりすることによって，子どもの健やかな発育，発達を阻害することである。
- 児童虐待防止法，児童福祉法，健やか親子21などを主な法的基盤として，児童虐待防止対策が進められている。
- 学校での児童虐待防止対策は，予防医学の概念（一次予防，二次予防，三次予防）に当てはめて考えることが有効である。
- 虐待の発生防止と健全育成（一次予防対策），虐待の早期発見と早期対応による虐待の進行防止（二次予防対策），児童相談所などとの協力体制による子どもの保護，自立の支援，親子再統合に向けた保護者への支援（三次予防対策）を組織的に行うことが求められる。

【引用文献】
1) 厚生労働省：子ども虐待対応の手引き（平成25年8月改正版）
http://www.mhlw.go.jp/seisakunitsuite/bunya/kodomo/kodomo_kosodate/dv/dl/130823-01c.pdf
2) 厚生労働省：平成27年度　児童相談所での児童虐待相談対応件数〈速報値〉
http://www.mhlw.go.jp/file/04-Houdouhappyou-11901000-Koyoukintoujidoukateikyoku-Soumuka/0000132366.pdf
3) 厚生労働省：児童虐待の定義と現状
http://www.mhlw.go.jp/stf/seisakunitsuite/bunya/kodomo/kodomo_kosodate/dv/about.html
4) 小風暁監，医療情報科学研究所編（2016）：公衆衛生がみえる2016-2017．メディックメディア．2-9

【参考文献】
- 児童福祉六法編集委員会編（2016）：児童福祉六法（平成28年度版）．中央法規出版
- 厚生労働用省：平成28年度全国児童相談所一覧（平成24年4月1日現在）
http://www.mhlw.go.jp/bunya/kodomo/dv30/zisouichiran.html
- 厚生労働統計協会（2016）：国民衛生の動向2016/2017
- 文部科学省：研修教材「児童虐待防止と学校」
http://www.mext.go.jp/a_menu/shotou/seitoshidou/1280054.htm
- 文部科学省：養護教諭のための児童虐待対応の手引き
http://www.mext.go.jp/a_menu/kenko/hoken/08011621.htm
- 池田智子編著（2016）：保健の実践科学シリーズ　産業看護学．講談社

第20章 LGBT

笠井 直美

この章で学ぶこと
- 性の多様性を示す言葉はさまざまであることを知る。
- 性的指向と性自認は異なるものであり、区別して考える必要がある。
- 「性同一性障害」とは、生物学的な性と性の自己意識が一致しないために社会生活に支障がある状態をいう。
- 性的マイノリティの権利に対する国際社会の状況は急激に変化している。

[キーワード] 性的指向，性自認，LGBT，レズビアン，ゲイ，バイセクシュアル，トランスジェンダー，性的マイノリティ，性同一性障害，同性愛者，人権擁護，HIV感染者

第1節 ● LGBTの概念

　性とは、単に生殖器官や性行動だけを指すのではなく、社会での性役割、本人が認識する自分の性、相手への愛情の向き方など、幅広い意味合いをもつ言葉である[1]。

　性的指向とは、人の恋愛・性愛がどういう対象に向かうのかを示す概念をいう。具体的には、恋愛・性愛の対象が異性に向かう異性愛（ヘテロセクシュアル）、同性に向かう同性愛（ホモセクシュアル）、男女両方に向かう両性愛（バイセクシュアル）を指す[2]。性的指向と生物学的な性と性別に関する自己意識（以下、「性自認」という）は異なるものであり、区別して考える必要がある。

　性の多様性を示す言葉として「LGBT」があり、その言葉と意味は以下のことを示している。

性の多様性を表す言葉：LGBT

L＝**レズビアン**（Lesbian）…………女性が女性に愛情を寄せる性的指向 ┐
G＝**ゲイ**（Gay）………………………男性が男性に愛情を寄せる性的指向 ├ 性的指向
B＝**バイセクシュアル**（Bisexual）…女性・男性の両方に愛情を寄せる性的指向 ┘
T＝**トランスジェンダー**（Transgender）…身体の性と、自身が認識する性（心の性）が異なる状態 ┤ 性自認

　性的な少数者（セクシュアルマイノリティ）（以下、「性的マイノリティ」という）は、上記LGBTのほかに、染色体、性腺、または解剖学的性（内性器の性および

[性分化疾患（インターセックス）]
性分化のいずれかの過程で障害を生じ，性に関するさまざまな体の発達状態であること。

＊2008（平成20）年6月18日の改正法によって条件を緩和

外性器の性）が非定型的である先天的状態である性分化疾患（インターセックス）＊である者などを含む概念である[3]。

トランスジェンダーに含まれる「性同一性障害」とは，生物学的な性（からだの性）と性の自己意識（こころの性）が一致しないため，社会生活に支障がある状態をいう。

性同一性障害に関する法律として，「性同一性障害者の性別の取扱いの特例に関する法律」が2004（平成16）年7月16日に施行された＊。この法律の第二条において，性同一性障害は以下のように定義されている。

「性同一性障害者」とは，生物学的には性別が明らかであるにもかかわらず，心理的にはそれとは別の性別（以下「他の性別」という）であるとの持続的な確信を持ち，かつ，自己を身体的及び社会的に他の性別に適合させようとする意思を有する者であって，そのことについてその診断を的確に行うために必要な知識及び経験を有する二人以上の医師の一般に認められている医学的知見に基づき行う診断が一致しているものをいう。

この法律によって，性同一性障害者は，性別適合手術の実施を含む一定の条件のもとで戸籍の性別変更ができるようになった[4]。日本精神神経学会・性同一性障害に関する委員会は，診断と治療のガイドライン[5]として次のように示している。

性同一性障害の治療は，精神科領域の治療（精神的サポート）と身体的治療（ホルモン療法とFTM（Female to Male：心の性が男性で身体的性別が女性である場合）における乳房切除術，性別適合手術）で構成される。治療は画一的にこの治療の全てを受けなければならないというものではなく，身体的治療については，治療に関する十分な理解を前提としたうえで，自己の責任において，どのような治療をどのような順番で受けるかを自己決定することができる。ただし，診断の手続きと精神科領域の治療を省略することはできない。

第2節 ● LGBTに関する権利

近年，LGBTの権利に対する国際社会の状況は急激に変化している。2003年にアメリカの最高裁において，同性愛行為を刑罰の対象としたソドミー法に違憲判決が出された。クリントン政権当時の1993年には，入隊審査時に性的指向を問わず，本人も同性愛者であることを公言しない限りは黙認する「ドント・アスク，ドント・テル：Don't Ask, Don't Tell（聞かない，言わない）」と呼ばれる法律が導入された。米軍では同性愛者の軍務禁止規定があったため，撤廃が検討されたが支持を得られずにこの「黙認政策」を取ることとなった。しかし，同性愛者であることが発覚した時点で除隊処分になる状況は変わらず，「差別的」との批判が

高まっていた。2010年には，当時のオバマ米大統領が公約として掲げてきた同性愛者と公言する人の軍への入隊を認める法案が採決され，オバマ大統領が「ドント・アスク，ドント・テル」政策の廃止の署名を経て成立した。2011年12月6日世界人権デーの記念講演では，当時のヒラリー・クリントン国務長官が「ゲイの権利は人権である」という内容の演説を行った。

LGBTの人々の人権を擁護する各国の法的義務は，世界人権宣言とその後に合意された国際人権条約に基づく国際人権法で確立されている[6]。LGBTの人々の人権保護に関する各国の主な法的義務には，下記が含まれている。

・同性愛者や性同一性障害者を標的とする暴力から個人を守ること
・拷問や残虐な，非人道的な，および品位を傷つける取り扱いを防止すること
・同性愛を犯罪とする法律を撤廃すること
・性的指向や性同一性に基づく差別を禁じること
・すべてのLGBTの人々に表現の自由，結社の自由および平和的集会の自由を保障すること

しかしながら，同性愛者の人権を抑圧する国はいまだに存在している。「自殺総合対策大綱」*においては，「自殺念慮の割合等が高いことが指摘されている性的マイノリティについて，無理解や偏見等がその背景にある社会的要因の一つであると捉えて，教職員の理解を促進する」とされている[7]。2016（平成28）年4月に文部科学省は，学校における性同一性障害に係る児童生徒の状況や，学校等からの質問に対する回答をQ＆A形式にして取りまとめた資料である「性同一性障害や性的指向・性自認に係る，児童生徒に対するきめ細かな対応等の実施について（教職員向け）」を作成し公表した[8]。その中で，学校生活の各場面での

* 2012（平成24）年8月28日閣議決定

表20.1 性同一性障害に係る児童生徒に対する学校における支援の事例

項目	学校における支援の事例
服装	自認する性別の制服・衣服や，体操着の着用を認める
髪型	標準より長い髪型を一定の範囲で認める（戸籍上男性）
更衣室	保健室・多目的トイレ等の利用を認める
トイレ	職員トイレ・多目的トイレの利用を認める
呼称の工夫	校内文書（通知表を含む）を児童生徒が希望する呼称で記す 自認する性別として名簿上扱う
授業	体育または保健体育において別メニューを設定する
水泳	上半身が隠れる水着の着用を認める（戸籍上男性） 補習として別日に実施，またはレポート提出で代替する
運動部の活動	自認する性別に係る活動への参加を認める
修学旅行等	1人部屋の使用を認める，入浴時間をずらす

支援について，性同一性障害に係る児童生徒の対応を行うに当たっての参考として表 20.1 の事例を示している[9]。

他方面での性的マイノリティの人権擁護の動きとしては，渋谷区が，「渋谷区男女平等及び多様性を尊重する社会を推進する条例」に基づき，男女の人権の尊重とともに「性的少数者の人権を尊重する社会」の形成を推進している。法律上の婚姻とは異なるものとして，男女の婚姻関係と異ならない程度の実質を備えた，戸籍上の性別が同じ二者間の社会生活における関係を「パートナーシップ」と定義し，一定の条件を満たした場合にパートナーの関係であることを証明する「パートナーシップ証明」を交付している。この証明書の交付は，2015（平成 27）年 11 月から行われている[10]。

第3節 ● 性感染症の現在

厚生労働省エイズ動向委員会による 2015（平成 27）年エイズ発生動向[11]によれば，HIV 感染者の主要な感染経路は男性同性間性的接触である。2007（平成 19）年以降，毎年，HIV 感染者 AIDS 患者合わせて 1,500 件前後報告されているが，2015 年の新規報告数は，HIV 感染者数 1,006（男性 948，女性 58）件中，日本国籍男性が 85％（860 件 /1,006 件）を占めている。また，AIDS 患者数 428（男性 409，女性 19）件中，日本国籍男性が 89％（379/428）を占めている。

日本国籍男性 HIV 感染者の中では，男性同性間性的接触（両性間性的接触を含む）による感染が 74％（637/860）で（図 20.1），その大多数は 20 ～ 40 代であった（図 20.3）。

これに対し，男性異性間性的接触による感染は全体の 15％（153/1,006），日本

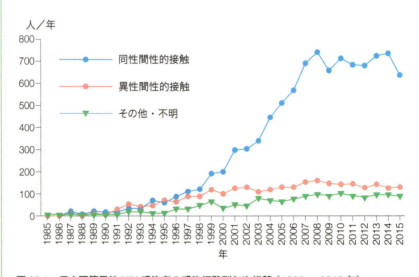

図 20.1　日本国籍男性 HIV 感染者の感染経路別年次推移（1985 ～ 2015 年）

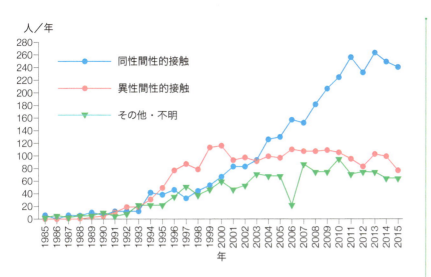

図 20.2 日本国籍男性 AIDS 患者の感染経路別年次推移（1985 〜 2015 年）

国籍男性 HIV 感染者の 15%（133/860）であった。日本国籍女性 HIV 感染者の 92%（35/38）が異性間性的接触であった。

また，国立感染症研究所 感染症疫学センター[12]によれば，近年，梅毒報告数が増加傾向にある。男性異性間性的接触による感染の報告数も 2014（平成 26）年 10 月 1 日時点で 331 例（前年同時期の 1.4 倍）と増加傾向にある（図 20.4）。患者

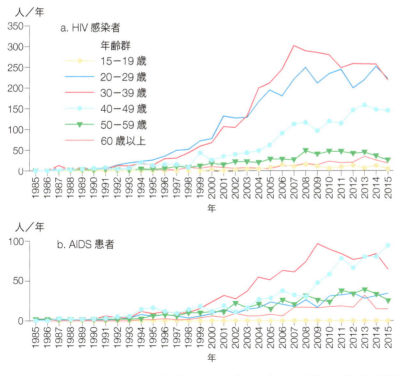

図 20.3 同性間性的接触による日本国籍男性 HIV 感染者／ AIDS 患者の年齢別年次推移

第 20 章　LGBT　151

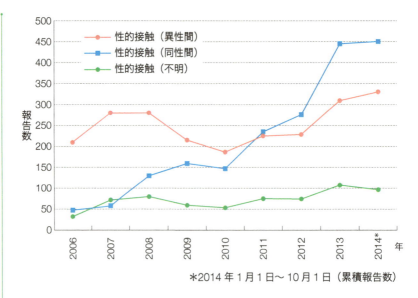

＊2014年1月1日〜10月1日（累積報告数）

図20.4　梅毒の男性における年別・感染経路別報告数

の約8割を占める男性では，男性と性交する男性（Men who have sex with men：MSM）が45%（451/1,010）を占めており，2013（平成25）年よりやや鈍っているものの，増加を認めている。これは，同じくMSMが患者の大半を占めるHIV感染症では明らかな報告数の増加を認めていない点と対照的である。特にリスクが高い集団である若年層男性に対する啓発活動が重要である。また，学校におけるHIV感染予防教育に男性同性間性的接触について触れることを進めていく必要性がある。

この章のまとめ

- 性同一性障害に関する法律として，「性同一性障害者の性別の取扱いの特例に関する法律」が2004（平成16）年7月16日に施行されたが，性的マイノリティに関する理解はいまだ充分ではない。
- 近年，LGBTの権利に対する国際社会の状況は急激に変化しているが，日本では性同一性障害者に対する人権擁護がはじまったという状況である。
- HIV感染者の主要な感染経路は男性同性間性的接触であることを認識し，特にリスクが高い集団である若年層男性に対する啓発活動や，学校でのHIV感染予防教育において男性同性間性的接触について触れることを進めていく必要性がある。

【引用文献】
1) 矢永由里子（2016）：平成27年度 日本医療研究開発機構 感染症実用化研究事業 エイズ対策実用化研究事業　HIV感染者の長期予後を規定するエイズリンパ腫の全国規模多施設共同臨床試験の展開と包括的医療体制の確立班 研究課題：日本人エイズリンパ腫治療中の患者支援体制の確立　がんとエイズのケア包括支援のガイドブック〜悪性リンパ腫とHIV感染症〜．p.21
2) 法務省：性の多様性について考える

http://www.moj.go.jp/JINKEN/jinken04_00126.html
3）長谷川奉延（2014）：性分化疾患の基礎と臨床．日本生殖内分泌学会雑誌．Vol.19
4）性同一性障害者の性別の取扱いの特例に関する法律　http://law.e-gov.go.jp/htmldata/H15/H15HO111.html
5）公益社団法人日本精神神経学会：性同一性障害に関する診断と治療のガイドライン第4版　https://www.jspn.or.jp/modules/activity/index.php?content_id=84
6）国際連合広報センター：主な活動—人権—差別との闘い—LGBT
　　　http://www.unic.or.jp/activities/humanrights/discrimination/lgbt/
7）第16回自殺対策推進会議　向笠委員提出資料：
　　　http://www.mhlw.go.jp/file/06-Seisakujouhou-12200000-Shakaiengokyokushougaihokenfukushibu/s11_2.pdf
8）文部科学省：性同一性障害や性的指向・性自認に係る，児童生徒に対するきめ細かな対応等の実施について（教職員向け）
　　　http://www.mext.go.jp/b_menu/houdou/28/04/__icsFiles/afieldfile/2016/04/01/1369211_01.pdf
9）文部科学省：性同一性障害に係る児童生徒に対するきめ細かな対応の実施等について
　　　http://www.mext.go.jp/b_menu/houdou/27/04/1357468.htm
10）渋谷区パートナーシップ証明　https://www.city.shibuya.tokyo.jp/est/oowada/partnership.html
11）厚生労働省エイズ動向委員会：平成27年エイズ発生動向－概要－
　　　http://api-net.jfap.or.jp/status/2015/15nenpo/h27gaiyo.pdf
12）国立感染症研究所　感染症疫学センター　細菌第一部：梅毒　2014年における報告数増加と疫学的特徴
　　　http://www.nih.go.jp/niid/ja/syphilis-m/syphilis-idwrc/5228-idwrc-1447.html

第21章 メンタルヘルス

富樫 和枝

- 自殺は，その多くが防ぐことのできる社会的な問題である。
- うつ病や統合失調症の早期発見や早期介入は自殺予防につながる。
- 社会的つながりや社会関係資本，家庭の情緒的安心は自殺リスクを低減する。

[キーワード] PYLL，自殺対策基本法，自殺総合対策大綱，自殺の危険因子，TALKの原則，うつ病，統合失調症，喪失体験，孤立感，早期介入，DUP，スティグマ，ARMS，スクリーニング検査，ゲートキーパー，スクールカウンセラー，援助要請行動，社会的つながり，ソーシャル・サポート

近年の社会環境や生活環境の急激な変化は，児童生徒の心や体の健康に大きな影響をおよぼしている。いじめや不登校などのメンタルヘルスに関する問題，性に関する問題，喫煙，飲酒，薬物乱用，児童虐待の増加などが顕在化している。これらの問題の多くは心の健康問題と深く関わっていることが指摘されている。さらに自然災害や子どもが犯罪に巻き込まれるなどの事件・事故が発生しており，子ども*の心のケアが課題となっている。

*子どもの定義：児童の権利に関する条約では18歳未満のすべての者であるが，この章では児童・生徒と定義する。

第1節 ● 自殺

1. 自殺の現状と課題

近年，多くの国で自殺が大きな社会問題となっている。世界保健機関（WHO）の統計によると，2012（平成24）年の全世界の自殺死亡数は80万4000人と推定され，世界のどこかで40秒に1人が自殺でなくなり，それ以上の人が自殺企図をしている[1]。日本の自殺率は，G8（主要国首脳会議8ヶ国）中でロシアに次いで第2位と極めて高い値を示している[2]。

日本の自殺死亡数は2012年には2万7766人となり，15年ぶりに3万人を割り込んだが，以前高い水準にあることに変わりがない。

過去の自殺者数や自殺率の時系列データの分析から，日本の自殺には3つの特徴があることが明らかになった。まず，1997～98年の「急増」，次に1998年から14年間にわたり年間の自殺者数が3万人を超えるという「恒常性」，そして自殺者の「若年化」である。中高年自殺が減少する一方で，20代，30代がそれを打ち消す形となり，この「若年化」の進行が日本における自殺の「恒常性」を生み出

表21.1 平成26年度死因順位別に見た年齢階級・死亡率・構成割合[4]

年齢階級	第1位				第2位				第3位			
	死因	死亡数	死亡率	割合(%)	死因	死亡数	死亡率	割合(%)	死因	死亡数	死亡率	割合(%)
10～14歳	悪性新生物	101	1.8	20.2	自殺	100	1.8	20.0	不慮の事故	85	1.5	17.0
15～19歳	自殺	434	7.3	36.0	不慮の事故	312	5.3	25.9	悪性新生物	141	2.4	11.7
20～24歳	自殺	1178	19.7	50.8	不慮の事故	382	6.4	16.5	悪性新生物	175	2.9	7.5
25～29歳	自殺	1423	22.0	49.5	不慮の事故	388	6.0	13.5	悪性新生物	325	5.0	11.3
30～34歳	自殺	1520	20.9	39.0	悪性新生物	698	9.6	17.9	不慮の事故	413	5.7	10.6
35～39歳	自殺	1762	20.7	30.0	悪性新生物	1392	16.4	23.7	心疾患	551	6.5	9.4

注）構成割合はそれぞれの年齢階級別死亡数を100とした場合の割合。
資料：厚生労働省「人口動態統計」より厚生労働省自殺対策推進室作成

している[3]。

日本では，15～39歳の各年代において，死因の第1位が自殺となっている（表21.1）。先進7ヶ国比較による調査では，15歳～34歳の若い年代で死因の第1位が自殺となっているのは日本のみである。死亡率も他の国と比較し高率となっており，日本の若い世代の自殺は深刻な状況にある。

社会の構成員を，その人の寿命よりも早く亡くすことに起因する影響を計る指標*として「損失生存可能年数（Potential Years of Life Lost：PYLL）」がしばしば用いられる。自殺のケースでは，自殺をした人が仮に自殺をしなかった場合に「失われた年数」を測るものである。2010（平成22）年の年齢別・性別自殺者数データに基づくPYLLの推計結果によると，全年齢のPYLL総計は男性約59万年，女性約26万年となっている。つまり，1年間の自殺によって日本全体で将来にわたり実に85万年分もの人生が失われていることになる。PYLLに注目すると20代～40代前半のPYLLが高齢者より圧倒的に高く，若い世代の自殺が社会へ与える影響が非常に大きいことがわかる。また，20代，30代の女性が自殺するということは，将来出産をする可能性のある女性が亡くなってしまうということであり，世代を超えた社会への影響の大きさという観点から女性の若年層への自殺対策が重要であることがわかる[3]。

2. 自殺した子どもの状況

2015（平成27）年における児童生徒・学生の自殺者数は844人であった。校種別では，小学生3人，中学生101人，高校生237人，大学生397人，専修学校等106人であった[5]。

2015（平成27）年度の学年別自殺状況は，図21.1のとおりである。

【健康指標】
健康寿命に対して，健康負担を評価する考え方として以下の指標がある。
① 早世指標は，健康寿命を1つの基準として疾病傷害によって引き起こされる死亡により健康寿命がどのくらい損失しているかを示す指標。区間死亡確率（LSMR），損失生存年数（PYLL）など。早世指標は，働き盛りや青年期の死亡を強調した指標である。
② 早世障害総合指標として，早世による健康負担と障害による健康負担を合計した障害調整生存年数（disability adjusted life years, DALY）があげられる。世界保健機関WHOや世界銀行は，障害調整生存年数（DALY）を政策の優先度を判断する指標として用いている。日本における障害調整生存年数（DALY）では，がんの全部位が17.8％と最も大きい。疾患別では第1位が脳血管疾患（8.4％），第2位がうつ病・躁うつ病（7.0％）となっている（WHO: Causes of death and burden of disease estimates by country, 2002年値推計）

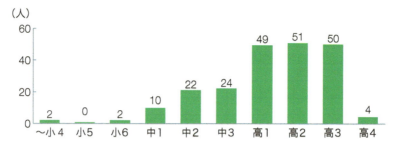

図 21.1 平成 27 年度の学年別児童生徒の自殺の状況[6]

3. 自殺の原因・背景[5]

2015(平成 27)年における学生・生徒等の原因・動機は，学校問題(359人)が一番多く，次に健康問題(195人)，家庭問題(105人)，男女問題(54人)，経済・生活問題(45人)の順であった。学校問題では，学業不振(33.1%)，進路に関する悩み(30.4%)が主な原因であり，健康問題ではうつ病による悩み・影響(46.2%)，統合失調症による悩み・影響(14.9%)であり，家庭問題では親子関係の不和(36.2%)，家族からの叱責(25.7%)であった。

4. 保健室利用状況調査結果[7]

養護教諭が過去 1 年間に把握した心の健康に関する問題等は，どの校種も「友達との人間関係に関する問題」「発達障害に関する問題」「家族との人間関係に関する問題」が多かった(表 21.2)。

表 21.2 養護教諭が過去 1 年間に把握した心の健康に関する問題等
(児童生徒 1000 人当たり人数)

		小学校	中学校	高等学校
1	いじめに関する問題	2.5	6.6	1.8
2	友達との人間関係に関する問題	8.5	23.2	18.6
3	家族との人間関係に関する問題	4.1	10.9	9.3
4	児童虐待に関する問題	2.5	2.1	0.7
5	睡眠障害に関する問題	0.4	2.2	3.0
6	過換気症候群	0.5	3.8	4.4
7	過敏性腸症候群	0.3	2.3	3.6
8	上記 6・7 以外の心身症問題	1.0	2.5	3.0
9	性に関する問題	0.3	2.8	3.1
10	摂食障害に関する問題	0.2	1.2	1.7
11	自傷行為に関する問題	0.2	4.5	3.7
12	精神疾患に関する問題 (統合失調症・うつ病等疑いを含む)	0.3	2.3	3.3
13	発達障害に関する問題(疑いを含む)	19.4	15.3	5.8
14	その他	0.8	2.3	3.6

5. 国の施策

2006（平成 18）年に自殺対策基本法が成立し，2007（平成 19）年には自殺総合対策大綱が策定された*。この大綱は，2012（平成 24）年 8 月に全体的な見直しが行われ，「誰も自殺に追い込まれることのない社会の実現を目指す」ことが決定され，若年層向け対策や自殺未遂者向け対策の充実が一層図られている[8]。

文部科学省は，2007（平成 19）年に，学校における自殺予防対策について「教師が知っておきたい子どもの自殺予防」と題したマニュアルとリーフレットを作成した。

児童生徒の心身の健康問題の多様化に伴い，個別の保健指導がより重要性を増していることから，学校保健安全法の 2008（平成 20）年の改正で，新たに養護教諭，その他の職員の相互連携の下に行う保健指導，健康相談，健康観察が明確に位置づけられた（第 9 条）。さらに，地域の医療機関等との連携（第 10 条），心のケア（第 29 条 3 項）が盛り込まれ，組織的な対応が図られるように整備された。

子どもの自殺予防の推進には，子どもが抱えるストレス，心の病，家庭的な背景，独特の性格傾向，衝動性などといった背景を探るとともに，さまざまな要因が複雑に関連する自殺の危険因子を理解し，家庭，地域，学校，関係機関が緊密な連携を図ることが必要である。

【自殺総合対策における基本認識】
① 自殺はその多くが追い込まれた末の死である。
② 自殺はその多くが防ぐことのできる社会的問題である。
③ 自殺を考えている人は何らかのサインを発していることが多い。

6. 自殺の危険因子[2]

自殺は，さまざまな要因が関連して生じる問題である。危険因子をもつ子どもに留意し，子どもの変化に早期に気づき，危険を感じたら真剣に向き合うことが自殺の予防につながる。また，一人で抱え込まないよう，同僚や家族，専門職，医療機関と協力して対応していくことが重要である。

（1）危険因子

① 自殺未遂歴（自らの身体を傷つけたことがある）
② 心の病（うつ病，統合失調症，パーソナリティ障害，薬物乱用，摂食障害など）
③ 安心感のもてない家庭環境（虐待，親の心の病，家族の不和，過保護・過干渉など）
④ 独特の性格傾向（完全主義，二者択一思考，衝動性など）
⑤ 喪失体験（本人にとって価値のあるものを失う経験）
⑥ 孤立感*（特に友だちとのあつれき，いじめなど）
⑦ 事故傾性*（無意識の自己破壊行動）

自殺の危険を感じた場合の対応は，TALK の原則を基に対応することが大切である。

（2）TALK の原則

① Tell：言葉に出して心配していることを伝える。

【孤立感】
幼い頃から長年にわたって抱き続けてきた感情で，実際には，家族もいるし，友人や知人も大勢いるが，その中で絶望感を伴う深い孤立感を抱き続け，現実には周りから多くの救いの手を差しのべられていてもこの世の中で自分は一人きりであり，誰も助けてくれるはずはないという感情。

【事故傾性】
医師の指示に従わなくなる，事故の予防措置がとれない，治療の自己管理を放棄する，故意に危険な行為におよぶなど，自分で健康や安全をとれない状態。

② Ask：「死にたい」という気持ちについて，率直に尋ねる。
③ Listen：絶望的な気持ちを傾聴する。
④ Keep safe：安全を確保する。

第2節 ● 心の病

うつ病，統合失調症，パーソナリティ障害＊，薬物乱用，摂食障害などが自殺の危険の背後に潜んでいることがある。これまでは子どもの自殺と心の病との関連はあまりふれられることがなかったが，子どもがうつ病になる率は決して低くない。北海道大学病院精神科チームが実施した一般小学生・中学生対象の抑うつ傾向に関する実態調査結果では，うつ病の有病率が小学生で7.8％，中学1年生で22.8％と高率であったことから，子どものうつは見過ごされてきたが，自殺との関係が深く，対策を真剣に考えていく必要があると報告している[10]。高校生以降の年代になると，心の病が自殺の危険と密接に関連するようになる。また，統合失調症などの心の病の好発年齢にもなるので，早期に発見して適切な治療に結びつけることが重要である。

1. うつ病

WHOや日本の厚生労働省は，自殺予防の最初のターゲットとして，うつ病を早期の段階で発見し，適切な治療に結びつけることが重要であるとしている。しかし，適切な治療を受けているうつ病患者はごく少数であり，うつ病と気づかずに最悪の事態が生じている例が圧倒的に多い＊。

（1）うつ病の症状

うつ病の主な症状を表21.3に示す。

表21.3 うつ病の症状[2]

気分や感情の症状	元気がない，気分が沈む，涙もろくなる，不安，イライラ，自分を責める，自殺を考える
思考や意欲の症状	注意が集中できない，学業の能率が落ちる，決断力が鈍る，興味がわかない
身体の症状	疲れやすい，身体がだるい，食欲がない，体重減少，便秘，下痢，頭痛，動悸，胃の不快感，めまい

（2）うつ病（大うつ病性障害）の症状（DSM-5：米国医学会診断基準）[11]

9つの抑うつ症状＊のうち「抑うつ気分」か「興味・喜びの喪失」かのどちらかの症状を含めて5つ以上の症状が2週間以上続いており，そのために社会的な機能が果たせなくなっていたり，著しい苦痛を感じたりしている状態をうつ病（大う

【パーソナリティ障害】
パーソナリティとは，その個人について一貫性のある認知・感情・行動上の特性をいう。パーソナリティ障害（personality disorder）とはパーソナリティ特性が平均よりも著しく偏っているために，適応的な判断や行動がとれず，周囲の人たちや自分自身が苦しむものと定義される。パーソナリティは成人期までは固定化していないので，原則として，パーソナリティ障害の診断は成人期以降になされるべきである[9]。

【うつと間違えやすい子どもの状態[10]】
①不登校：「何らかの心理的な問題のために，学校へ行きたくても行けない，あるいは行かない」状態を指し，決して病名ではない。うつ病と不登校は厳密に鑑別できる病態というよりも併存しやすい状態である。
②神経症：主に心因（精神的原因）によって起こる精神・身体症状をもつ病気。具体的には，不安障害（パニック障害など），強迫性障害，摂食障害，社会恐怖，適応障害など。最近では神経症に対しても抗うつ剤が有効であることが明らかになり，鑑別よりも合併を見逃さないことが重要である。
③統合失調症：初期にはうつ状態で発症し，次第に統合失調症の症状が顕在化する場合もあるので，注意深い経過観察が必要。
④身体疾患：うつ病は，種々の身体疾患に合併して出現する。内分泌疾患や膠原病のように身体疾患がうつ状態を引き起こしやすい疾患もあれば，ステロイド，降圧剤，インターフェロンなどのように治療薬がその副作用としてうつ状態を引き起こす可能性がある場合もある。さらに慢性疾患のように長期間身体疾患を患っていることがストレスになってうつ状態が生じることもある。

つ病性障害）と診断する。

小児・青年期における特記事項として，

　① 抑うつ気分はイライラ感であってもよい

　② 体重減少は期待される体重増加がみられない場合でもよい

とされているが，この診断基準を完全に満たす子どもは重症と考えられ，それらの症状が1日中，ほとんど毎日続く場合は，きちんとした治療が必要な状態である。

　児童・青年期の大うつ病性障害は1～2年で軽快する症例が多いが，その後再発する可能性が高い。また，大人になってもうつ病を再発しやすく，何らかの精神科治療を必要とする場合が多い。

（3）対応[12]

　学校は子どもにとって，最も緊張しエネルギーを使う場である。うつの症状が出やすい環境ともいえる。子どもは症状を言葉で訴えることができないので，周囲が早期にうつ病のサインに気づき，専門医への受診につなげることが重要である。また，子どもは頑張りすぎる傾向にあるので，心の休息をとるよう，本人だけではなく家族にも勧めることが重要である。また，学校での治療的な環境づくりも必要である。治療の一部として学校での負荷を軽減することがしばしば重要である。具体的には，授業時間の短縮，宿題や課題の削減などであるが，これらは生徒（患者）や家族，養護教諭，主治医や学校医，教員がリスクとベネフィットを十分に話し合い，決定していくことが重要である。

2. 統合失調症[13]

　10代後半から20代にかけて発症することが多く，若者が罹患する代表的な精神疾患である。その経過や予後はさまざまであるが，残遺症状が持続したり，再発をくり返すこともしばしばである。統合失調症に対する予防と早期介入に向けた取り組みは現在最も研究されている領域である。

　統合失調症などの精神病性障害では，明らかな幻覚や妄想，行動や思考の異常などの症状が出現してから適切な治療が開始されるまでを精神病未治療期間（duration of untreated psychosis：DUP）とよび，平均で約3ヶ月から2年とする

[うつ病（大うつ病性障害）の9つの症状]
①抑うつ気分，②興味・喜びの喪失，③食欲の減退または増加，④睡眠障害（不眠または過眠），⑤精神運動の障害（強い焦燥感あるいは運動の制止），⑥疲れやすさ，気力の減退，⑦強い罪責感，無価値観，⑧思考力や集中力の低下，⑨死への思い

表21.4　統合失調症の症状[2]

陽性症状	陰性症状
・実在しない声が聞こえ，自分を非難する（幻聴） ・現実にはない確信を抱く（妄想） ・混乱や興奮が目立ち，会話の内容がまとまらなくなる	・感情表出が乏しくなる ・周囲に無関心になる ・会話の内容が乏しくなる ・意欲や自発性が低下する ・集中力に欠ける ・周囲の人々とのかかわりを避ける

報告が多い。精神病状態が未治療のまま経過することで病的状態での言動や行動によって当事者が被るスティグマ*も増大する。DUPが長いほど予後が悪く，治療に対する反応性が悪くなる可能性が指摘されている。統合失調症などの精神病性障害では，明確な精神病症状が出現する前の段階を前駆期とよぶ。前駆期は思春期から青年期の間に始まることがほとんどで，抑うつ，対人恐怖，脅迫症状，ひきこもり，不眠などの症状が出現する。そして，しだいに妄想的な体験や幻覚様の体験が生じるが，この精神病発症リスク状態（at-risk mental state：ARMS）に対して適切な支援を行うことで精神病の発症を遅らせたり，予防することが期待されている。

前駆症状および初回エピソードの精神症状 [12]

18歳未満発症例（30例）に多く認められた前駆症状は，成績低下，無気力，対人恐怖，不眠であった。初回エピソード（発症後初回の急性期）に多く認められた精神症状は，妄想，被害妄想，幻覚，幻聴であった。

第3節 ● 学校における対策について

児童生徒等の心身の健康問題が多様化，深刻化している中，これらの問題に学校が適切に対応することが求められている。これら現代的な健康課題は多様化し，またそれぞれが絡み合い複雑化している。このような健康課題を単に個人の課題とするのではなく，社会全体の課題として捉え，学校・家庭・地域が連携して取り組む必要がある。

1. 早期発見対策

（1）日常の健康観察，健康相談

学校においては，養護教諭や保健主事が中心となり，担任教員との連携によって気になる生徒を早期に見つけ，委員会等で情報共有し，児童生徒の支援を検討する必要がある。身体の訴えで保健室に訪れるが，実は心の問題を抱えていることもあるので，注意深く観察しながら面談する。日常の健康相談や健康観察が早期発見・予防の機会となる。

（2）スクリーニング検査

心の悩みを抱えつつも相談に訪れない児童生徒の早期発見には，専門家によるスクリーニングテストを用いることも有効である。

2. 連携

担任教員は，学校コミュニティの中で特に日常的に児童生徒と接しているので，メンタルヘルスのキーパーソンであり，ゲートキーパー*の役割を担える存在である。養護教諭は，担任教員やスクールカウンセラー，一般教員，学校医，主治

【スティグマ】
「地域社会から精神障害者を排斥する態度」として扱われ，「汚名・屈辱」「烙印」「偏見」などと訳されている。近年，「障害のある人もない人も共に生きる社会，ノーマライゼーション」思考の教育・学習体験の実践が児童，生徒のスティグマの解消に貢献している。

【ゲートキーパー】
自殺の危険を示すサインに気づき，適切な対応（悩んでいる人に気づき，声をかけ，話を聞いて，必要な支援につなげ，見守る）を図ることができる人のことで，「命の門番」とも位置づけられる。自殺総合対策大綱（平成19年閣議決定）ではゲートキーパーの養成が重点施策として掲げられている。海外でも自殺対策の分野で広く使用されている用語・概念である。（厚生労働省）

医，精神科医，事務職員等との連携を図り，学校コミュニティ全体としての支援体制を構築する役割を期待されている。

3. 自殺予防教育

自尊感情を育むとともに生や死の意味について真剣に考え，命のかけがえのなさ，大切さ，生きる喜びを教えることが必要となっている。命の教育や自殺予防教育が学校教育活動として位置づけられることを念頭においた取り組みが求められている。

自殺予防教育とサポート

① 精神科医や心理学者，その他の専門家との協力関係を構築し，慎重に教育プログラムを作成する。正しい知識の普及は，スティグマを抑制し，援助要請行動*や早期受診行動の促進につながる。

② 社会的ネットワークの観点から，社会関係が「多く・長く・強く・質が良い」ことは自殺リスクの低減と関係している。社会的つながりや社会関係資本（ソーシャル・キャピタル）と関連する絆を深める学校教育環境の醸成が重要である。

③ 社会環境の中で最も重要なものは家庭である。家庭はソーシャル・サポート*や経済的サポートを与えてくれる場所であるのはもちろんのこと，基本的な情緒的安心を与えてくれる場所である。こころの居場所ともいえる。家族の協力は不可欠である。

この章のまとめ

- 15歳から39歳までの死因の第1位は自殺であり，その対策は重要な課題である。
- うつ病や統合失調症は自殺の危険と密接に関連している。
- 学校における早期発見対策として，日常の健康観察，健康相談，スクリーニング検査，学内連携が重要である。
- 養護教諭には学校コミュニティの支援体制を構築する役割が期待されている。

【引用文献】
1) WHO作成，国立精神・神経医療センター精神保健研究所訳（2014）：自殺を予防する　世界の優先課題
2) 文部科学省 初等中等教育局児童生徒課（2009）：教師が知っておきたい子どもの自殺予防
3) 澤田康幸，上田路子，他（2013）：自殺のない社会へ　経済学・政治学からのエビデンスに基づくアプローチ．有斐閣．
4) 厚生労働省：人口動態統計
5) 内閣府自殺対策推進室　警察庁生活安全局生活安全企画課（2015）：平成27年中における自殺の状況
6) 文部科学省（2016）：平成27年度「児童生徒の問題行動等生徒指導上の諸問題に関する調査」結果について　http://www.mext.go.jp/b_menu/houdou/28/10/1378692.htm
7) 日本学校保健会（2015）：学校保健の動向．丸善出版
8) 厚生労働統計協会（2016）：国民衛生の動向 2015/2016
9) 上島国利，渡辺雅幸ほか（2014）：ナースの精神医学．中外医学社
10) 傳田健三（2004）：子どものうつ　心の叫び．講談社
11) 傳田健三（2014）：子どものうつ　心の治療．新興医学出版社
12) 傳田健三，氏家武ほか（2016）：子どもの精神医学入門セミナー．岩崎学術出版社
13) 松本和紀（2009）：精神疾患の予防と早期介入．医学のあゆみ．231(10)
14) 竹ケ原靖子（2014）：援助要請行動の研究動向と今後の展望．東北大学大学院教育学研究科研究年報．62(2)

[援助要請行動（help-seeking behavior）]
自分だけでは解決が難しい問題について他者に援助を求めることをいう。援助要請者と援助者の相互作用行動である。あくまで解決行動の1手段にすぎず，自分で援助を求め，利用可能な援助資源を用いて対処を行うという解決志向性の高い主体的な行動である[15]。

[ソーシャル・サポートとストレスの関係]
近年，ソーシャル・サポートは個人がストレスに対処することには役立つが，ソーシャル・サポートがストレスの源でもありうる報告がなされている。ソーシャル・サポートが，個人と日常生活のストレスと課題に対処する能力のために，ポジティブおよびネガティブ両面の影響をもつ複雑な要素であり得ることが示唆されている。

第22章 不登校

原田 直樹

この章で学ぶこと
- 不登校の状態や要因について学ぶ。
- 不登校支援の方法として，登校刺激，家族対応，学校における連携支援について学ぶ。

[キーワード] 不登校，怠学，学校恐怖症，登校拒否，中１ギャップ，不登校の要因，不登校継続の理由，社会的自立，登校刺激，連携支援，養護教諭，健康観察，コーディネーター

第1節　「不登校」の捉え方の史的変遷

　日本における不登校の捉え方とその呼称は，時代とともに変化している。

　昭和20年代より以前は，学校に児童生徒が登校することは当然のことであり，児童生徒が学校に行かない状況は「怠け」と位置づけられ，「怠学」とよばれた。不登校における児童生徒個人や学校，家族などの環境にある要因については考慮がされない時代であった。

　その後，昭和30年代以降，怠学による欠席とは異なり，登校に際し大きな不安を抱え，心理的な問題で学校に行けない児童生徒たちの存在が指摘されるようになった。このような児童生徒たちの中にある登校への不安を医学モデル的に問題視し，神経症の一種であると考えられ，「学校恐怖症」の呼称が用いられるようになった。

　昭和40年代ごろからは，学校だけを恐怖症という神経症の対象と捉えることへの疑問が生じるようになる。登校への不安は見られず，意図的に登校を拒絶し，登校への拒否を表明するなどの児童生徒が存在したためである。このことから「登校拒否*」と称されるようになる。当時は，登校拒否は特定の児童生徒に起こるものであり，登校拒否になる児童生徒は性格傾向になんらかの問題があるという認識があった。しかし，1992（平成4）年の学校不適応対策調査研究協力者会議報告「登校拒否（不登校）問題について－児童生徒の『心の居場所』づくりを目指して－」において，「登校拒否はどの子どもにも起こりうるものである」という観点に立つ必要性を述べ，「現在元気に通学している児童生徒もさまざまな要因が作用して登校拒否に陥る可能性をもっているという認識をもつことが登校拒否の予防的観点から特に必要になってくる」とした。

[登校拒否]
1992（平成4）年の学校不適応対策調査研究協力者会議における登校拒否の定義には，今日の不登校の定義のような欠席日数の条件はなかった。しかし学校基本調査においては，年間50日以上欠席した児童生徒について調査していた。

現在の呼称である「不登校」が用いられるようになったのは昭和60年代ごろからであり，それまでの「拒否」という言葉が学校に行きたくても行けない児童生徒の状態にそぐわないことから，「不登校」が用いられるようになった。当時の文部省（現・文部科学省）が不登校の呼称を正式に使用するようになったのは，1998（平成10）年の中央教育審議会*「幼児期からの心の教育の在り方について」の答申「新しい時代を拓く心を育てるために－次世代を育てる心を失う危機－」において，「不登校は心の成長の助走期をとらえ，ゆとりをもって対応しよう」と提言したことからである。

　現在，文部科学省による不登校の定義は，「何らかの心理的，情緒的，身体的あるいは社会的要因・背景により，登校しない，あるいはしたくともできない状況にあるため年間30日以上欠席した者のうち，病気や経済的な理由による者を除いたもの」となっている。

[中央教育審議会]
文部科学省に設置される機関である。文部科学大臣の諮問に応じ，教育の振興及び生涯学習の推進等に関する重要事項を調査審議し，文部科学大臣または関係行政機関の長に意見を述べることを役割としている。

第2節　現在の不登校の様態

1. 不登校の状況

　文部科学省が毎年実施している「児童生徒の問題行動等生徒指導上の諸問題に関する調査*」によると，不登校児童生徒数の推移は，図22.1に見るように小学校ではほぼ横ばいで推移していたが近年は微増の傾向にある。中学校は2001（平成13）年をピークに微増減をし，近年は微増の傾向にある。高校はデータを取り始めた2004（平成16）年をピークに漸減傾向にある。直近の2015（平成27）年度の不登校児童生徒数は，小学校27,581人，中学校98,428人，高校49,591人と，

[児童生徒の問題行動等生徒指導上の諸問題に関する調査]
文部科学省が毎年実施している学校対象の調査。不登校のほかに，暴力行為やいじめ，出席停止，自殺などについて調査している。

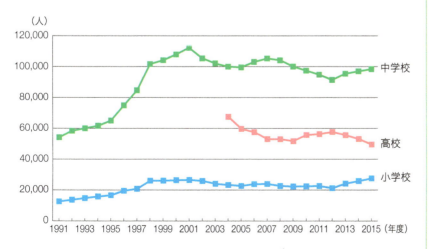

図22.1　不登校児童生徒数の推移（年間30日以上欠席者）[1]

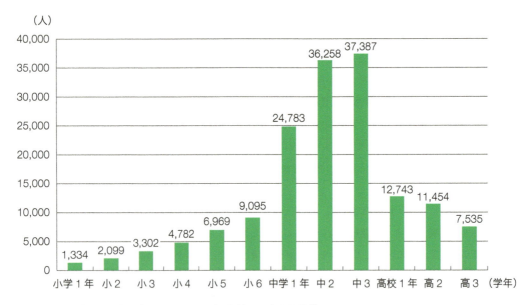

図 22.2　2015（平成 27）年度における学年別不登校・児童生徒数[1]

[中1ギャップ]
不登校をはじめとして，いじめや非行行為などの問題行動においては，中学 1 年生で急増を見せる。この小学 6 年生と中学 1 年生の学年間の大きな変化をいう。

[クラス担当制]
小学校においては，概ねすべての教科を一人の担任が担当する。児童の学習の得意不得意だけではなく，接する時間が長いために，児童の細かな変化にも気づきやすい。

[教科担当制]
中学校以上では，教科を個別に教師が担当する。専門性の高い，より高度な学びができるが，一人ひとりの教師が生徒と接する時間が短いために，変化に気づきにくい。生徒の気になったことを学校内で共有できる仕組みが必要である。

[二人担任制]
いわゆる担任と副担任ではなく，1 つのクラスを 2 グループに分割するなどして，それぞれに担任を設ける方法。担任一人あたりの受け持ち生徒数が少なくなるため，教師と生徒の関係が築きやすい。

全国で 17 万人以上もの児童生徒が不登校の状態にある。

また，学年別の不登校児童生徒数を図 22.2 に見ると，小学校では学年が上がるとともに徐々に増加し，中学 1 年生で急増，その後学年とともに増加し，高校 1 年生で大きな減少を見せ，学年とともに減少している。とりわけ，小学 6 年生から中学 1 年生にかけて，不登校指導・生徒数が約 3 倍になる急増を「中 1 ギャップ*」と称し，各教育委員会や中学校において問題視され，対策が講じられている。

この中 1 ギャップの原因として，小学校から中学校への環境の変化があげられることが多い。学校が変わるという物理的環境の変化のみならず，教師との関係がクラス担当制*から教科担当制*に変化することや，新しい友達関係，部活動における先輩後輩関係など，人間関係上の変化もある。このため，中 1 ギャップ対策として，担任教師を二人担任制*にして生徒との関係を密にしてみたり，小学生のうちから中学校に体験入学をしてみたりと，環境変化のギャップを縮小化させるための環境適応型の支援が講じられている。

一方，国立教育政策研究所生徒指導・進路指導研究センターによると，この中 1 ギャップについて，中学 1 年生で不登校になった生徒の 8 割近くが，小学 4 年生から 6 年生までに，年間 30 日までの欠席はないものの 15 日以上の欠席がある，欠席の多い児童であったことが示されており，必ずしも「ギャップ」というほどの突然の急増とはいえないと指摘している[2]。中 1 ギャップを小学校時代に解決できなかった課題が，中学校に入ってから不登校として顕在化したものであると考えると，その解決策は生徒の環境適応型の支援について考えるだけではなく，小学校からの継続性の中で，より丁寧な個別の関わりが求められているといえる。

2. 不登校の要因

さて，不登校の要因はどのようなところにあるのだろうか。先述の文部科学省「児童生徒の問題行動等生徒指導上の諸問題に関する調査」によると，小学校，中学校，高等学校のいずれにおいても，「本人に係る要因」では不安や無気力の傾向，「学校に係る状況」では学業の不振や友人関係が指摘されている。また，家庭の生活環境の急激な変化，親子関係をめぐる問題，家庭内の不和等の「家庭に係る状況」は小学校が最も多く，中学，高等学校へと進むにつれて少なくなっている。

一方，不登校生徒に関する追跡調査研究会による調査結果では，2006（平成18）年度に中学3年生に在籍していた不登校生徒1,604人に対して，5年後に追跡調査を実施し，当時の不登校のきっかけについて質問したものである。その結果を表22.1に見ると，上位5つのうち4つが学校に係る状況を不登校のきっかけとしている。さらに，同調査における不登校が継続した理由を表22.2に見ると，多くが本人に係る状況をあげている。これらの結果から，不登校のきっかけと不登校が継続している理由には差異があることがわかる。不登校の児童生徒を支援する際には，これらきっかけと継続理由を分けて捉える必要がある。きっかけだけを見て，それが不登校の要因のすべてと捉えると，児童生徒はさらに学校内に居場

表22.1 追跡調査に見る不登校のきっかけ［複数回答］[3] (n = 1,604)

項目	回答数	割合
友人との関係（いやがらせやいじめ，けんかなど）	849	52.9%
生活リズムの乱れ（朝起きられないなど）	548	31.2%
勉強がわからない（授業がおもしろくない，成績がよくない，テストがきらいなど）	500	26.2%
先生との関係（先生が怒る，注意がうるさい，体罰など）	420	20.8%
クラブや部活動の友人・先輩との関係（先輩からのいじめ，他の部員とうまくいかなかったなど）	366	22.8%

表22.2 追跡調査に見る不登校継続の理由［複数回答］[3] (n = 1,604)

項目	回答数	割合
無気力でなんとなく学校へ行かなかったため	699	43.6%
学校へ行こうという気持ちはあるが，身体の調子が悪いと感じたり，ぼんやりとした不安があったりしたため	688	42.9%
いやがらせやいじめをする生徒の存在や友人との人間関係のため	652	40.6%
朝起きられないなど，生活リズムが乱れていたため	537	33.5%
勉強についていけなかったため	432	26.9%

所を失ってしまうことにつながりかねない。

第3節 ● 不登校の支援

1. 社会的自立に向けた意図的な取り組み

　2003（平成15）年の文部科学省の「不登校問題に関する調査研究協力者会議」による報告，「今後の不登校への対応の在り方について」では，不登校解決の目標は，児童生徒が将来的に精神的にも経済的にも自立し，豊かな人生を送れるよう，その社会的自立*に向けて支援することとされている。すなわち，学校への登校という結果のみを最終目標にするのではなく，児童生徒が自らの進路を主体的にとらえ，社会的に自立することを目指すことが必要とした。

　この基本的方針は現在においても変更はなく，不登校の支援においては，児童生徒の社会的自立に向けて，児童生徒が主体的に動き出せるようにする支援が求められる。児童生徒の主体性の発動をただいたずらに眺めて待っているだけでは，問題はより深刻になることがあり，これは支援ではない。不登校における支援とは，児童生徒の社会的自立を目指した，意図的な取り組みである。

2. 児童生徒の不登校状態の理解と登校刺激

　「不登校」とは欠席日数を中心とした条件による定義であり，その状態像は多様である。よって不登校児童生徒本人への対応は一人ひとり異なる。たとえば，不登校になったばかりの遊び非行型不登校の児童生徒と，いじめが原因で3ヶ月間部屋に閉じこもっている不登校の児童生徒とでは，同一の対応が困難であることは容易に想像できる。

　不登校の児童生徒への対応において重要となるのは，多視点から不登校状態を理解することである。児童生徒側の要因として，疾病や心理，性格，障害等を見ながら，その周囲の学校，家族，地域との関係，さらに不登校出現時の状況や過程，きっかけ，継続の理由，現在の不登校の経過等によって不登校を捉える必要がある。

　児童生徒本人への具体的な対応方法の1つとして登校刺激*の与え方が話題となることが多い。時折，不登校の児童生徒には登校刺激はしない方がよいとする支援者がいるが，刺激をなくしてしまうと児童生徒は所属意識を失ってしまうので，児童生徒の状態に合わせた対応を心がけたい。

　登校刺激は，ただ学校を想起させるだけの間接的な刺激から，不登校の児童生徒本人に対面で登校を促す直接的な刺激まで，児童生徒の状態に合わせて刺激の与え方を選択したほうがよい。たとえば，教師が家庭訪問しても本人に会えないことがあるが，場合によっては教師が家庭訪問したことを保護者に伝えてもらえ

【社会的自立】
文部科学省の不登校支援の目指す目標。単に学校に復帰することを目指すのではなく，児童生徒が将来的に精神的にも経済的にも自立し，豊かな人生を送れるようにすることを目指す。

【登校刺激】
不登校の児童生徒に対する再登校を促すための刺激。不登校児童生徒の状態を把握し，刺激の強さを選択しながら継続して行う。

るだけでも登校刺激となる。登校刺激は刺激の強さを選びながら絶えずして継続することが肝要である。この刺激の強さの選択には，児童生徒の不登校状態の理解が不可欠である。

3. 家族への対応

家族，とりわけ保護者は不登校児童生徒とともに大きく揺れていることが多々ある。児童生徒の不登校の出現に大きなショックを感じ，その原因探しを始める。その中で，児童生徒が怠けているように感じて児童生徒を責めてしまったり，学校側に批判的な対応をして学校と溝ができたり，あるいは自分の養育態度を責めたり，家族内で責任転嫁をすることもある。それでも具体的な原因にたどり着かないことはしばしばあり，その後無力感や焦り，抑うつやイライラの状態に陥ってしまう。

家族への対応として，まず家族の何とかしたいとする思いや態度を評価することから始め，とまどいや焦り，抑うつ感を理解することが肝要である。よって，家族会などのセルフヘルプグループ*で，同じ苦悩をわかち合うことは，効果のある支援方法の1つである。

また，家族をシステムとしてとらえることで，不登校を児童生徒だけではなく家族全体の問題として考えることも大切である。家族が落ち着くことで，児童生徒の不登校に良い影響をおよぼすこともある。

4. 学校と連携支援

前述の不登校のきっかけからもわかるが，不登校は，学校という環境の中に児童生徒が不快に感じてしまう出来事が存在し，それを乗り越える，あるいは乗り越えさせる力が児童生徒本人や周囲に不足しているときに起こる。この点を考えると，学校はまず，不登校の未然防止策として，すべての児童生徒にとって学校生活が充実したものとなる取り組みが必要となる。同時に，養護教諭等による日常的な健康観察*から，児童生徒の変化に気づいて対応することができるシステムづくりが求められる。

また，不登校の児童生徒を担任する教師は早期解決への焦りや無力感などに苦しまれていることが多い。不登校の原因を児童生徒本人や家族に求め，関係が悪化したり，また教師集団から孤立していることもある。とりわけ，担任教師は支援者として機能しにくいという場合もあり，学校全体や他機関との連携を図って対応していくことが求められる。この連携促進における専門職者として，近年ではスクールソーシャルワーカー*の配置が進められているが，その数はまだ十分とはいい難い。その際，児童生徒の心身の健康問題に対して，連携支援のコーディネーターとなるのは養護教諭である。養護教諭は，日常的な学校の保健管理だけではなく，連携支援を視野に入れた教職員間の関係づくりや地域の利活用可能な社会資源の把握も重要な業務であるといえる。

【セルフヘルプグループ】
自助グループのこと。同じ問題や悩みを抱える者が集まり，語り，悩みや苦しみを共有しわかち合い，自身を解き放つというプロセスがある。ただ集まって話すだけではなく，参加者を非難しない，聞いた情報は他では話さないなどのルールが必要。

【健康観察】
日常的に児童生徒の健康状態を観察し，心身の健康問題を早期に発見して適切な対応を図ることによって，学校における教育活動を円滑に進めるために行われる活動。

【スクールソーシャルワーカー】
学校内あるいは学校の枠を越えて，関係機関等との連携を図り，問題を抱える児童生徒の課題解決を図るためのコーディネーター的役割を果たす。平成20年度より文部科学省のスクールソーシャルワーカー活用事業が開始され，全国で配置が始まった。

本章のまとめ

- 不登校は，いまだにどの児童生徒に起こってもおかしくないほどに多い。
- 不登校の要因は，きっかけと継続理由を分けて考える。
- 登校刺激は，不登校児童生徒の状態を把握し，刺激の強さを選択しながら継続して行う。
- 家族もまた支援の対象であることを理解し，不登校は家族全体の問題として捉える。
- 不登校の未然防止や学校における連携支援においては，健康観察やコーディネーター機能など，養護教諭の果たす役割が大きい。

【引用文献】
1) 文部科学省（2016）：平成27年度児童生徒の問題行動等生徒指導上の諸問題に関する調査の結果
2) 国立教育政策研究所生徒指導・進路指導研究センター（2014）：「中1ギャップ」の真実．生徒指導リーフ
3) 不登校生徒に関する追跡調査研究会（2014）：不登校に関する実態調査 平成18年度不登校生徒に関する追跡調査報告書

第23章 がん教育

助友 裕子

この章で学ぶこと
- がん教育は，健康教育の一環として行われ，自他の健康と命の大切さについて学び，共に生きる社会づくりに寄与する資質や能力の育成を図る教育である。
- がん教育の実施にあたっては，外部機関との連携や，配慮を要する児童生徒への対応について，学校看護職の中心的役割が求められる。

[キーワード] 全国がん登録，小児がん，がんの予防，がんの早期発見，がん検診，がん治療，緩和ケア，がん診療連携拠点病院

　学校でのがん教育は，がんについての正しい理解と，がん患者や家族などのがんと向き合う人々に対する共感的な理解を深めることを通して，自他の健康と命の大切さについて学び，共に生きる社会づくりに寄与する資質や能力の育成を図る教育である。がんに関する学習内容を精査することはもとより，配慮を要する事項を踏まえ，関係諸機関と連携した指導が求められる。

第1節 がん教育の内容

　文部科学省「学校におけるがん教育の在り方について（報告）」を参考に，がん教育の内容を以下のように整理することができる。

（1）日本のがんの状況

　がんは日本人の死因の第1位であり，2人に1人が生涯のうちにかかるとされている*。これは，人口に占める高齢者の割合が増加してきていることもあり，年々増え続けている。がんによる死亡者数は，人口動態統計によって把握される。がんの罹患者数は，すべての病院でがんにかかった人のがんの情報を登録する全国がん登録（国立がん研究センターが運営）によって把握される。

（2）がんの発生とその経過

　がんとは，体の中で，異常な細胞が限りなく増えてしまう病気である。異常な細胞は，さまざまな要因により，通常の細胞が細胞分裂する際に発生したものであるため，加齢に伴いがんにかかる人が増える。また，子どもがかかるがんは，総称して小児がんといわれる。がんは臓器ごとなどによってさまざまな種類があり，発見のしやすさや治りやすさも種類によって異なる*。また，がんの種類や状態により，症状や生活上の支障などが異なり，命を失ったりすることもある。

*日本人の死因
1位　悪性新生物
2位　心疾患
3位　肺炎
4位　脳血管疾患
5位　老衰
（出典：厚生労働省(2014)）[1]

・2014年にがんで死亡した人
[男性] 21万8397例
[女性] 14万9706例

・生涯でがんに罹患する確率
[男性] 63％
[女性] 47％

・生涯のうちにがんで死亡する確率
[男性] 25％
[女性] 16％
（出典：最新がん統計(2016)）[2]

*がんの部位別死亡順位
（2014年）
[男性] 1位　肺
2位　胃
3位　大腸
4位　肝臓
5位　膵臓
[女性] 1位　大腸
2位　肺
3位　胃
4位　膵臓
5位　乳房
（出典：最新がん統計（2016））[2]

・主ながんの5年相対生存率（がんと診断されてから5年後までに生存している人の割合）（2006〜2008年診断例）
[男性] 全部位：59.1%
胃がん：65.3%
大腸がん：72.2%
食道がん：36.0%
胆嚢・胆管がん：23.9%
肝臓がん：33.5%
膵臓がん：7.9%
肺がん：27.0%
皮膚がん：92.2%
[女性] 全部位：66.0%
胃がん：63.0%
大腸がん：69.6%
食道がん：43.9%
胆嚢・胆管がん：21.1%
肝臓がん：30.5%
膵臓がん：7.5%
肺がん：43.2%
乳房がん：91.1%
子宮がん：76.9%
卵巣がん：58.0%
（出典：最新がん統計（2016））[2]

（3）がんの予防

がんにかかる危険性を減らすための方法として，たばこは吸わない，他人のたばこの煙を避ける，飲むなら節度のある飲酒をする，食事は偏らずバランスよくとる，日常生活を活動的に過ごす，体形は適正な範囲にとどめる（太りすぎない，やせすぎない），肝炎ウイルス感染検査および適切な措置を受けることなどがある。がんの原因には，一部のまれなものではあるが，遺伝要因が関与するものがあったり，がんになる原因がわかっていないものもあったりする。

（4）がんの早期発見・がん検診

がんに罹患した場合，早期に発見されたものほど治りやすい。がんは症状が出にくい病気なので，早期に発見するためには，症状がなくても，がん検診を定期的に受けることが重要である。わが国では，科学的根拠に基づき，肺がん，胃がん，乳がん，子宮頸がん，大腸がんなどのがん検診が，死亡率減少効果があるとして実施されている。

（5）がんの治療法および緩和ケア

がん治療には，手術治療，放射線治療，薬物治療があり，これらの治療法を単独で行ったり組み合わせて行ったりする標準治療が定められている。また，これらの治療と合わせて，診断の初期の段階から緩和ケアが行われる。緩和ケアは，がんになったことで起こりうる痛みや心のつらさなどの症状を和らげ，通常の生活ができるようにするための医療であり，終末期だけでなく，がんと診断されたときから受けるものである。

（6）がん患者への理解と共生

これまでは，「がん＝死」のイメージが根強かったものの，がん患者の生存率も高まり，治療しながら社会に復帰する人，病気を抱えながらもこれまでの生活を継続している人が増えてきている。がん患者への偏見をなくし，ともに暮らしていくことの大切さを学びたいものである。

第2節 ● 配慮を要する事項

文部科学省「外部講師を用いたがん教育ガイドライン」では，以下のようなケースにおいて，配慮を要するべきであると示されている。
① 小児がんの当事者，小児がんにかかったことのある児童生徒がいる。
② 家族にがん患者がいる児童生徒や，家族をがんで亡くした児童生徒がいる。
③ 生活習慣が主な原因とならないがんもあり，とくにこれらのがん患者が身近にいる。
④ がんに限らず，重病・難病等にかかったことのある児童生徒や，家族に該当患者がいたり家族を亡くしたりした児童生徒がいる。

とくに①②は，厚生労働省がん対策推進協議会でも指摘されており，十分な配

慮が求められる。

1. 身内にがんの家族がいる児童生徒への配慮

　日本において，18歳未満の子どもをもつがん患者の全国推定値は年間 55,000 人を超えるといわれ，そのうち0歳から12歳までが半数を超えることがわかっている。親ががんと診断された子どもは，親ががんになったのは自分のせいではないかと自責の念に駆られたり，もしかしたら自分にがんがうつるのではないかと思ってしまったり，この先自分はどうなってしまうのだろうと不安を抱えたりする。がん教育では，そのような不安を軽減することも期待される。特に，親ががんになった子どもへは，3つの 'C' を伝えることが肝要であるとされている。

> **がんと診断された親をもつ子どもに伝えたい3つのC**
> ・Cancer（がん）という病気とは何か
> ・がんは Catchy（伝染）しないこと
> ・がんの Caused（原因）は，当該児童生徒とその罹患家族がこれまでしてきたことと，まったく関係がない

　授業の前にそのような児童生徒に対して個別指導することが有用である。身内にがんの家族がいる児童生徒がいるかどうかを把握する手段として，学校・学年・学級だより，保健だより，保護者会，保護者面談等の場を活用することが考えられる。

2. 小児がんの罹患経験がある児童生徒への配慮

　成人のがんは，原因の約半数が喫煙などの生活習慣や感染性要因であることがわかっているが，小児がんはまったく異なるものである。がん教育の対象となる児童生徒には，小児がんに対して誤解を生じさせない配慮が求められる。たとえば，成人と同じ生活習慣（喫煙や飲酒など，未成年では禁止されていること）をもったことが原因で小児がんになったのだろうという誤解や，治療の副作用によって変化する風貌についてからかいの対象となることについて避けなければならない。小児がんの児童生徒自身については，診断，入院，復学時を通した継続的な支援が求められることから，特別支援教育（院内学級等）の教員と連携をとり，小児がん児童生徒への理解を深めたい。がん教育を実施する学校に小児がんの児童生徒がいる場合は，授業の前に本人や保護者と面談をし，大人のがんと子どものがんは違うこと，生活習慣やがん検診について学習するが，それは小児がんの子どもにとっても大切なこと，などについて説明するとよい。

　小児がんは，治療による合併症を生じやすく，成長発達期の治療となることから，小児がん児童生徒自身の教育や自立を考慮した対応が求められるとともに，家族に向けた長期的支援や配慮が必要である（第17章参照）。

第3節 ● 関係諸機関との連携

　学校教育では，教員以外の外部講師等による授業が実施されている。がん教育においても学習内容によっては外部講師を招いた授業が，より良い場合がある。外部講師を招いた授業は，総合的な学習の時間や道徳，特別活動等として実施している学校が多くみられる。

1. がん患者による体験談

　把握されているがんの要因は，全体の6割程度であり，4割は不明であるという点に留意する必要がある。科学的根拠に基づいてがんにかかるリスクを減らすための方法を学ぶことは重要であるが，喫煙や飲酒をしていなくてもがんになることはある。したがって，一見矛盾するように思われる現実と向き合ったがん教育が求められよう。このような現状を，がん患者の体験談を導入することで理解させる学校もある。この体験談を導入することは，がん患者への偏見が助長されることのないよう配慮するためのものでもある。誰にでもがんになる可能性があることを，理解できるようにする。がん患者による体験談は，保健の授業の前後に入れることで，児童・生徒が情意面で健康や命の大切さをとらえ，自身や家族・友人等といった自他の健康を保持増進するための表現力が高まることが期待される。

2. 保健師等の地域保健専門職による講話

　がんは早期に発見されれば，生存率が高い病気であるにもかかわらず，わが国のがん検診受診率は5割に満たない地域が多い。わが国では，健康増進法によりがん検診が実施されており，すべての自治体で地域の保健活動としてがん検診が実施されている。その実態は，自治体によって対象者や費用等に多少の違いがあり，ホームページや広報誌などで知ることができる。しかし，地域の保健活動に主体的に携わっている職員の話を聞くことは，児童生徒にとって有意義である。一部の地域では，防煙教育や性教育で地域保健行政と連携をとっているが，がん教育においても活用されたい。

3. がん専門病院の医療者による講話

　がん治療を専門とする医療機関が身近に存在していることを知るのは，生涯にわたる健康管理に大切なことである。厚生労働省は，全国に**がん診療連携拠点病院**等を指定し，質の高いがん医療を行っている医療機関の整備を図ろうとしている。指定を受けている身近な医療機関は，国立がん研究センターがん対策情報センターが作成しているウェブサイト「がん情報サービス」から探すことができる。ここでがん医療に従事する医療者をゲストスピーカーとして招いた学校もある。

また，国の指定医療機関でなくても，各都道府県が独自に指定制度を設けて，地域のがん医療の水準を向上することに努めている。そのような医療機関を，都道府県がん対策のホームページでリストアップしているところもある。

第4節 ● がん教育の計画と評価

　第2節で示したように，がん教育実施の際には配慮を要する事項があるのが一般的である。しかし各学校の実態は多様であるため，配慮を要するターゲット集団は厳密には一定ではない。そこで，がん教育導入前に影響評価を行うことを推奨したい。本節では，そのための方法として，健康影響予測評価（Health Impact Assessment：HIA）を用いたがん教育の計画と評価について説明する。

　HIAは，新たに提案された政策が健康にどのような影響を及ぼすかを事前に予測・評価することにより，健康の便益を促進し，かつ不利益を最小にするように政策を最適化していく一連の過程とその方法論である（WHO，IAIA等）。がん教育に限らず，社会の変化にともなう教育内容の導入は，学校現場にとってはストレスとなることが多いため，HIAが示すガイドラインに沿って，次の作業を行うようにするとよい。

(1) 第1段階　スクリーニング（screening）

　まず，HIAを実施するチームを組織化する。組織には，学校医や学校保健・公衆衛生の専門家を含むとよいため，学校保健委員会を母体として実施することも可能である。日本公衆衛生学会版HIAガイダンスを用いて影響集団を同定し，それぞれの集団について健康影響を検討する。ここで検討する健康影響は，健康の社会的決定要因の抽出に鑑みて，身体的健康影響のみならず，精神的ひいては社会的影響まで視野に入れる。

表23.1　がん教育実施前のHIA実施プロセス

HIAの段階	作業仮説	作業結果の例
スクリーニング Screening	がん教育によって健康影響を受ける集団は？	児童生徒，保護者，小児がん患者とその家族，身内にがん患者のいる児童生徒，地域住民など
仕様決定 Scoping	スクリーニング結果の真偽を確かめる方法は？	重点項目の目標設定，調査対象者・調査方法（質問紙，インタビュー，文書調査など）の決定
事前評価 Appraisal	スクリーニング結果の真偽は？	個別インタビュー，文献的考察など
報告 Reporting	何を報告すればよいか？ 推奨意見は何か？	提言の作成，学校長への報告，教育委員会への報告など

（2）第2段階　仕様決定（scoping）

　主たる影響集団を同定したら，それが事実であるか否かの検証を行う。そのための調査計画を立案する。一般的に多忙な学校現場においては，時間のかかる質問紙調査よりも，比較的迅速に実施することの可能なインタビュー調査を勧めたい。あるいは，既存の統計資料や文書等から，事実の検証を行うことも可能である。

（3）第3段階　事前評価（appraisal）

　前述で決定された仕様に基づき，調査を実施し，その結果をまとめる。

（4）第4段階　報告（reporting）

　第1～3段階の過程について報告書を作成し，HIA実施チームとして推奨するがん教育実施のための提言をまとめる。配慮を要する集団に，どのような配慮を行えばよいのかが具体的な内容となる。これらの内容は，学校長や教育委員会に対し報告する。さらに，忘れてはならないのが，不利益を受ける集団のみならず便益を受ける集団のさらなる支援策を検討することも同様に求められる。

　その後，がん教育が実施され，結果的にターゲット集団にどのような健康影響があったのかを評価し，次年度への計画立案へ還元することになる。

この章のまとめ

- がん教育では，わが国のがんの状況，がんの発生とその経過，がんの予防，がんの早期発見・がん検診，がんの治療法および緩和ケア，がん患者への理解と共生が，主な内容として扱われる。
- がん教育を実施する際には，事前に配慮を要する事項があるかどうか検討する。特に，身内にがんの家族がいる児童生徒，小児がんの罹患経験がある児童生徒には，各種ガイドを参考にするとよい。
- 学校や地域の実態に応じて，外部講師等を招いた授業を実施するようにするとよい。主なものとして，がん患者による体験談，保健師等の地域保健専門職による講話，がん診療連携拠点病院等のがん専門病院の医療者による講話等があげられる。

【引用文献】
1) 厚生労働省（2015）：平成27年人口動態統計月報年計（概数）の概況　http://www.mhlw.go.jp/toukei/saikin/hw/jinkou/geppo/nengai15/dl/gaikyou27.pdf
2) 国立がん研究センター（2016）：最新 がん統計　http://ganjoho.jp/reg_stat/statistics/stat/summary.html

【参考文献】
- 国立がん研究センター：全国がん登録とは　http://ganjoho.jp/reg_stat/can_reg/national/about.html
- 厚生労働省：がん対策推進基本計画　http://www.mhlw.go.jp/bunya/kenkou/gan_keikaku.html
- 文部科学省（2015）：学校におけるがん教育の在り方について（報告）
  http://www.mext.go.jp/a_menu/kenko/hoken/1369993.htm
- 文部科学省：がん教育推進のための教材　http://www.mext.go.jp/a_menu/kenko/hoken/1369992.htm
- 文部科学省（2016）：外部講師を用いたがん教育ガイドライン
  http://www.mext.go.jp/a_menu/kenko/hoken/1369991.htm
- 国立がん研究センター：がん情報サービス　http://ganjoho.jp/public/index.html
- 国立がん研究センター：科学的根拠に基づく発がん性・がん予防効果の評価とがん予防ガイドライン提

- 言に関する研究　http://epi.ncc.go.jp/can_prev/93/3850.html
- 国立がん研究センター：科学的根拠に基づくがん検診推進のページ　http://canscreen.ncc.go.jp/
- 厚生労働省支援事業　Hope Tree：http://www.hope-tree.jp/
- がんの子どもを守る会：がんの子どもの教育支援に関するガイドライン 2002　http://www.ccaj-found.or.jp/
- 助友裕子（2016）：「がん教育」の実践授業．健．45(9). 16-24
- がんの教育・普及啓発合同研究班：がんの教育・普及啓発　http://plaza.umin.ac.jp/~canedu/index.html
- 福田吉治，八幡裕一郎，今井博久監（2008）：一目でわかるヘルスプロモーション　理論と実践ガイドブック．国立保健医療科学院
- Kemm, J., Parry, J., Palmer, S. (2004): Health impact assessment: concepts, theory, techniques, and applications. Oxford University Press（藤野善久，松田晋哉監訳（2008）：健康影響評価－概念・理論・方法および実施例－．社会保険研究所）
- 原田規章，香山不二雄，川上憲人ほか，日本公衆衛生学会公衆衛生モニタリング・レポート委員会（2011）：公衆衛生モニタリング・レポート　健康影響予測評価（Health Impact Assessment）の必要性と日本公衆衛生学会版ガイダンスの提案．日本公衆衛生雑誌. 58(11). 989-92
- Yako-Suketomo, H., Fujino, Y., Kawamura, Y., Katanoda, K., Eguchi, K., Kato, M.(2013): Health Impact Assessment of cancer education for school children. IUHPE 21st World Conference on Health Promotion in Pattaya, Thailand. Book of Abstracts. 29-163

第24章 性に関する指導・教育

松浦 賢長

この章で学ぶこと
- 学校看護の範疇における性に関する指導は，保健学習と保健指導に分けられる。
- 性に関する指導は，保健学習においては小学校4年生から扱われ，発達段階に応じて体系的に内容が組まれている。
- 集団保健指導においては，文部科学省から基本的な考え方が提示されている。

[キーワード] 性教育，性に関する指導，保健学習，保健指導，集団保健指導，個別保健指導，学習指導要領，体育，保健体育，発達段階，身体性，関係性，抽象性，社会性，保護者の理解，地域の理解，共通理解，性行為，避妊方法

第1節 ●「性教育」という言葉

　日本の教育行政に「性教育」という言葉が導入されたのは，1972（昭和47）年頃である。その後，「性教育」という言葉は30年以上にわたって用いられ，2005（平成17）年頃まで文部科学省の公的な発表等に使われていた。

　この「性教育」以前に，そして「性教育」以後，現在用いられている表現は，「性に関する指導」である。都道府県によっては，「性に関する教育」という表現を用いているところもある*。

＊文部科学省発行の『生徒指導提要（平成22年）』においても，「性教育」という言葉は用いられておらず，「性に関する指導」「性に関する教育」が用いられている。

第2節 ● 保健学習と保健指導

　学校における性に関する指導・教育は，大きく2系統に分けられる。「学習」系統と「指導」系統である。学校看護の範囲でいえば，「保健学習」と「保健指導」となる。「保健学習」は原則，学校の正規の授業であり，集団を対象にする教育である。「保健指導」は「集団保健指導」と「個別保健指導」に分けられる。集団を対象にする取り組みは「保健学習」と「集団保健指導」である。

　保健学習とは教科*の中で展開される学習のことである。教科とは，いわゆる学校の「授業」の最も大きな分類である。教科については学習指導要領に則った学習達成目標が示され，その目標に対応して児童生徒の学習達成度評価がなされる。

　保健学習の中核を担うのは「保健」の授業である。これは，小中高の校種によって教科の位置づけが異なっている。小学校では教科の中の「領域」として扱われ，中学校では「分野」として位置づけられている。高等学校になると「科目」となる*。

＊教科一覧
[小学校] 国語／音楽／算数／図画工作／理科／家庭／生活／体育
[中学校] 国語／美術／社会／保健体育／数学／技術・家庭／理科／外国語／音楽
[高等学校共通] 国語／保健体育／地理歴史／芸術／公民／外国語／数学／家庭／理科／情報

＊「科目」は「教科」の1つ下の分類である。校種が上がるにつれ，「保健」の扱いが大きくなっていくことがわかる。

「保健」の授業では，学習指導要領（それに基づく検定教科書）に則った目標を立てることになる。そのうえで，目標に応じた児童生徒の評価を行う。ゆえに，「保健」の授業を担当するということは，児童生徒を評価する立場に立つということでもある。保健学習では，まずは教科書を中心にした基礎的な知識・技能を身につけることになる。

【「保健」の授業の教科における位置づけ】
- 小学校　　…　教科「体育」の中の「保健」領域
- 中学校　　…　教科「保健体育」の中の「保健」分野
- 高等学校　…　教科「保健体育」の中の科目「保健」

第3節 ● 保健学習の内容［小学校］

学習指導要領では，小学校で「保健」が扱われるのは小学校3年生からである。性に関する指導・教育に直接関連する内容は，小学校4年生からである。

（1）小学校学習指導要領
【第9節　体育】
［第3学年・4学年］
G　保健
（2）体の発育・発達について，課題を見付け，その解決を目指した活動を通して，次の事項を身に付けることができるよう指導する。（※取扱いは第4学年）
　ア　体の発育・発達について理解すること。
　　（ア）体は，年齢に伴って変化すること。また，体の発育・発達には，個人差があること。
　　（イ）体は，思春期になると次第に大人の体に近づき，体つきが変わったり，初経，精通などが起こったりすること。また，異性への関心が芽生えること。

［第5学年・6学年］
G　保健
（1）心の健康について，課題を見付け，その解決を目指した活動を通して，次の事項を身に付けることができるよう指導する。（※取扱いは第5学年）
　ア　心の発達及び不安や悩みへの対処について理解するとともに，簡単な対処をすること。
　　（ア）心は，いろいろな生活経験を通して，年齢に伴って発達すること。
　　（ウ）不安や悩みへの対処には，大人や友達に相談する，仲間と遊ぶ，運動をするなどいろいろな方法があること。

（3）病気の予防について理解できるようにする。
　　　イ　病原体が主な要因となって起こる病気の予防には，病原体が体に入るの
　　　　を防ぐことや病原体に対する体の抵抗力を高めることが必要であること。

（2）学習指導要領（解説）における性教育に関係する記述【小学校　体育】
○思春期の体の変化

　思春期には，体つきに変化が起こり，人によって違いがあるものの，男子はがっしりした体つきに，女子は丸みのある体つきになるなど，男女の特徴が現れることを理解できるようにする。

　思春期には，初経，精通，変声，発毛が起こり，また，異性への関心も芽生えることについて理解できるようにする。さらに，これらは，個人差があるものの，大人の体に近づく現象であることを理解できるようにする。

　なお，指導に当たっては，発達の段階を踏まえること，学校全体で共通理解を図ること，保護者の理解を得ることなどに配慮することが大切である。

第4節　保健学習の内容［中学校］

　中学校1年生では，生殖にかかわる身体機能，とくに内分泌を理解することになる。抽象的な内容を理解する能力が求められる内容である。ただし，妊娠や出産が可能となるような成熟が始まるという観点から，受精・妊娠までを取り扱うものとし，妊娠の経過は取り扱わないものとされている。また，中学校3年生で性感染症について学ぶことになる。代表的な性感染症が教科書においては扱われている。

（1）中学校学習指導要領
〔保健分野〕
2　内容
　（1）健康な生活と疾病の予防について，課題を発見し，その解決を目指した活
　　　動を通して，次の事項を身に付けることができるよう指導する。
　　ア　健康な生活と疾病の予防について理解を深めること。
　　　（オ）感染症は，病原体が主な要因となって発生すること。また，感染症の
　　　　　多くは，発生源をなくすこと，感染経路を遮断すること，主体の抵抗
　　　　　力を高めることによって予防できること。（中学3年）
　（2）心身の機能の発達と心の健康について，課題を発見し，その解決を目指し
　　　た活動を通して，次の事項を身に付けることができるよう指導する。（中学
　　　1年）
　　ア　心身の機能の発達と心の健康について理解を深めるとともに，ストレス

への対処をすること。
（ア）身体には，多くの器官が発育し，それに伴い，様々な機能が発達する時期があること。また，発育・発達の時期やその程度には，個人差があること。
（イ）思春期には，内分泌の働きによって生殖にかかわる機能が成熟すること。また，成熟に伴う変化に対応した適切な行動が必要となること。
（4）健康な生活と疾病の予防について理解を深めることができるようにする。

（2）学習指導要領（解説）における性教育に関係する記述【中学校　保健体育】

（イ）生殖に関わる機能の成熟（中学1年）

　思春期には，下垂体から分泌される性腺刺激ホルモンの働きにより生殖器の発育とともに生殖機能が発達し，男子では射精，女子では月経が見られ，妊娠が可能となることを理解できるようにする。また，身体的な成熟に伴う性的な発達に対応し，個人差はあるものの，性衝動が生じたり，異性への関心などが高まったりすることなどから，異性の尊重，性情報への対処など性に関する適切な態度や行動の選択が必要となることを理解できるようにする。

　なお，指導に当たっては，発達の段階を踏まえること，学校全体で共通理解を図ること，保護者の理解を得ることなどに配慮することが大切である。

オ　感染症の予防（中学3年）

　㋑　エイズ及び性感染症の予防

　エイズ及び性感染症の増加傾向と青少年の感染が社会問題になっていることから，それらの疾病概念や感染経路について理解できるようにする。また，感染のリスクを軽減する効果的な予防方法を身に付ける必要があることを理解できるようにする。例えば，エイズの病原体はヒト免疫不全ウイルス（HIV）であり，その主な感染経路は性的接触であることから，感染を予防するには性的接触をしないこと，コンドームを使うことなどが有効であることにも触れるようにする。

　なお，指導に当たっては，発達の段階を踏まえること，学校全体で共通理解を図ること，保護者の理解を得ることなどに配慮することが大切である。

第5節 ● 保健学習の内容［高等学校］

　高等学校では，中学校で学んだ抽象的な内容の次の段階として，社会的な内容を学ぶことになる。また，生涯を通じる健康として，家族計画（避妊含む）について学ぶ。

（1）高等学校学習指導要領

【第6節　保健体育】

第2　保健

2　内容

(1) 現代社会と健康について，自他や社会の課題を発見し，その解決を目指した活動を通して，次の事項を身に付けることができるよう指導する。

　ア　現代社会と健康について理解を深めること。

　　(イ) 現代の感染症とその予防

　　　感染症の発生や流行には，時代や地域によって違いがみられること。その予防には，個人の取組及び社会的な対策を行う必要があること。

(3) 生涯を通じる健康について，自他や社会の課題を発見し，その解決を目指した活動を通して，次の事項を身に付けることができるよう指導する。

　ア　生涯を通じる健康について理解を深めること。

　　(ア) 生涯の各段階における健康

　　　生涯を通じる健康の保持増進や回復には，生涯の各段階の健康課題に応じた自己の健康管理及び環境づくりが関わっていること。

（2）学習指導要領（解説）における性教育に関係する記述【高等学校　保健体育】

3　内容

(1) 現代社会と健康

　現代社会と健康について，自他や社会の課題を発見し，その解決を目指した活動を通して，次の事項を身に付けることができるよう指導する。

　ア　知識

　　(イ) 現代の感染症とその予防

　　　感染症は，時代や地域によって自然環境や社会環境の影響を受け，発生や流行に違いが見られることを理解できるようにする。その際，交通網の発達により短時間で広がりやすくなっていること，また，新たな病原体の出現，感染症に対する社会の意識の変化等によって，腸管出血性大腸菌（O157等）感染症，結核などの新興感染症や再興感染症の発生や流行が見られることを理解できるようにする。

　　　また，感染症のリスクを軽減し予防するには，衛生的な環境の整備や検疫，正しい情報の発信，予防接種の普及など社会的な対策とともに，それらを前提とした個人の取組が必要であることを理解できるようにする。その際，エイズ及び性感染症についても，その原因，及び予防のための個人の行動選択や社会の対策について理解できるようにする。

（3）生涯を通じる健康

(3) 生涯を通じる健康について，自他や社会の課題を発見し，その解決を目指

した活動を通して，次の事項を身に付けることができるよう指導する

ア　知識

（ア）生涯の各段階における健康

⑦　思春期と健康

思春期における心身の発達や性的成熟に伴う身体面，心理面，行動面などの変化に関わり，健康課題が生じることがあることを理解できるようにする。その際，これらの変化に対応して，自分の行動への責任感や異性を理解したり尊重したりする態度が必要であること，及び性に関する情報等への適切な対処が必要であることを理解できるようにする。

なお，指導に当たっては，発達の段階を踏まえること，学校全体で共通理解を図ること，保護者の理解を得ることなどに配慮することが大切である。

④　結婚生活と健康

結婚生活について，心身の発達や健康の保持増進の観点から理解できるようにする。

その際，受精，妊娠，出産とそれに伴う健康課題について理解できるようにするとともに，健康課題には年齢や生活習慣などが関わることについて理解できるようにする。また，家族計画の意義や人工妊娠中絶の心身への影響などについても理解できるようにする。また，結婚生活を健康に過ごすには，自他の健康に対する責任感，良好な人間関係や家族や周りの人からの支援，及び母子の健康診査の利用や保健相談などの様々な保健・医療サービスの活用が必要であることを理解できるようにする。

なお，妊娠のしやすさを含む男女それぞれの生殖に関わる機能については，必要に応じ関連付けて扱う程度とする。

第6節　発達段階

性に関する指導・教育に即した発達モデルの1つを図24.1に示す。生まれてから小学校低学年あたりまで，身の回りのものに注意を向ける「身体性」を培うことになる。これは，具体的な事物を用いた学習が中心であり，"原風景"を培う発達段階である。

小学校中学年ころに「関係性」が培われる。発達段階としては最も短く，かつ重要な時期でもある。しかし，近年，ギャングエイジ*の喪失やゲーム・スマホの普及により，この関係性を身につけることが難しくなってきている。

小学校高学年にもなると，関係性の上に「抽象性」が培われる。抽象的な内容が学習に盛り込まれる時期である。"いのち"というきわめて抽象的な言葉を理解できるのもこの時期である。

【ギャングエイジ】
児童が，親や教師よりも友人を大事にしはじめる年代のこと。

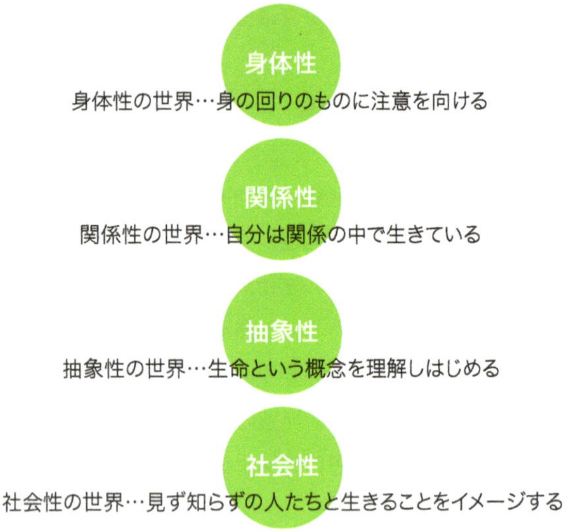

身体性
身体性の世界…身の回りのものに注意を向ける

関係性
関係性の世界…自分は関係の中で生きている

抽象性
抽象性の世界…生命という概念を理解しはじめる

社会性
社会性の世界…見ず知らずの人たちと生きることをイメージする

図 24.1　経験的な発達モデル

　さらに，中学生から高校生時期に「社会性」が培われていく。関係性と抽象性が十分に発達した上にこの社会性が築かれる。学習内容には社会的な対策が盛り込まれる。

この章のまとめ
- 性に関する指導は，保健学習と保健指導の連動の上に展開することが重要である。
- 集団を対象とした性に関する指導は，発達段階に応じて実施することが重要である。
- 集団保健指導においては，文部科学省から提示されている基本的な考え方を基盤とすることが求められる。

【引用文献】
1) 文部科学省：学校教育全体（教科横断的な内容）で取り組むべき課題（食育，安全教育，性教育）と学習指導要領等の内容
http://www.mext.go.jp/b_menu/shingi/chukyo/chukyo3/022/siryo/06092114/001/004/003.htm

第25章 飲酒, 喫煙, 薬物

渡辺 多恵子

この章で学ぶこと
- 未成年の飲酒, 喫煙の現状と健康日本21（第二次）の目標を知る。
- 飲酒, 喫煙, 薬物乱用の関連要因について知る。
- 飲酒, 喫煙, 薬物乱用予防に向けた学校看護活動について考える。

[キーワード] 飲酒, 喫煙, 薬物乱用, 健康日本21（第二次）, ライフスキル, プリシード・プロシードモデル, ヘルスリテラシー, プロセス評価, 影響評価, 結果評価, 自己肯定感

第1節 ● 未成年の飲酒・喫煙の現状と健康日本21（第二次）の目標

飲酒, 喫煙, 薬物乱用の健康への悪影響は世界的にコンセンサスの得られたエビデンスであり, 依存性を伴う危険行動である。精神的にも身体的にも成熟の途中にある未成年の心身への影響は大きく, 飲酒は,「未成年者飲酒防止法」により1922（大正11）年から禁止されており, 喫煙は,「未成年者喫煙防止法」により1900（明治33）年から禁止されている。未成年の飲酒と喫煙は, 健康日本21（第二次）*の分析評価事業の評価項目として取り上げられ, 全国的な取り組みにより, 飲酒, 喫煙とも減少に向かってはいるものの, 平成34年度の評価目標である「未成年の飲酒0％」「未成年の喫煙0％」には至っていない（図25.1, 25.2）。学

[健康日本21（第二次）]
21世紀における第2次国民健康づくり運動（第4次国民健康づくり対策）である。健康日本21最終評価で提起された課題等をふまえ, 生活習慣病の予防やこころの健康など5分野53項目の目標が設定された。健康寿命の延伸, 健康格差の縮小などが目標として盛り込まれている。運動の期間は平成25年度から34年度まで。

[補足：健康日本21]
21世紀における国民健康づくり運動（第3次国民健康づくり対策）である。すべての国民が健やかで心豊かに生活できる活力ある社会とするため, 壮年期死亡の減少, 健康寿命の延伸及び生活の質の向上を実現することを目的とし, 一次予防に重点を置いた対策が強力に推進された。当初, 運動の期間は平成12年度から平成22年度までであったが, 平成24年度まで延長された。

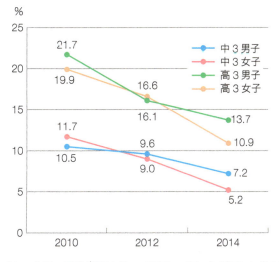

図25.1 未成年の飲酒の現状[1]（調査前30日間に1回でも飲酒した者の割合）

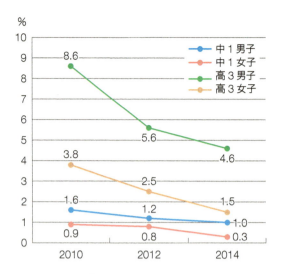

図25.2 未成年の喫煙の現状[1]

校での取り組みが期待される健康課題であるといえる。

第2節 ● 飲酒，喫煙，薬物乱用の関連要因

　中高生の喫煙の関連要因として，「喫煙している友人をもっていること」「喫煙の害があまりないと思うこと」「兄や姉が喫煙していること」「朝食を抜くこと」「親にあまり相談しないこと」「高校以降の進学希望がないこと」「学校が楽しいと思わないこと」「コーヒーや紅茶をよく飲むこと」「母や父の喫煙」「炭酸飲料をよく飲むこと」「牛乳を飲まないこと」などが報告されている[2]。男女の比較では，男子より女子のほうが「生活習慣」や「学校生活」との関連が強く，中高の比較では，高校で「友人の喫煙」の相対危険度が上がり，「家族の喫煙」の相対危険度が下がり，「クラブ活動」「進学希望」についての相対危険度があがる傾向が認められたことが報告されている[2]。別の研究では，加えて「喫煙に対する本人及び周囲の態度」があげられ，本人が喫煙に肯定的であるほど，また，周囲が本人の喫煙を強く期待するほど，喫煙する傾向にあることが報告されている。学校建物内禁煙，学校敷地内禁煙を実施した学校では，中高生の喫煙率が低い傾向が認められたという調査報告がある[3]。青少年の喫煙は，周囲の環境や生活，個人の知識や意識に影響されると考えられる。

　喫煙，飲酒，薬物乱用などの青少年の危険行動は，社会的要因（保護者，きょうだい，友人の行動や態度，マスメディアなどの影響）と個人的要因（知識，態度，社会的要因への対処スキル，**ライフスキル***など）との相互作用によって引き起こされることが示されている。学校には，社会的要因，個人的要因の双方に働きかける支援が期待されていると考えられる。

［ライフスキル］
生活の中で生じる問題や要求を，建設的かつ効果的に対処する心理社会的能力。

第3節 ● 飲酒，喫煙，薬物乱用予防に向けた学校看護活動

　飲酒，喫煙，薬物乱用は，依存性をともなう危険行動である。依存性をともなう行動からは，脱却することが困難である。学校には，そのような依存性をともなう危険行動を起こす前の段階，すなわち一次予防*の観点からの取り組みが期待される。具体的には，健康教育，生活指導，健康相談，環境整備などである。

　飲酒，喫煙，薬物乱用対策のターゲットとなる要因は，グリーン（Green, L. W.）のプリシード・プロシードモデル*の「教育・組織診断」の健康行動に影響を及ぼす3つの要因に当てはめて検討することが有効である（表25.1）。

　前提要因は，行動を起こすための動機付けをし，行動のための理論を提供するものである。喫煙，飲酒，薬物乱用防止教育においては，知識，態度，信念，価値観などがこれに当てはまる。

　実現要因は，個人の特性をもとに，動機付けを実行に結びつけるもので，誘惑を断るスキル，ヘルスリテラシー*，ライフスキルなどがこれに当たる。

　強化要因は，行動が開始されたあと，報酬やインセンティブを与えることで行動の継続を奨励するもので，友人や家族，教師の行動や態度がこれに当たる。

　プリシード・プロシードモデルは，対象をアセスメントするプリシードと，アセスメントにしたがって実践と評価を行うプロシードから成り立つ。実践した健康教育は，評価を行い，さらなる実践につないでいくことが求められる。

　プリシード・プロシードモデルにおける評価は，プロセス評価，影響（インパクト）評価，結果（アウトカム）評価による。プロセス評価は結果にいたるまでの過程（プロセス）を評価する。企画の内容は現状に適していたか，企画が計画に沿ってどの程度進められたかなどもプロセス評価の1つである。影響評価は，準備要因，実現要因，強化要因の変化を評価するものである。喫煙や飲酒，薬物乱用について，正しい知識が得られているか，ライフスキルは高まったか，家族の行動に変化があったかなども影響評価の1つである。結果評価は，健康やQOL

【一次予防】
生活を改善して健康を増進したり，疾病の発症を防止する段階。

【補足：二次予防・三次予防】
早期発見，早期治療により，疾病の進行を防ぐ段階を二次予防という。また，後遺症の防止，再発の防止，残存機能の維持・回復，社会復帰などの段階を三次予防という。

【プリシード・プロシードモデル】
1991年にグリーンとロイターによって開発された。QOLの向上を最終目標とした保健プログラムの企画，評価のモデルである。対象のニーズをアセスメントするプリシードと，アセスメントにしたがって実践と評価を行うプロシードから成り立つ。

【ヘルスリテラシー】
健康情報を入手し，理解し，評価し，活用するための知識，意欲，能力。

表25.1　喫煙，飲酒，薬物乱用防止にかかわる要因

3つの影響要因		
前提要因	動機付けの要因	知識，態度，信念，価値観など
実現要因	動機付けを行動に結びつける要因	誘惑を断るスキル ヘルスリテラシー ライフスキル（自己肯定感*，意思決定，目標設定，ストレス対処，コミュニケーションスキルなど）
強化要因	行動の継続に関わる要因	友人の行動や態度 家族の行動や態度 教師の行動や態度

【自己肯定感】
自分自身を価値のある存在であると感じる感覚。自尊感情。

の向上に影響したかどうかを評価する。

　飲酒，喫煙，薬物乱用予防に向けた学校看護活動には，的確な実践，実践の評価，実践へのフィードバックという Plan(P)-Do(D)-Check(C)-Act(A) を活用した根拠に基づく実践が期待される。

この章のまとめ

- 飲酒，喫煙，薬物乱用は依存性を伴う危険行動である。
- 喫煙，飲酒，薬物乱用などの青少年の危険行動は，社会的要因（保護者，きょうだい，友人の行動や態度，マスメディアなどの影響）と個人的要因（知識，態度，社会的要因への対処スキル，ライフスキルなど）との相互作用によって引き起こされることが示されている。
- 学校には，そのような依存性をともなう危険行動を起こす前の段階，すなわち一次予防の観点からの取り組みが期待される。具体的には，健康教育，生活指導，健康相談，環境整備などである。
- グリーン（Green, L. W.）のプリシード・プロシードモデルの「教育・エコロジカルアセスメント」の健康行動に影響を及ぼす3つの要因（準備要因，実現要因，強化要因）などに当てはめてターゲットとなる要因を検討し，的確な実践，実践の評価，実践へのフィードバックという支援ループを活用した根拠に基づく実践が期待される。

【引用文献】

1) 厚生労働省：健康日本21（第二次）分析評価事業
   http://www.mhlw.go.jp/seisakunitsuite/bunya/kenkou_iryou/kenkou/kenkounippon21/kenkounippon21/
2) 尾崎米厚（2005）：青少年の喫煙行動，関連要因，および対策．保健医療科学．54(4)．284-289
3) Osaki Y, Tanihata T, Ohida T, et al.(2008): Decrease in the prevalence of smoking among Japanese adolescents and its possible causes: periodic nationwide cross-sectional surveys. Environ Health Prev Med. 13(4). 219-226

【参考文献】

- 西岡伸紀，岡田加奈子，市村国男他（1993）：青少年の喫煙関連要因の検討―日本青少年喫煙調査（JASS）の結果より―．学校保健研究．35(2)．67-78
- 厚生労働統計協会（2016）：国民衛生の動向 2016/2017
- JKYBライフスキル教育研究会編（2008）：「きずなを強めるこころの能力」を育てるJKYBライフスキル教育プログラム小学校5年生用．東山書房
- 喫煙，飲酒，薬物乱用防止に関する指導参考資料作成委員会編（2010）：喫煙，飲酒，薬物乱用防止に関する指導参考資料　小学校編．財団法人 日本学校保健協会
- 喫煙，飲酒，薬物乱用防止に関する指導参考資料作成委員会編（2011）：喫煙，飲酒，薬物乱用防止に関する指導参考資料　中学校編．財団法人 日本学校保健協会
- 喫煙，飲酒，薬物乱用防止に関する指導参考資料作成委員会編（2012）：喫煙，飲酒，薬物乱用防止に関する指導参考資料　高等学校編．財団法人 日本学校保健協会
- 福田吉治，八幡裕一郎，今井博久監（2008）：一目でわかるヘルスプロモーション　理論と実践ガイドブック．国立保健医療科学院
- JKYB研究会編（2000）：ライフスキルを育む喫煙防止教育．東山書房

第26章 特別支援教育・医療的ケア

梶原 由紀子

この章で学ぶこと

- 特別支援学校に在籍する児童生徒は増加傾向にあり,通級による指導を受けている児童生徒も制度開始以降増加している。これらの児童生徒に対する適切な指導および必要な支援は,学校教育における喫緊の課題となっている。
- 共生社会の形成に向けたインクルーシブ教育システム構築のための特別支援教育を着実に進めていくことが求められている。
- 特別支援学校では,看護師と連携しながら教員が医療的ケアを実施している。障害のある子どもの諸情勢は大きく変化してきている。

[キーワード] 特別支援教育,特別支援学校,特別支援学級,通級による指導,共生社会,インクルーシブ教育,ノーマライゼーション,医療的ケア,認定特定行為業務従事者認定証

　障害のある児童生徒への教育は,2007(平成19)年4月より「特殊教育」から「特別支援教育」として制度の転換が行われ,障害のある子どもへの理解が広がるとともに,学習できる環境の整備も進んでいる。特別支援学校に在籍する児童生徒は増加傾向にあり,通級による指導を受けている児童生徒も制度開始以降増加している。一方で,特別支援学級や通級による指導については,対象となる児童生徒への関係機関との連携した学校全体での適切な対応,障害のない児童生徒との交流および共同学習の促進,担当教員の専門性の向上などが課題となっている[1]。さらに,昨今,医学や心理学の進展,社会におけるノーマライゼーションの理念の浸透などにより,障害の概念や範囲も変化している。

第1節 ● 特別支援教育の現状

　2007(平成19)年度までは,障害のある幼児児童生徒への教育は特殊教育として,一人ひとりの障害の種類や程度に応じ,特別支援学校や特別支援学級,通級による指導*といったきめ細やかな教育が行われていた。一方,小・中学校等の児童生徒の中には,障害の状態等がわかりにくい子どもがいることが明らかになってきた。

　近年の社会の変化や障害の重度・多様化等をふまえ,2005(平成17)年4月には発達障害者支援法が施行され,発達障害のある子どもを含む特別な支援を必要とする子どもへの指導や支援の充実が求められるようになった。その後,特別支援学校の創設や小・中学校等における特別支援教育の推進等を内容とする学校教

【通級による指導】
小・中学校の通常の学級に在籍するLD等のある児童生徒が,各教科等の授業は通常の学級で行いつつ,障害に応じた特別の指導を「通級指導教室」等の特別の場所で行う一つの形態。障害による学習上または生活上の困難を改善・克服を目的としている。

育法の改正が2006（平成18）年6月に行われ，2007（平成19）年4月より「特別支援教育」への制度の転換が行われた。

文部科学省初等中等教育局長より「特別支援教育の推進について（通知）」[2]が発出され，特別支援教育の理念が示されている。

> **特別支援教育の理念**
>
> 特別支援教育とは，障害のある幼児児童生徒の自立や社会参加に向けた主体的な取り組みを支援するという視点に立ち，幼児児童生徒一人ひとりの教育的ニーズを把握し，その持てる力を高め，生活や学習上の困難を改善または克服するため，適切な指導および必要な支援を行うものである。
>
> また，特別支援教育は，これまでの特殊教育の対象の障害だけでなく，知的な遅れのない発達障害も含めて，特別な支援を必要とする幼児児童生徒が在籍するすべての学校において実施されるものである。
>
> さらに，特別支援教育は，障害のある幼児児童生徒への教育にとどまらず，障害の有無やその他の個々の違いを認識しつつさまざまな人々が生き生きと活躍できる共生社会の形成の基礎となるものであり，日本の現在及び将来の社会にとって重要な意味を持っている。

2012（平成24）年に文部科学省から発表された通常の学級に在籍する発達障害の可能性のある特別な教育的支援を必要とする児童生徒に関する調査結果では，学習面または行動面で著しい困難を示すとされた児童生徒が約6.5％の割合で在籍すると推定され，すべての学校において特別支援教育が実施されることが求められている。これらの児童生徒に対する適切な指導および必要な支援は，学校教育における喫緊の課題となっている。また，平成24年7月の中央教育審議会初等中等教育分科会の報告より，「障害者の権利に関する条約」の批准に向け取りまとめた「共生社会の形成に向けたインクルーシブ教育システム構築のための特別支援教育の推進（報告）」[3]において，共生社会*の形成に向けたインクルーシブ教育システム構築のための特別支援教育を着実に進めていくことが求められている。

> **インクルーシブ教育システム*構築のための特別支援教育の推進**
>
> ① 障害のある子供が，その能力や可能性を最大限に伸ばし，自立し社会参加することができるよう，医療，保健，福祉，労働等との連携を強化し，社会全体のさまざまな機能を活用して，十分な教育が受けられるよう，障害のある子供の教育の充実を図ることが重要である。
>
> ② 障害のある子供が，地域社会の中で積極的に活動し，その一員として豊かに生きることができるよう，地域の同世代の子供や人々の交流等を通して，地域での生活基盤を形成することが求められている。このため，可能な限り共に学ぶことができるよう配慮することが重要である。
>
> ③ 特別支援教育に関連して，障害者理解を推進することにより，周囲の人々が，障害のある人や子供と共に学び合い生きる中で，公平性を確保しつつ社会の構成員としての基礎を作っていくことが重要である。

［共生社会］
これまで必ずしも十分に社会参加できるような環境になかった障害者などが，積極的に参加・貢献していくことができる社会のこと。それは，誰もが相互に人格と個性を尊重し支え合い，人々の多様な在り方を相互に認め合える全員参加型の社会である。

［インクルーシブ教育システム］
障害者の権利に関する条約第24条によれば，「インクルーシブ教育システム（inclusive education system，署名時仮訳：包容する教育制度）」とは，人間の多様性の尊重等の強化，障害者が精神的および身体的な能力等を可能な最大限度まで発達させ，自由な社会に効果的に参加することを可能とするとの目的の下，障害のある者と障害のない者がともに学ぶしくみであり，障害のある者が「general education system」（署名時仮訳：教育制度一般）から排除されないこと，自己の生活する地域において初等中等教育の機会が与えられること，個人に必要な「合理的配慮」が提供されるなどが必要とされている。

第2節 「医療的ケア」とその史的変遷

ノーマライゼーション*理念の浸透や医学・医療技術の進歩，疾病構造の変化や在宅医療の推進によって，医療的な行為を必要とする子どもたちは在宅での生活が可能となり，地域で成長・発達し，そして地域の学校へ就学したいというニーズが高まってきている。医療行為を必要とする子どもたちは，病院での必要な治療が終われば地域へと帰っていき，摂食ができなければ経管栄養を，呼吸がスムーズにできなければ人工呼吸器を使用し，痰を出すことができなければ吸引器を用い，排泄コントロールの障害が生じるときは導尿を行いながら生活している。医療的ケアとは，このような治療を目的としたものではなく，生活行為として障害のある子どもの生命維持や健康の維持・増進のために日常的に行っている医療的な介助行為を医師法上の「医療行為」と区別し「医療的ケア」とよんでいる[4]。

医療的ケアは，生体への侵襲を及ぼす可能性があるため，生命のリスクを伴うケアであり，医師や看護師，保護者だけが行えるものとされていた。1998（平成10）年から2004（平成16）年までの文部科学省の実践研究およびモデル事業や厚生労働省に設置された研究会において，看護師が配置された特別支援学校では，痰の吸引，経管栄養等の行為は，教員が行うことが許容されるものとなった。さらに，2012（平成24）年4月には社会福祉士および介護福祉士法の一部を改正する法律の施行に伴い，教員を含む介護職員等が，認定特定行為業務従事者認定証を得て限定された医療的ケア（特定行為）を実施できるようになった。特別支援学校では，看護師と連携しながら教員が医療的ケアを実施している。このように，障害のある子どもの諸情勢は大きく変化してきている[5]（次ページの表26.1）。

第3節 医療的ケアを必要とする子どもの現状とケア実施者

医療的ケアを必要とする子どもの数の推移について，特別支援学校における医療的ケアが必要な幼児児童生徒数の推移（次ページの表26.2）より，日常的に医療的ケアを必要とする子どもは年々増加していることがわかる。小学部に在籍率が高いことから学童期に占める割合が多い。また，2015（平成27）年においては，全国の特別支援学校の在籍者数13万3,100人のうち，医療的ケアを必要とする幼児児童生徒数は8,143人であり全体の6％を占めている。

2015（平成27）年5月現在で看護師が配置されている特別支援学校は526校，配置されている看護師数は1,566名である（p.191の表26.3）。2009（平成21）年の配置数は925名であり，増加の一途をたどっている。また，2012（平成24）年度の制度改正に伴い，認定特定行為業務従事者として医療的ケアを行っている教員数は減少しているものの，3,428名であり看護師の2倍以上になっている。

[ノーマライゼーション]
障害者の生活を健常者の生活と同等にしていくこと。また，障害者，高齢者，子供が差別なく生活できる社会こそが正常な社会であり，社会をそのようなものにしていくことを意味している。

表 26.1 医療的ケアの歴史

年度	事業名等
平成 10 年度～12 年度	「特殊教育における福祉・医療との連携に関する実践研究事業」
平成 15 年～	「養護学校における医療的ケアに関するモデル事業」
平成 15 年 7 月 17 日	「ALS（筋萎縮性側索硬化症）患者の在宅療養の支援について」
平成 16 年 5 月～	「在宅及び養護学校における日常的な医療の医学的・法律学的整理に関する研究会」
平成 16 年 9 月 17 日	「盲・聾・養護学校におけるたんの吸引等の医学的・法律学的整理に関する取りまとめ」報告書
平成 16 年 10 月 22 日	厚生労働省・文部科学省「盲・聾・養護学校におけるたんの吸引等の取扱いについて（初等中等教育長通知）」
平成 17 年～	「盲・聾・養護学校における医療的ケア実施体制整備事業」
平成 17 年 3 月 24 日	「在宅における ALS 以外の療養患者・障害者に対するたんの吸引の取扱いについて」
平成 17 年 7 月 26 日	「医師法第 17 条，歯科医師法第 17 条及び保健師助産師看護師法第 31 条の解釈について（通知）」
平成 22 年 4 月 1 日	「特別養護老人ホームにおけるたんの吸引等の取扱いについて」
平成 23 年 12 月 9 日	「特別支援学校等における医療的ケアの今後の対応について（通知）」
平成 24 年 4 月	「社会福祉士及び介護福祉士法の一部を改正する法律の施行」

表 26.2 医療的ケアが必要な幼児児童生徒数の推移

年度	在籍数	医療的ケアが必要な幼児児童生徒数（名）					
		幼稚部	小学部	中学部	高等部	計	割合
平成 21 年	111,858	45	3,569	1,699	1,668	6,981	6.2%
平成 22 年	116,674	48	3,696	1,737	1,825	7,306	6.3%
平成 23 年※	115,270	45	3,736	1,779	1,790	7,350	6.4%
平成 24 年	124,868	43	3,861	1,780	1,847	7,531	6.0%
平成 25 年	127,520	36	3,952	1,930	1,924	7,842	6.1%
平成 26 年	130,681	28	3,923	1,919	1,904	7,774	5.9%
平成 27 年	133,100	46	4,099	2,016	1,982	8,143	6.1%

※岩手県・宮城県・福島県・仙台市は調査対象外である。対象外地域の数値が含まれるため，単純な比較はできない。
出典：平成 21 年～平成 27 年に文部科学省が実施した「特別支援学校医療的ケア実施体制状況調査」

表 26.3 特別支援学校における医療的ケアの必要な幼児児童生徒数と実施者[6〜12]

調査年度	医療的ケア対象幼児児童生徒		看護師配置校数（校）	看護師数（名）	医療的ケアを行っている教員数[※2]
	在籍校数（校）	幼児児童生徒数（名）			
平成 21 年	600	6,981	412	925	3,520
平成 22 年	607	7,306	436	1,049	3,772
平成 23 年[※1]	580	7,350	420	1,044	3,983
平成 24 年	615	7,531	473	1,291	3,236
平成 25 年	615	7,842	486	1,354	3,493
平成 26 年	622	7,774	497	1,450	3,448
平成 27 年	645	8,143	526	1,566	3,428

※1 岩手県・宮城県・福島県・仙台市は調査対象外である。
※2 平成24年度からは認定特定行為業務従事者として医療的ケアを行っている教員数
出典：平成21年〜平成27年に文部科学省が実施した「特別支援学校医療的ケア実施体制状況調査」

第4節 ● 医療的ケアを必要とする子どもと保護者への支援

　医療的ケアを必要とする子どもが学校へ登校することで，友達や学校の教職員，医療スタッフなど，さまざまな人とかかわったり刺激を受けたりすることができる。それは，子どもたちの好奇心や発想力を豊かにするだけではなく，知識や思考する力を身につけることにつながり，探求心など学習の基礎が培われる。そして，教育現場で保護者ではなく教職員や医療スタッフが医療的ケアにかかわることは，子どもにとって教育的効果が得られるだけではなく，母親の負担軽減や家族のQOL*が守られるなどの保護者への支援にもつながっている。教員や介護職員等が，認定特定行為業務従事者として限定された医療的ケアを実施するためには，指定された研修を受講し知識や技術を習得することが必要である。子どもたち一人ひとりの障害は異なっており，支援の内容も異なる。医療的ケアを必要とする子どもの安全・安心を守るためには，子どもに関わるスタッフが医療的ケアに関する研修や勉強会で研鑽に努めることが必要になる。

　また，どのような校種であっても，学校での予期しない傷病の発生に対して適切な対応をすることで児童生徒の生命を守り，傷病の悪化を防止し，心身の安全・安心を確保し，生命を守ることが救急処置の目的であることは変わらない。養護教諭としては，症状の的確な見極めと医療機関等への受診等を含めて総合的に判断し対応することが重要であり，そのためには日々研鑽を積むことが大切である。

【QOL（quality of life）】
「生命あるいは生活の質」のことであり，その人がどれだけ生活に充実感，満足感を感じているかを示している。精神面（生きがい，幸福）と身体面（日常生活動作，健康寿命）から測られる。

また，養護教諭は，学校内において他の教職員よりも保健・医療の専門的知識や技術をもつ者であり，児童生徒や保護者，教員，看護師などをつなぐためのコーディネーターの役割を担うことが期待される。

さらに，医療的ケアを必要とする子どもの支援には，子どもに関わる人々の連携が重要である。保護者や教職員，介護職員，医療スタッフ等が，十分なコミュニケーションを行うこと，職種の異なる関係者との連携を意識したチームでの支援等，日常の中で連携を図ることが，異常の早期発見・早期対処へとつながり，子どもたちが安全・安心に過ごすことができる体制を強化することになる。

この章のまとめ

- 共生社会の形成に向けたインクルーシブ教育システム構築のための特別支援教育を着実に進めていくことが求められている。
- 医療的ケアを必要とする子どもの安全・安心を守るためには，子どもに関わるスタッフが医療的ケアに関する研修や勉強会で研鑽に努めることが必要である。
- 養護教諭としては，症状の的確な見極めと医療機関等への受診等を含めて養護教諭が総合的に判断し対応することが重要であり，そのためには日々研鑽を積むことが大切である。
- 医療的ケアを必要とする子どもの支援には，子どもに関わる人々の連携が重要である。

【引用文献】
1) 独立行政法人国立特別支援教育総合研究所（2015）：特別支援教育の基礎・基本（新訂版）．ジアース教育新社
2) 文部科学省（2007）：特別支援教育の推進について
   http://www.mext.go.jp/b_menu/hakusho/nc/07050101.htm
3) 文部科学省（2012）：共生社会の形成に向けたインクルーシブ教育システムの構築のための特別支援教育の推進（報告）
   http://www.mext.go.jp/b_menu/shingi/chukyo/chukyo3/044/attach/1321669.htm
4) 日本小児神経学会社会活動委員会，北住映二・杉本健郎編（2013）：新版　医療的ケア研修テキスト　重症児者の教育・福祉・社会的生活援助のために．クリエイツかもがわ
5) 日本肢体不自由教育研究会（監修），下山直人著（2008）：肢体不自由教育シリーズ3　これからの健康管理と医療的ケア　第2章　医療的ケアの歴史的変遷と方向性．慶應義塾大学出版会
6) 文部科学省（2015）：平成27年度特別支援学校における医療的ケアに関する調査結果
   http://www.mext.go.jp/a_menu/shotou/tokubetu/material/__icsFiles/afieldfile/2016/05/02/1370505_04.pdf
7) 文部科学省（2014）：平成26年度特別支援学校における医療的ケアに関する調査結果
   http://www.mext.go.jp/a_menu/shotou/tokubetu/material/__icsFiles/afieldfile/2015/03/27/1356215_1.pdf
8) 文部科学省（2013）：平成25年度特別支援学校における医療的ケアに関する調査結果
   http://www.mext.go.jp/a_menu/shotou/tokubetu/material/__icsFiles/afieldfile/2014/03/14/1345112_1.pdf
9) 文部科学省（2012）平成24年度特別支援学校における医療的ケアに関する調査結果
   http://www.mext.go.jp/a_menu/shotou/tokubetu/material/__icsFiles/afieldfile/2013/05/14/1334913.pdf
10) 文部科学省（2011）平成23年度特別支援学校における医療的ケアに関する調査結果
    http://www.mext.go.jp/a_menu/shotou/tokubetu/material/__icsFiles/afieldfile/2012/07/04/1321218.pdf
11) 文部科学省（2010）平成22年度特別支援学校における医療的ケアに関する調査結果
    http://www.mext.go.jp/a_menu/shotou/tokubetu/material/__icsFiles/afieldfile/2012/07/04/1306726_1.pdf
12) 文部科学省（2009）平成21年度特別支援学校における医療的ケアに関する調査結果
    http://www.mext.go.jp/a_menu/shotou/tokubetu/material/__icsFiles/afieldfile/2012/07/04/1297202.pdf

【参考文献】
- 全国特別支援教育推進連盟，全国養護教諭連絡協議会（2015）：特別支援教育における養護教諭の役割．東洋館出版社
- 飯野順子，岡田加奈子，玉川進（2014）：特別支援教育ハンドブック．東山書房

第27章 成長曲線

松浦 賢長

この章で学ぶこと
- 健康診断等で得られた身長・体重をプロットしていったものが成長曲線である。
- 成長曲線の意義（4点）を理解する。
- 成長曲線と合わせて肥満度曲線を検討することは，異常の早期発見に有用である。

[キーワード] 健康診断，成長曲線，身長，体重，低身長，肥満度曲線，パーセンタイル，チャンネル，思春期早発症，成長ホルモン分泌不全性低身長症，後天性甲状腺機能低下症，SGA性低身長症，愛情遮断症候群

第1節 ● 成長曲線とは何か

　学校における健康診断において 2016（平成28）年度から，成長曲線による児童生徒の健康評価が行われるようになった。データを入力しグラフを作成するソフトウエアも配布されている。

　成長曲線とは，健康診断等で得られた身長・体重のデータをプロットしてできる経時グラフのことである。横軸に身長と体重を測定したときの年齢を取り，縦軸に身長，あるいは体重の測定値を取って，年齢の数値のところから縦軸方向に，身長，あるいは体重の数値のところから横軸方向に延ばした線の交点に印をつけて，この印を結んだものである[1]。

1. 成長曲線を描く意義

　『児童生徒の健康診断マニュアル（平成27年度改訂）』によれば，成長曲線を描くことの意義は下記の4点にまとめられる。

- 一人一人の児童生徒等特有の成長特性を評価できる。
- 「肥満」や「やせ」といった栄養状態の変化，それに加えて低身長，高身長，特に性早熟症といって一時的に身長の伸びがよく，児童生徒等本人や保護者も急速に伸びる身長のことを喜んでいると，早期に身長の伸びが止まって，最終的には極端な低身長になるといった病気等を早期に見つけることができる。
- 成長曲線パターンの変化は目で見てわかるので，児童生徒等および保護者がその変化の様子を容易に理解できる。
- 成長曲線と肥満度曲線を併せて用いることで，肥満ややせの状態をわかりやすく評価できる。

2. 肥満度曲線

成長曲線と合わせて検討することが求められているのが，**肥満度曲線**である。肥満度曲線は，横軸に肥満度*を測定したときの年齢をとり，縦軸に肥満度をとって，年齢の数値のところから縦軸方向に，肥満度の数値のところから横軸方向に延ばした線の交点に印をつけて，この印を結んだものである。

成長曲線と肥満度曲線を合わせて検討すると，以下のことがわかる[1]。

- 適正な成長の確認。
- 成人になって極端な低身長になる可能性のある児童生徒の早期発見。
- 病気が原因である肥満の早期発見。
- 単純性進行性肥満の早期発見。
- 病気が原因であるやせの早期発見。

[肥満度]
身長と体重の測定値に基づき，[（実測体重－身長別標準体重）／身長別標準体重×100（％）] の計算式で求めたもの。肥満とやせの判定に用いる。

第2節 ● グラフの実際

成長曲線・肥満度曲線のグラフ例を示す（図 27.1，27.2）。成長曲線（身長・体重成長曲線）には，もともと7本の基準線（97，90，75，50，25，10，3）が描かれているが，これらはそれぞれの線の右端に示される**パーセンタイル***の基準線である。肥満度曲線にも同じく7本の基準線（50％，30％，20％，0，-15％，-20％，-30％）があるが，こちらはパーセンタイルではなく，肥満度の程度（右端に表示されている）の境界を表している。これら基準線の間の部分を**チャンネ**

[パーセンタイル]
パーセンタイルは「百分位」といわれ，集団を均等に100に分けた時に何番目にあたるかを示すものである。例えば，同性同年齢の児童生徒が100人いて背の低い順に並んだ時，身長が5パーセンタイルということは前から5番目にあたり，90パーセンタイルは前から90番目にあたるということである。統計学的には，3パーセンタイル以下は異常に低身長，97パーセンタイル以上は異常に高身長としているが，これらがすべて病的であるという意味ではない。

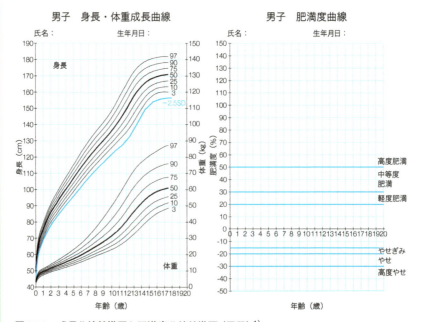

図 27.1　成長曲線基準図と肥満度曲線基準図（男子）[1]

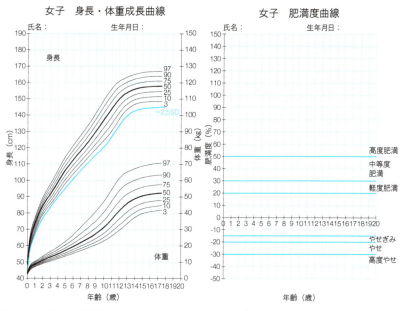

図 27.2 成長曲線基準図と肥満度曲線基準図（女子）[1]

ルとよんでいる。成長過程において（主として小学校1年生時点の）チャンネルを外れたかどうかを見ていくことになる。

1. 正常なパターン

図 27.3 は正常なパターンである。身長も体重も，年齢が上になっても小学校1年生時点のチャンネルを外れていない*のがわかる。肥満度においても同じチャ

＊図を見ると，小学校1年生（7歳）の時点では身長は90〜75のチャンネルに，体重は75〜50のチャンネルにいることがわかる。13歳でもこれは変わらないため，正常なパターンで成長していることがわかる。

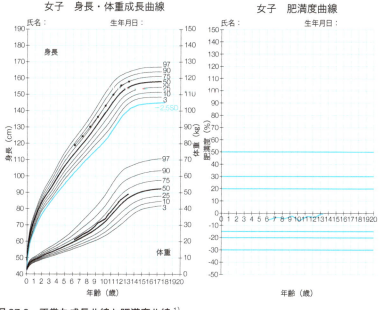

図 27.3 正常な成長曲線と肥満度曲線[1]

ネルがプロットされている。

2. 異常なパターン

図 27.4 は異常なパターンの例である。身長においても体重においても，チャンネル（複数）を横切っているのがわかる。肥満度曲線では，別のチャンネルに入っているのがわかる。これらの異常が認められた場合には，学校医等を通じて専門的な受診が勧められるところである。

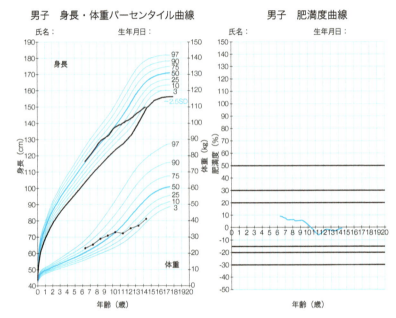

図 27.4　異常な成長曲線と肥満度曲線[1)]

3. 成長曲線からみる肥満とやせの分類

図 27.5 は肥満の分類である。A のパターンは，身長と比べて体重が大きいので肥満であるが，身長も体重もチャンネルにほぼ沿っていることから，体質性肥満といえる。B のパターンは，身長はチャンネルに沿っているものの，体重がチャンネルをまたいで上昇しているので，これを単純性肥満とみなす。C のパターンは，身長はチャンネルをまたいで下降する一方，体重は基準線を横切って上昇しているので，症候性肥満（病気が原因となる肥満）が疑われる。

図 27.6 はやせの分類である。A のパターンは，身長と比べて体重が少ないのでやせであるが，身長も体重もチャンネルにほぼ沿っていることから，体質性のやせである。B のパターンは，身長はチャンネルに沿っているものの，体重がチャンネルをまたいで下降しているので，病的なやせの可能性がある。C のパターンは，身長はチャンネルをまたいで下降する一方，体重は急激に基準線を横切って下降しているので，重大な病気が疑われる。

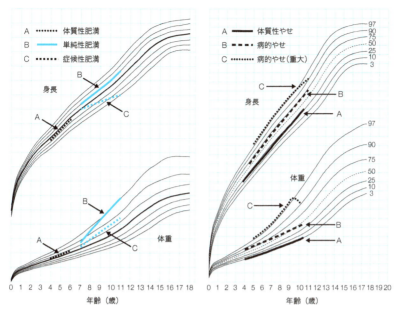

図 27.5　成長曲線に基づく肥満の分類[1]　　図 27.6　成長曲線に基づくやせの分類[1]

4. 具体的な疾患

　成長曲線と肥満度曲線を検討することによって，下記に示すような具体的な疾患が明らかになる。成長障害は原則保険診療の対象である。

- 思春期早発症
- 成長ホルモン分泌不全性低身長症
- 後天性甲状腺機能低下症
- SGA 性低身長症
- 愛情遮断症候群

この章のまとめ

- 成長曲線を描画することによって，児童生徒の低身長や，やせ・肥満などを早期発見でき，成長特性を評価することができる。
- 成長曲線と肥満度曲線を組み合わせて検討することによって，各種の成長障害を発見するきっかけとなる。

【引用文献】
　日本学校保健会（2015）：児童生徒の健康診断マニュアル　平成 27 年度改訂版．p.68-71
　http://www.gakkohoken.jp/books/archives/187

第28章 学校保健委員会

松浦 賢長

この章で学ぶこと
- 学校保健委員会は，学校における健康に関する課題を研究協議する委員会であり，地域の保健関係機関等との連携が求められている。
- 学校保健委員会は保健主事が中心となって運営する。
- 学校保健委員会は，学校保健活動の可視化につながり，評価を通じて日常の学校保健活動の質が向上する。

[キーワード] 学校保健委員会，可視化，外部評価，地域学校保健委員会

第1節 学校保健委員会とは

　学校保健委員会は，学校における健康に関する課題を研究・協議し，健康づくりを推進するための組織であり，校長，養護教諭・栄養教諭・学校栄養職員などの教職員，学校医，学校歯科医，学校薬剤師，保護者代表，児童生徒，地域の保健関係機関の代表などを主な委員とし，保健主事が中心となって運営することとされている*。

＊平成20年1月17日中央教育審議会答申

　学校保健委員会の設置は全国的に進んできているものの，開催については都道府県のばらつきが大きく，文部科学省はもとより，厚生労働省の「健やか親子21」などの国民運動計画においても推進がなされている。

1. 保健主事

　学校保健委員会は保健主事が中心となって運営することになっている。近年は，養護教諭が保健主事を兼務することも多くなってきている。

　保健主事は，学校保健活動の企画・調整を担当する職員（教員）であり，その根拠（小学校）は学校教育法施行規則第45条に存在する。中学校では同規則第79条，高等学校では同規則104条，特別支援学校では同規則135条をもって小学校に準ずることが記されている。

> **学校教育法施行規則**
> 第45条　小学校においては，保健主事を置くものとする。
> 2　前項の規定にかかわらず，第四項に規定する保健主事の担当する校務を整理する主幹教諭を置くときその他特別の事情のあるときは，保健主事を置かないこ

とができる。
3　保健主事は，指導教諭，教諭又は養護教諭をもつて，これに充てる。
4　保健主事は，校長の監督を受け，小学校における保健に関する事項の管理に当たる。

2. 保健主事による学校保健委員会の運営

　1972（昭和47）年の文部省保健体育審議会答申において，保健主事が果たす学校保健委員会の運営について提言されている。

昭和47年12月20日　文部省保健体育審議会答申

　保健主事は，学校保健委員会の運営にあたるとともに，養護教諭の協力のもとに学校保健計画の策定の中心となり，また，その計画に基づく活動の推進にあたっては，一般教員はもとより，体育主任，学校給食主任，学校医，学校歯科医および学校薬剤師等すべての職員による活動が組織的かつ円滑に展開されるよう，その調整にあたる役割をもつものである。

3. 設置の推進

　学校保健委員会を設置・開催しなければならないという根拠は法律に直接記載はないが，教育行政からの強い推奨がなされてきている。最初の通達は昭和33年のものであった。それ以降の昭和47年，平成9年，平成20年には審議会答申の中で扱われた。

昭和33年6月16日　文部省体育局長通達

「学校保健法および同法施行等の施行にともなう実施基準について」
　法の運営をより効果的にさせるための諸活動たとえば学校保健委員会の開催およびその活動の計画なども（学校保健計画の中に）含むものであって，年間計画および月間計画を立てこれを実施すべきものである。

昭和47年12月20日　文部省保健体育審議会答申

　学校における健康の問題を研究協議し，それを推進するための学校保健委員会の設置を促進し，その運営の強化を図ることが必要である。

平成9年9月22日　文部省保健体育審議会答申

「生涯にわたる心身の健康の保持増進のための今後の健康に関する教育及びスポーツの振興の在り方について」
（学校保健委員会・地域学校保健委員会の活性化）
　学校における健康の問題を研究協議・推進する組織である学校保健委員会につい

て，学校における健康育の推進の観点から，運営の強化を図ることが必要である。その際，校内の協力体制の整備はもとより，外部の専門家の協力を得るとともに，家庭・地域社会の教育力を充実する観点から，学校と家庭・地域社会を結ぶ組織として学校保健委員会を機能させる必要がある。

さらに，地域社会にある幼稚園や小・中・高等学校の学校保健委員会が連携して，地域の子どもたちの健康問題の協議などを行うため，地域学校保健委員会の促進に努めることが必要である。

平成20年1月17日　文部科学省中央教育審議会答申

学校保健委員会を通じて，学校内の保健活動の中心として機能するだけではなく，学校，家庭，地域の関係機関などの連携による効果的な学校保健活動を展開することが可能となることから，その活性化を図っていくことが必要である。

このため，学校において，学校保健委員会の位置付けを明確化し，先進的な取組を進めている地域の実践事例を参考にするなどして，質の向上や地域間格差の是正を図ることが必要である。

第2節 ● 課題の設定

学校保健委員会の活性化の鍵を握るのが，魅力的なテーマ・課題の設定である。課題と問題は異なるものである。数ある問題から抽出・設定されたものが課題である。

学校保健の問題は無数に存在する。それらの問題の中から課題を抽出・設定していく際に求められるのが「話し合い」というプロセスである。このプロセスを学校内でもつことが，学校保健委員会の活性化の第一歩である。

1. 可視化と外部評価

学校保健委員会で扱われる課題には，たとえば健康診断結果，感染症予防啓発，保健室利用状況，生活習慣調査などがあげられるが，いずれの課題においてもデータをまとめ分析し，提示するという可視化が求められる。それらの根拠をもとに，学校保健活動が学校内外において評価されることになる。

この可視化と外部評価は，日常の学校保健活動の質にも影響することになる。

2. 地域学校保健委員会

学校保健委員会はある学校において行われる活動であるが，地域にある複数の学校（たとえばある中学校区の学校）が課題を共有して開催する，いわば地域拡大版ともいうべき地域学校保健委員会という取り組みも推奨されている。

地域学校保健委員会を開催することで，地域レベルでの健康対策を検討することが可能となり，幼児期から中・高校生まで長いスパンで健康推進を図ることが

可能となる。

この章のまとめ

- 学校保健委員会は，地域の保健関係機関等と連携のうえで開催することが重要である。
- 学校保健委員会に取り上げる課題については，話し合いを通じて決定していくプロセスが重要である。
- 学校保健委員会を開催することによって，学校保健活動が可視化され，評価につながる。

【参考文献】
・日本学校保健会（2000）：学校保健委員会マニュアル
・日本学校保健会（2004）：保健主事の手引き　三訂版
・文部科学省（2010）：保健主事のための実務ハンドブック

第29章 学校保健領域の研究

竹原 健二／渡辺 多恵子

この章で学ぶこと
- 研究を実施する前に，研究全体を概観し，具体的な研究仮説を設定する。
- 研究の代表的な方法として，系統的レビュー，質的研究，量的研究がある。

[キーワード] 研究仮説, 研究ガイドライン, PRISMA, SRQR, STROBE, SPIRIT, CONSORT, 研究デザイン, 系統的レビュー, PICO, 質的研究, 量的研究, EBM

第1節 ● 研究を行うために必要な具体的な研究仮説

　研究を行う際に最も重要なことは，「この研究を通じて何を知りたいのか」をできるだけ具体的にすることである。問題意識を明確にし，それに基づいた研究仮説を立て，適した研究方法を用いて実施計画を作り，その計画にそって研究を実施する。そうして初めて，知りたかったことについて一定の結果が得られる。頭の中を整理し，自分が知りたいことに焦点を絞ることが，"よい研究"を実施するための第一歩となるだろう*。

＊研究仮説や研究計画が非常に重要であることは，どの教科書にも書かれている。しかし，研究を実施し終えると，「もっと計画の段階で検討しておくべきだった」と反省することが多い。

　知りたいことを具体的にするとはどのようなことだろうか。多くは実際に学校などの現場で子どもたちと接してきて感じた疑問や問題意識が元となるであろう。たとえば，「子どもたちの生活習慣を知りたい」と思ったとする。しかし，これは具体的な研究仮説とはいえない。おそらく，①授業中に寝てしまう子が増えている，②虫歯のある子どもが増えている，③肥満体型の子どもが増えているなど，何らかの問題意識に基づいて，「子どもの生活習慣について知りたい」と思ったのではないだろうか。

　①であるとすれば，「睡眠が不十分な子は授業中に居眠りしやすくなるのではないか」という研究仮説にいい換えることができる。同様に②では，「歯磨きの習慣や間食の状況が虫歯の有無と関係しているのではないか」，③では「不適切な食事や運動の習慣が子どもの肥満につながっているのではないか」といい換えることができる。これらはいずれも最初の「子どもたちの生活習慣を知りたい」という研究仮説よりも，問題意識にそった具体的な研究仮説になっていることがわかる。

　上記の①～③の仮説も，より具体的にしていくことができる。①の場合では，不十分な睡眠とは，就寝時刻から起床時刻までの長さが足りないことを指すのか，それとも，寝る直前までPCやスマホ，ゲームをしている，もしくは寝る前に夜食を摂ってしまうために睡眠の量だけでなく質も低下していることを指すのか，

などのように，焦点をしぼっていくことができる。

　研究の方法論については，疫学や統計学，学校保健領域の専門家に相談すれば，研究仮説や実現可能性に応じてさまざまな方法論を提案してもらえるだろう。しかし，ほとんどの専門家は，まず，「何を知りたいのですか？」「何について研究をしたいのですか？」と尋ねてくるのではないだろうか。研究仮説を深めていくことのサポートも得られるかもしれない。しかし，最終的には，「何を知りたいのか」という研究仮説は，研究をしたい人自身が具体的に決めていかなければならないことである。

1. 研究全体を概観しながら，研究仮説を考える

　具体的な研究仮説を立てていくことは，研究の方法を考えることにもつながっていく。「子どもたちの生活習慣を知りたい」という仮説と比べて，「子どもたちにおける就寝前のPCやスマホ，ゲームの利用と授業中の居眠りとの関係」という仮説の方が，研究時にデータを収集すべき項目が明確になっている。就寝前のPCやスマホ，ゲームの利用状況と，授業中の居眠りの有無やその頻度は最も重要な項目であると位置づけることができるようになる。さらに，就寝前の状況が睡眠の質や量に影響を及ぼし，結果として居眠りが発生しているかもしれないと考えるならば，就寝時刻と起床時刻やそこから算出できる睡眠時間，目覚めの良さ，などについてもデータが必要になることがわかってくる。

　通常，研究はデータを解析して得られた結果を誰かに示すことや，それを基に教育や社会の仕組みを変える提言を行うことを目標に実施される。研究の仮説や目標を明確にして，その目標を達成するために何が必要か，と逆算して考えていく作業をすることで，検討すべき事柄が明確になっていく。たとえば，実施された他の地域のある調査結果と比較したいのであれば，その調査と同様の対象集団，調査方法，質問項目を用いる必要があることがわかるであろう。研究仮説が具体的になっていれば，研究方法の多くの部分は決まる，もしくは具体的な選択肢に絞られていくものなのである。

2. 先行研究を調べる

　次に，関連する先行研究を調べてみよう*。検索条件を細かくしすぎず，研究仮説よりもやや広めに調べることがポイントとなる。「子どもたちにおける就寝前のPCやスマホ，ゲームの利用と授業中の居眠りとの関係」について知りたい場合，単に両者の関連に関する文献を調べるだけでなく，就寝前以外のPCやスマホ，ゲームの利用実態や，睡眠と学力の関連，居眠りや心身の不調の実態やそのリスク因子などについても調べ，検索された先行研究や国の統計資料などを読んでおく必要がある。さらに，検索された先行研究に引用されている文献で，関連していそうなものがあれば，それも入手して読むようにしたい。

　やや広めに検索対象を設けて先行研究を読み漁ることを通じて，以下の点につ

*先行研究を調べるための代表的な検索エンジンとして，医学中央雑誌（http://www.jamas.or.jp/）およびPubmed（https://www.ncbi.nlm.nih.gov/pubmed）が挙げられる。

いて整理することができる。
- これまでに何が明らかにされていて，何が明らかにされていないか
- 収集したいと思っている項目について，どのような測定方法が用いられているか
- 結果指標（授業中の居眠り）に対して，検討・考慮すべき他のリスク因子は何か
- どんな方法論で研究をすることができるのか

先行研究を調べる段階から，研究の全体像を描いておくことで，「読んでおいた方がいいかも！」と気にすることができる文献が増えていく。漠然と検索するのではなく，研究の質を高めるヒントが得られる文献はないかと前向きに調べることが望ましい。

第2節 ● 研究の種類と特徴

研究にはさまざまな方法，デザインがある。代表的なものとして，系統的レビュー，質的研究，量的研究の3種類があげられる。いずれの方法論を用いる場合でも，研究全体の流れや要点を把握することが重要となる。そこで有用なのが，研究ガイドラインを参照することである。系統的レビューであればPRISMA*，質的研究であればSRQR*，質問票などを用いた量的な観察研究であればSTROBE*，無作為化比較試験などの介入研究であればSPIRIT*やCONSORT*など，それぞれの研究デザインごとに，報告時に必要な事柄が明記されたガイドラインがある。最終的に報告が必要となる事項は，計画の段階から考慮しておくべき事項であるともいえる。こうしたガイドラインを念頭に，研究の枠組みを決めていくことで，基礎的な事柄をもれなく含むことができ，研究計画が立てやすくなるとともに，得られる結果の質を高めることができる。

1. 系統的レビューとは

系統的レビューとは，あるテーマについて，書籍や論文，報告書などのあらゆる既存資料を評価してまとめていく研究方法である。主な目的として，膨大な先行研究，既存資料を読者が短時間で簡潔に理解できるように整理すること，1つの研究では結論が出しにくいことであっても，多くの研究をまとめることによって，そのテーマについて一定の結論を与えること，の2点がある。いずれの場合でも，客観的な視点からの評価であり，再現できることが非常に重要であるため，系統的レビューに含む論文や資料を選定する際には，資料の検索や選定の基準や方法を明確に定め，それにそって作業をしていくことになる。研究者が自分の主張したいことを示せるように，レビューに含める論文を意図的に選択してしまっては，レビューとしての価値は損なわれてしまう。

[PRISMA]
Preferred Reporting Items for Systematic Reviews and Meta-Analyses の略。

[SRQR]
Standards for Reporting Qualitative Research の略

[STROBE]
The Strengthening the Reporting of Observational Studies in Epidemiology の略。

[SPIRIT]
Standard Protocol Items : Recommendations for Interventional Trials の略。

[CONSORT]
Consolidated Standards of Reporting Trials の略。

系統的レビューをする場合，これから実施するレビューの内容について，Campbell collaborationや，Cochrane collaboration*，PROSPEROなどに登録されたレビューのプロトコルを確認して，同様のテーマのレビューがすでに実施されていないか，現在，他の研究者によって実施中ではないかを確認することができる。自分がレビューを実施する際も，同様にプロトコルの登録をする必要がある。登録することでレビューのプロセスが公開され，後から他の研究者が同じ内容のレビューをすることを防ぐことができる。また，他のレビューで検索対象となっているデータベースやキーワード，レビューのプロセスなどを読むことで，系統的レビューの方法に関するヒントが得られることもある。

2. 系統的レビューの実施方法

　系統的レビューの多くは，無作為化比較試験などの介入研究の結果を統合する際に行われる。しかし，論文の緒言を書いたり，研究を実施する前に先行研究を調べる際にも，以下に述べる系統的レビューの方法論を応用できる。系統的レビューをする場合，まずはPICO*を用いて問題を定式化することから始める。PICOの4要素を詳細に定義することで，系統的レビューの目的を明確にしやすくなる（表29.1）。

　次に，MEDLINEやCINAHLなどのデータベースを用いて文献の検索を行う。網羅的に論文を検索するためには，単純に関連しそうな用語で検索をするのではなく，適切な検索用語を組み合わせて幅広く検索を行うようにする。主たるデータベースのみならず，未発表の研究や学位論文なども積極的に取り入れることが望ましい。臨床試験登録はされているが結果が報告されていない研究については，研究代表者に問い合わせることなども有用だ。

　検索された論文の内容を確認し，あらかじめ設定した選択基準を用いて取捨選択していく。抽出された論文について，Risk of bias*やGRADEなどによって研究の質の評価を行う。同じ無作為化比較試験によって行われた研究であっても，無作為化や割付の方法，盲検化，脱落者の割合，適切な結果指標の報告などによって論文の質は異なるため，項目の評価が求められる。

　その後，抽出された論文を用いてメタ解析*を行う場合は，結果指標に関するデータを抽出し，RevmanやRなどの統計解析ソフトを用いてメタ解析を行う。

表29.1　PICOの説明と具体例

P	だれに	高校生の男女
I	どんな介入をすると	性感染症予防を目的とする新しい教育プログラム
C	だれと比べて	従来の「保健」の授業における教育内容
O	結果がどうなるか	性感染症予防に関する知識・態度・行動

【Cochrane collaboration】
社会行動科学分野や保健医療分野の意思決定をより良いものにするために，介入の効果に関するシステマティックレビューをはじめとする総合的なエビデンスを提供するネットワーク。Campbell library (https://www.campbellcollaboration.org/campbell-library.html)，Cochrane library (http://www.cochranelibrary.com/) のページからシステマティックレビューやその計画書を入手できる。

【PICO】
Patient（対象者）
Intervention（介入内容）
Comparison（対照群）
Outcome（結果指標）

【Risk of bias】
無作為化比較試験によって得られた結果について，対象者の割付や盲検化，対象者の脱落や欠損などにより，バイアス（偏り）が生じている可能性を評価するためのツール。深刻なバイアスが生じている結果は，エビデンスの質が下がってしまう。

【メタ解析】
複数の研究結果を収集・統合して，再解析を行う手法やその解析のことである。単独の無作為化比較試験の結果より，さらに質が高いエビデンスを得ることができる。

得られた結果について簡潔にまとめ，科学的根拠の強さや，介入による効果や悪影響，他の研究との比較，レビューの過程におけるバイアスの発生，今後の研究や実践への提言などを行う。

3. 質的研究

質的研究とは，あるテーマについて，それがどのように捉えられているか，どのような概念であるかなど，社会現象や概念を言語化していくことに適した方法論である*。質的研究は，客観的でない，偏りがある，再現性に乏しいなど，非科学的だと批判されることもあるが，量的研究では成しえない，社会現象の本質を詳細に説明することができるなどの利点がある。適切な質的方法の選択，適切な対象者の選択，データ収集や分析における証拠と確実性を担保することで，科学的な研究となりうるものである。質的データの分析は，帰納的アプローチ，演繹的アプローチ，双方を用いたアプローチに大別される。帰納的アプローチは，得られたデータから原理，法則，理論，概念などを導く方法である。演繹的アプローチは，理論や一般的な原理から始まり，ある予測に基づいて観察し検証していく方法である。

質的研究と後述する量的研究は，どちらが優れていると比較するようなものではない。量的研究を行う前に，その研究課題について予備的にインタビュー調査を行い，実態をより詳細に正確に把握して質問票の作成に反映させることに用いられることもある*。

（1）質的研究におけるデータの取得

質的研究におけるデータの取得方法には，面接法，観察法，記録物の使用などがある。

① 個別面接

面接者が対象者と1対1で面接をする個別面接は最も一般的なデータ取得の方法である。構造化されて設問や選択肢があらかじめ決められた質問票のようなものを用いる「構造化面接（Structured interview）」と，調べたい事柄について質問項目の大枠は用意するが，対象者とのやりとりはやや自由で，対象者の返事や回答に応じて，調査者がさらに話を掘り下げていくこともできる「半構造化面接（Semi-structured interview）」，さらに面接時のやりとりが自由で，より深く話を掘り下げていくことをめざす「深層面接（In-depth interview）」に分類される。半構造化面接や深層面接では，面接者の応答や問いかけ方次第で得られる結果が変わるため，面接者の状態が大きく影響する。対象者から十分に言葉を引き出すためには，面接者が研究の目的を十分に理解することと，面接の技術と経験を有していることが不可欠な要素となる。

② フォーカスグループインタビュー（Focus Group Interview：FGI）

テーマや焦点を絞り，少数のグループで話し合う集団面接法であり，グループダイナミクス*を用いた科学的な方法論である。調査者は質的面接のように

---

*単に数を測定しない研究や，言葉を扱う研究だから「質的研究」とよぶのではない。

*近年では，質的研究と量的研究を組み合わせて，現象を立体的に捉えようとする混合研究法（Mixed Methods Research）が注目されているように，質的研究と量的研究は相互補完的な関係性と認識されるようになってきている。

[グループダイナミクス]
クルト・レヴィンが「場の理論」として提唱した。集団力学的な性質，および変化を観察することにより理論化を測る。意識，無意識を問わず，ある個人は，他の構成員の影響を受け，また，他の構成員に影響を与える。集団力学とは，そのような集団内に発生する心理や行動を扱う学問領域である。

対象者とやりとりして話を引き出すのではなく，対象者同士の自発的な話し合いを引き出し，グループダイナミクスが働く状況に導くファシリテーター*としての役割を担っていく。そのために，調査者は話し合いの中で生じた矛盾点や対象者間の意見の相違について，さらなる議論を促したり，対象者の頭の整理を助けたりしていく。

③ 観察法

ある現場の実態や，集団における個々人の役割や行動，他の人々とのやりとりについて，調査者が観察をして記録していく研究方法である。調査者が対象者と生活をともにし，対象者の言葉，行動，表情，生活様式などを詳細に記録する「参与観察」と，調査者はその場に参加せず，状況に影響を与えることなく観察する「非参与観察」がある。参与観察の場合，その現場に調査者がいることで，対象者の行動が変わってしまうことがあるため，適切に実態を把握するためには，調査者がその現場に溶け込むことが重要となる*。

④ 記録物

記録物とは，手記，日記，闘病記，保健日誌などである。記録物をどのように入手するかや，データ使用の承諾をどのようにとるかなど，倫理的側面への十分な配慮が求められる。例えば，震災支援の手記，慢性疾患の子どもの日記や親の手記，発達障害の子どもをもつ親の手記，引きこもりの子をもつ親の手記など，学校での健康危機管理体制や支援体制を検討するような研究への有用なデータと考えられる。

（2）質的研究のデザイン

質的研究のデザインの代表的なものとして，現象学的研究，グラウンデット・セオリー・アプローチ，エスノグラフィー，事例研究などがある。

① 現象学的研究

人の経験，そのときの人の意識や感覚を，ありのままの形で捉え記述していく研究である。内省的な対話を念入りに行い，当たり前と思っていることを意識上にのぼらせることが求められる。経験を記述する多種類のデータ（手紙や日記なども含む）を分析する。

② グラウンデット・セオリー・アプローチ

データを系統的に収集，分析して理論を生成する過程（帰納的アプローチ）に焦点をあてた研究である。熟練した観察と面接の蓄積，詳細なデータの系統的蓄積が求められる。データのコード化，クラスタリング，カテゴリー化，カテゴリーの飽和のプロセスをたどり，理論的飽和状態に至るまで，データの収集と分析をくり返し，理論の構築へと向かう。

③ エスノグラフィー

「ある文化の中の人」「ある現象の中の人」から何かを学び取るものである。そこで生活する者たちの経験や解釈を，外で生活する者の見方と比較しながら，その集団の行動様式を詳細に記録していく。

[ファシリテーター]
中立的な立場を保ちながら，活動や話し合いの活性化，および合意形成に向けた舵取りなどの支援を行う役割を担う人のこと。

*たとえば，保健室を訪れた生徒と養護教諭の関わりを明らかにするなど，閉ざされている空間における人間関係や看護ケアの実施状況を調査するなどには，参与観察が適していると考えられる。

④ 事例研究

ある特定の事例について，多角的，洞察的に探求し，新たな知識や一般法則を見出す研究。実践報告と異なるのは，文献検討，計画的介入，実践，評価という研究のプロセスを含むことである。

4. 量的研究

量的研究とは，ある集団において生じているさまざまな事象の頻度や分布を明らかにしたり，その事象のリスク要因や，他の事象に及ぼす影響や効果などを定量的に明らかにすることに適した方法論である。量的研究のデザインもさまざまな種類があるが，研究者自身は対象者に対して何も介入しない観察研究と，研究者が対象者に介入を行い，その影響や効果を検証する介入研究に大別できる。

(1) 観察研究

観察研究はさらに生態学的研究，横断的研究，症例対照研究，コホート研究の4つの研究デザインに分類される。

① 生態学的研究（Ecological study）

集団を分析対象として，ある原因と結果事象の関連を明らかにしようとする研究デザインである。既存資料を用いて実施できることも多く，個人情報を取り扱わないために，比較的に短時間で研究結果を得ることができる場合もある。

たとえば，学校別の体力テストの結果と学力テストの結果を用いて，体力と学力の関連について検討することを例に考えてみよう。学校別の体力テストと学力テストの平均値もしくは中央値を用いて，相関関係を検討することができれば，既存のデータのみで実施することができ，他の研究デザインよりも時間や労力，費用を要さずに済むことが多い。一方で，因果関係*の証明が難しいことや，分析の対象が個人（子ども）ではなく，集団（学校）であるため，個人レベルに結果をあてはめにくいといった限界が生じてしまう。そのため，得られた結果についても，「体力テストの成績がよい学校は学力テストの成績も高い傾向にある」，もしくは「学力テストの成績が高い学校は体力テストの成績も高い傾向にある」といったような解釈となる。

② 横断的研究（Cross-sectional study）

最も多く用いられる量的研究のデザインの1つである。ある集団における一時点の状況を把握することができる。研究の目的に応じて集団を自由に設定できるため，子ども個人を対象にすることも，学校長や養護教諭を対象に学校の状況，ある組織や集団を代表して回答してもらうこともできる。

上記と同様に，子どもの体力と学力の関連について検討することを例に考えてみると，子どもから体力と学力を測定したデータを収集する。収集する項目や収集方法にもよるが，一時点でデータ収集が終了するため，比較的に短時間で多くの対象者からデータを収集することが可能となる。生態学的研究と比べて，得られた結果を個人レベルで解釈しやすいが，原因と結果を同じタイミン

［因果関係］
ある2つの事象について「原因」と「結果」を明確に示すことができるものを指す。一方，関連とは2つの事象が関わっているものの，「原因」と「結果」の関係性までは明確に示せないものを指す。

グに収集していることなどから，因果関係の証明が難しく，推論に頼らざるを得ないという限界が生じる。しかし，研究者が収集する項目を選定しやすいため，体力と学力の関連に関する分析をする際に，塾に通っている子どもや，週に4日以上の運動をしている子どもに分析対象者を限定して解析したりすることもできるなど，解析の幅は格段に広くなる。

③ 症例対照研究（Case-control study）

結果事象が発生した症例群（ケース群）と，発生していない対照群（コントロール群）を別々にサンプリングし，その結果事象に対するリスク要因の影響を検討する研究デザインのことである。ケース・コントロール・スタディともよばれる。

たとえば，精神的な不調で休職してしまう職員のリスク要因について検討をすることを例に考えてみると，まず，精神的不調で休職してしまった職員（症例群）のリクルートを行い，その後，休職していない職員（対照群）をリクルートしてリスト化する。次に症例群の対象者の性別や年齢層などを考慮して，対照群のリストから対照群の対象者を抽出して解析を行う（図29.1）。

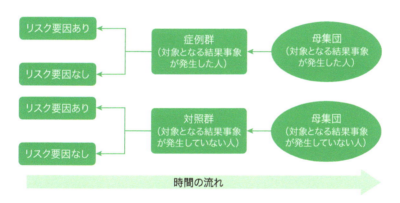

図29.1 症例対照研究の枠組み

頻度の高くない結果事象に関する研究の場合でも，最初に結果事象が発生した対象者のみをサンプリングできるので，横断的研究よりもはるかに効率よく対象者のリクルートが行える特徴がある。例えば，頻度が2％程度の結果事象について横断的研究で調べようとした場合，その結果事象が発生した対象者を100人集めるためには，5,000人の対象者をリクルートしてデータを収集しなければならない。しかし，症例対照研究では，先に症例群だけを集めることができるので，こうした膨大な労力を省略することが可能となる。ただし，症例群や対照群の選定方法に配慮しないと，大幅に偏った集団になってしまう恐れがある*。

＊横断的研究によって収集したデータを結果事象によって2群に分けて解析を行うことも多くみられるが，症例群と対照群をまとめてサンプリングする場合は症例対照研究には該当しない。

④ コホート研究（Cohort study）

　結果事象が発生していない対象集団を，あるリスク要因の曝露の有無で2群に分け，一定の追跡期間を経たのちに，両群の結果事象の発生状況について調べる研究デザインである。検証したい結果事象がすでに発生してしまっている人は，あらかじめ対象者から除外をすることを考慮しなければならない。

　たとえば，中学1年時の生活習慣がその後の生徒の体型や非行，不登校の発生頻度に及ぼす影響について検討することを例にあげると，中学1年時にベースライン調査を実施し，基本的な生活習慣に関する情報を収集する。その後，中学2年もしくは3年時に追跡調査を実施して，生徒の体型や行動などについて情報を収集する。ベースライン調査時の状況をもとに，生徒を「規則正しい生活習慣群」と「不規則な生活習慣群」に分類し，追跡調査時のデータを用いて肥満や非行の発生頻度について群間差を検討することで，不規則な生活習慣をしていることによる，肥満や非行などへの影響を示すことができる（図29.2）。

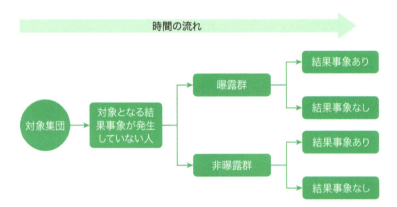

図29.2　コホート研究の流れ

　コホート研究は，前向きコホート研究（Prospective cohort study）と，後ろ向きコホート研究（Retrospective cohort study）に分けられる。主となるリスク要因の曝露の情報について，現在の状況を用いる場合を前向きコホート研究，過去の時点の状況を用いる場合を後ろ向きコホート研究という*。後ろ向きコホート研究は，適切に結果指標が収集できるのであれば，そのタイミングは過去，現在，未来のいずれであってもかまわない。後ろ向きコホート研究は症例対照研究と混乱されやすいが，過去だろうと現在だろうと，原因に着目してその後の状況を追跡していく研究がコホート研究で，結果に着目してそこから過去の状況に遡っていく研究が症例対照研究という大きな違いがある（図29.3）。

＊"後ろ向き"というと，まるで現在から過去に遡っていくように誤解されやすいが，いずれもある時点から未来に向かって対象者を追跡する，という点では前向きコホート研究と後ろ向きコホート研究では共通している。

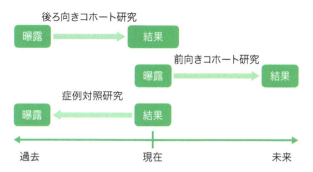

図 29.3　前向きコホート研究と後ろ向きコホート研究，症例対照研究の枠組みの違い

（2）観察研究の種類による長所と短所

　上記の4つの観察研究はそれぞれ長所と短所，適した研究内容と適さない研究内容がある（表 29.2）。研究デザインを決める際には，研究の内容や調査フィールドの事情，経済的・人的リソースに加えて，そうした研究デザインの特徴を考慮することが求められる。研究デザインの選択を誤ると，得られる結果の質は低下してしまうので，十分に検討するように心がけたい。

　表 29.2 を見ると，コホート研究が多くの研究課題に適したよい研究デザインであることがわかる。しかし，次ページの表 29.3 のように，コホート研究は実施に多くの時間とコストを要するという難点がある。また，どれだけ頑張って対象者を追跡しても，脱落者*が多くなってしまうと，得られる結果に大きな偏りが生じ，研究の質が低下してしまうため，脱落を最小限に留めるための工夫が求められる。

[脱落者]
研究参加の同意が得られた対象者において，追跡期間中に何らかの理由でデータの収集ができなくなってしまった者のこと。脱落者の割合が大きくなると，研究結果にバイアスが生じる可能性が高くなるなど，様々な問題が生じるため，できるだけ脱落を防ぐ手立てが必要とされる。

表 29.2　観察研究のデザインと適した研究内容[1)]

	生態学的研究	横断的研究	症例対照研究	コホート研究
まれなイベントの研究	＋＋＋＋	－	＋＋＋＋＋	－
まれなリスクの研究	＋＋	－	－	＋＋＋＋
1つのリスク要因と複数の結果指標の関連を検討する研究	＋	＋＋	－	＋＋＋＋＋
複数のリスク要因が1つの結果指標に及ぼす影響を検討する研究	＋＋	＋＋	＋＋＋＋	＋＋＋
発生・発症率の測定	－	－	＋a	＋＋＋＋＋

記：＋の数が多いほど，そのことに適した研究デザイン。－は適さない研究デザイン。
a：症例群，対照群の両方に集団の代表性の高いサンプルが得られる場合

表29.3 観察研究のデザインと要する期間やコスト[1]

	生態学的研究	横断的研究	症例対照研究	コホート研究
研究に要する期間	低	中	中	高
研究に要するコスト	低	中	中	高

（3）介入研究

介入研究は対照群の設定方法や，対象者の割り付け方法などによって，研究デザインが異なってくる。

① 無作為化比較試験

介入群と対照群における対象集団を数学的に均一にすることで，多くのバイアスを制御することができるため，介入研究の中で最もパワフルな研究デザインであり，介入研究の代表的な方法である*。

対象者を無作為に介入群と対照群に割り付けて，介入群に実施した介入プログラムの効果を検証していく（図29.4）。無作為割付の単位が対象者個人となるとは限らない。中学校10校を5校ずつ介入群と対照群に無作為割付を行い，介入群には新しい教育プログラムを実施する場合のように，割付の単位が集団（クラスター）とすることも可能である。その場合は，クラスター無作為化比較試験（クラスターRCT）とよび分けられている。

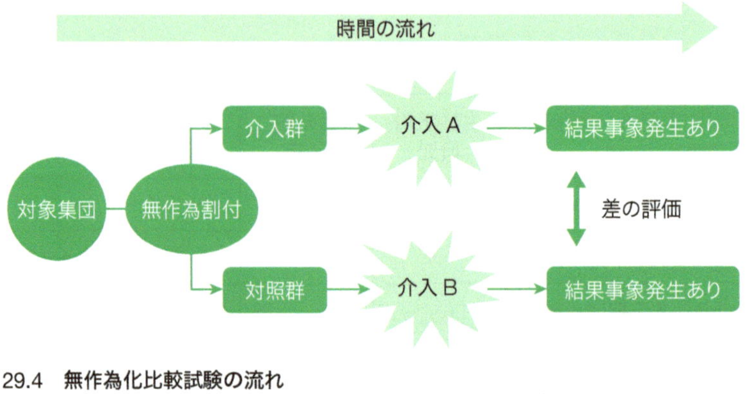

＊無作為化比較試験は，Randomized Controlled Trialの頭文字をとってRCTと呼ばれることも多い。

図29.4 無作為化比較試験の流れ

対照群を別の対象者とせず，1人の対象者に無作為に順番が決められた2種類の介入を提供するなど，介入群と対照群の両方を同一の対象者が担うクロスオーバー研究という研究デザインもある。教育効果を高めるために，2つのプログラムにおけるより有効な順番を検証したり，相互にまったく関連や影響がないと考えられる2つのプログラムを用いて，効率よく効果検証を実施する場

合などに用いられる。

　無作為化をともなう研究の場合，倫理的な問題への配慮が特に重要になる。まず，対照群に割り付けられた対象者は「よいと思われる介入」を受けることができないため，不利益を被る可能性がある。そのため，研究参加を依頼する際に，対照群に割り付けられる可能性があることを対象者に十分に理解をしてもらうことが求められる。介入効果の評価が終わった後で，対照群に割り付けられた対象者に，介入群の対象者と同様の介入プログラムを提供する方法（Waiting-list control）も頻繁に用いられているが，適用できない場合もある。

② **無作為化をともなわない介入研究**

　対象者の無作為割付を行わずに介入効果を検証する研究デザインを準実験研究（Quasi-experimental study）*という。介入群と対照群の単位は，無作為化比較試験と同様に個人でも集団でもかまわない。対照群を設定せずに，介入プログラムの前後で評価を行い，介入前に比べて介入後に生じた変化を検証する前後比較研究という研究デザインもある。

　準実験研究は無作為割付にともなう倫理的な問題が生じにくいという利点があげられる。また，新しい教育プログラムを今年度から実施する学校と，来年度から実施する学校を比較するなど，研究用のセッティングを特別に用意することなく，社会の既存の枠組みを用いやすいため，実施しやすい研究デザインであるともいえる。ただし，研究結果には，両群にもともと生じていた差など，介入プログラムの効果以外の差も含まれてしまうなどの欠点があるため，無作為化比較試験で得られた結果に比べると，準実験研究で得られた結果の質は劣ってしまうという限界がある。

[準実験研究]
対象者が受診する曜日を用いて，月水金の患者は介入群，火木土の患者は対照群，という割付方法を用いた研究は無作為化比較試験ではなく，準実験研究となる。調査者が患者さんの状況を見て受診する曜日を変えてもらうなど，作為的な割付が可能になるためである。

この章のまとめ

- 研究を行う際に最も重要なことは，「この研究を通じて何を知りたいのか」をできるだけ具体的にすることである。
- 学校看護学領域における代表的な研究として，系統的レビュー，質的研究，量的研究の3種類があげられる。
- 系統的レビューとは，あるテーマについて，書籍や論文，報告書などのあらゆる既存資料を評価してまとめていく研究方法である。主な目的として，①膨大な先行研究，既存資料を読者が短時間で簡潔に理解できるように整理すること，1つの研究では結論が出しにくいことであっても，多くの研究をまとめることによって，そのテーマについて一定の結論を与えることの2点がある。
- 質的研究とは，あるテーマについて，それがどのように捉えられているか，どのような概念であるかなど，社会現象や概念を言語化していくことに適した方法論である。
- 量的研究とは，ある集団において生じているさまざまな事象の頻度や分布を明らかにしたり，その事象のリスク要因や，他の事象に及ぼす影響や効果などを

定量的に明らかにすることに適した方法論である。
- 質的研究と量的研究を組み合わせて，現象を立体的に捉えようとする混合研究法が注目されているように，質的研究と量的研究は相互補完的な関係性と認識される。

【参考文献】
- 中村好一（2012）：基礎から学ぶ楽しい疫学（第3版）．医学書院
- 木原雅子，木原正博訳（2014）：医学的研究のデザイン 研究の質を高める疫学的アプローチ 第4版．メディカルサイエンスインターナショナル
- 竹原健二，渡辺多恵子（2009）：看護・医療系の調査研究エッセンス．医学書院
- 木原雅子，木原正博訳（2001）：WHOの基礎疫学．三煌社
- 大滝純司訳（2008）：質的研究実践ガイド―保健医療サービス向上のために第2版．医学書院
- 萱間真美（2007）：質的研究実践ノート―研究プロセスを進めるclueとポイント．医学書院
- 抱井尚子（2015）：混合研究法入門：質と量による統合のアート．医学書院
- Cochrane Training: Cochrane Handbook for Systematic Reviews of Interventions. URL: http://training.cochrane.org/handbook
- Creswell, J. W., & Miller, D. L. (2000). Determining validity in qualitative inquiry. Theory into Practice, 39(3), 124-130
- 安梅勅江（2001）：ヒューマン・サービスにおけるグループインタビュー法 科学的根拠に基づく質的研究法の展開．医歯薬出版
- 戈木クレイグヒル滋子（2008）：グラウンデッド・セオリー・アプローチ 理論を生みだすまで．新曜社
- 佐藤郁哉（2011）：質的データ分析法 原理・方法・実践．新曜社
- 小田博志監訳（2015）：新版 質的研究入門＜人間科学＞のための方法論．春秋社
- Uwe Flick（2007）：Qualitative Sozialforschung. Rowohlt Taschenbuch Verla.

第30章 保健理論と実践研究

尼崎 光洋

この章で学ぶこと
- ライフスキル教育の定義と目的を学ぶ。
- 認知行動理論の考え方を学ぶ。
- ピア・エデュケーションの理論を学ぶ。

[キーワード] ライフスキル教育，認知行動理論，ピア・エデュケーション

第1節 ● ライフスキル教育に基づくアプローチ

　WHOは，これからの健康教育の展開の主軸として**ライフスキル教育**を取り上げている。ライフスキルとは，日常生活で生じるさまざまな問題や要求に対して，建設的かつ効果的に対処するために必要な能力*のことを意味する。ライフスキル教育では，これらのライフスキルの指導を基盤とし，健康問題に関連づけて効果的コミュニケーション・スキルや対人関係スキルなどを向上させるスキル教育といえる。

　上田[1]は，ライフスキル教育に基づいた「生命と性の健康教育」プログラムを中学1年生から3年生まで年1回100分の授業を3回行い，3年間継続的に行った。具体的なプログラムの内容としては，1年次には生命教育として，沐浴人形の抱っこ体験等を行い，2年次には「性の健康教育（HIV・AIDS教育を含む）」として，第二次性徴，性の意義や性心理に関する講義とのグループワーク等が行われた。そして3年次にはストレスマネジメント教育として，タッピングタッチ等の実技が行われた。このプログラムでは，従来の知識の提供を重視した講義形式の性教育と異なり，生徒自らが参加し，取り組み，活動していく参加型のプログラムであった。こうした生徒相互のコミュニケーションを図りながら進めていくプログラムを通じて，統計的に有意な値を示さなかったものの，自尊感情の上昇傾向が認められ，性交の実施率に関しても下降傾向にあったことが報告されている。また，生徒の自由記述からは，性への肯定的な姿勢が見られ，エイズやHIV感染への関心が得られたなどの一定の教育効果が得られたことが報告されている。

　一方で，上記のような教育機会を得られない場合には，性交の場面でどのようなコミュニケーションを図ればコンドームの使用につながるのかを示したマニュアルを参照するとよいだろう。たとえば，20～30代の未婚女性373名を対象に実際の体験を集めて作成されたコンドームを使うための「100の方法」*がある。

*ライフスキルに含まれる10個のスキルは次の通りである。「意思決定（decision making）」，「問題解決（problem solving）」，「創造的思考（creative thinking）」，「批判的思考（critical thinking）」，「効果的コミュニケーション（effective communication）」，「対人関係スキル（interpersonal relationship skills）」，「自己意識（self-awareness）」，「共感性（empathy）」，「情動への対処（coping with emotions）」，「ストレスへの対処（coping with stress）」

*参考：使いたいと思っているけど，ちゃんと上手く使えない人のための「ゴムを使う100の方法」（http://www.health-issue.jp/the_100_answers_girls.html）

これは，保健所でのHIV抗体検査時の相談場面や，教育場面での女性に対する健康教育等での活用するツールとして作成された。「100の方法」の内容としては，性交の際にコンドームを使いやすくする言い方や方法が場面ごとに，具体的にどのような言い方をしたらよいのかが書かれている。たとえば，パートナーと初めて性交をする際には，「お付き合いをして初めてする際に『これは使ってね』と伝え，自分で用意したコンドームを渡す」などである。このようなマニュアルも積極的に利用することが望まれる。

第2節 ● 映像を用いたアプローチ

　コンドームの使用行動は，コンドームの購入から始まり，コンドームの所持・保管，コンドームの使用，そしてコンドームの処分のように，場面ごとにコンドームの使用行動を区分することができる。そして，コンドームの使用行動を促進するためには，それぞれの場面ごとに焦点を絞ったアプローチが必要である。

　たとえば，コンドームの購入を促進するためのアプローチを紹介しよう。コンドームの購入の方法としては，対面式（例：ドラッグストア）による購入，非対面式（例：自動販売機）による購入に分類できる。対面式の場では，購入時に周囲にいる人物からどのように思われているか不安になったり，購入時にどのようにふるまったらよいのかわからないなど，いわゆる「恥ずかしい」といった羞恥感情（embarrassment）が表出し，このような羞恥感情がコンドームの購入の大きな阻害要因になることが多くの研究で報告されている[2]。この阻害要因であるコンドームの購入を阻害する羞恥感情に対し，樋口・中村[3]は，社会不安障害（social anxiety disorder）*に対する治療技法であるビデオフィードバック法*に基づく映像を用いて，コンドームの購入における羞恥感情を低減するアプローチを行った。このアプローチは，集団を対象としており，用いられた映像の内容は，ドラッグストア内において恥ずかしそうにコンドームを購入している人物と，堂々とコンドームを購入している人物が収められていた。映像のおおよその流れとしては，登場人物が店内でコンドーム売り場を探し，商品を選択し，商品を購入するまでが撮影されていた。この映像を視聴した後に，堂々とコンドームを購入することがおかしなものではないことを集団に伝えた。映像視聴後には，コンドーム購入時の羞恥感情は低減し，コンドームを購入しようとする意図が増加し，トレーニング終了1ヶ月後の時点でも，羞恥感情の低減，購入しようとする意図の増加，自己効力感の増加が継続していた。この研究で用いられた自分と同じ状況の人物が登場してくる映像では，モデリング*が起こり，自身の行動パターンを学習あるいは修正することが期待される。そのため，視聴対象と同じような年齢層が出てくる映像を用いることが重要だと考えられる。

[社会不安障害（社交不安障害）]
他者によって注視されるかもしれない社交場面での著しい恐怖または不安を感じる精神疾患。

[ビデオフィードバック法]
客観的な情報よりも内的な情報を重視するため，他者からの評価に関する認知の歪みが発生する。それに対し，自身の行動を撮影したビデオをフィードバックすることで，客観的な情報を積極的に提供し，認知の歪みの修正を図る方法。

[モデリング]
登場人物の行動と結果を観察し模倣すること。

第3節 ● 認知行動理論に基づく面接形式のアプローチ

　認知行動理論（Cognitive Behavioral Theory：CBT）に基づいた個別面接では，性交場面においてコンドームを使用しないことを容認してきた認知（物事の受け止め方や考え方）について振り返りを促し，それよりも合理的な認知（例：コンドームを使用した方が安全である）へ変容するように働きかける。古谷野ら[4]は，CBTに基づく個別面接を行い，面接を通じて，対象者のコンドーム使用に対する自己効力感が高まり，safe sex の実施は自分の工夫次第であるという主体的な考え方が高まり，さらに，コンドームの使用率が上昇したと報告している。古谷野ら[4]が行ったCBTに基づく個別面接では，目標設定，心理教育，思考の特定，自動思考の修正，行動の修正の順に進む約40分の面接が行われた。古谷野ら[5]は，CBT個別面接だけではなく，CBTに基づく予防プログラムの簡易版や集団で行うグループ版によるアプローチを行っている。

　これからの性感染症の予防教育のあり方としては，科学的根拠に基づく予防教育の必要性が説かれており[6]，CBTやHealth Action Process Approach（e.g., 尼崎・森，2012）[7]などの行動理論を理論的枠組みとした行動変容のアプローチが必要である[8]。今後は，地理的に不利な条件に居住している人達，対面形式に抵抗のある人達，性的指向について人に知られたくないと感じている人たちなど，いわゆる hard-to-reach population* へのインターネットを用いたCBTによるアプローチが求められている[9]。

【hard-to-reach population】
予防やケアなどの必要な情報が，何らかの理由で届きにくくなっている集団のこと。

第4節 ● ピア・エデュケーションによるアプローチ

　ピア・サポート（peer support）は，年齢や社会的地位などが同じグループに所属する仲間（peer）による支援を包括する用語であり，ピア・サポートの下位分類の中に，教育を主体としたピア・エデュケーション（peer education），情報提供を主体としたピア・アプローチ（peer approach），相談を主体としたピア・カウンセリング（peer counseling）といった用語が位置づいている。このようなピアによる働きかけは，同じ体験や境遇の者どうしであれば，共感やお互いを理解しやすく，相手の言葉に素直に耳を傾けやすいことを利用した教育，情報提供，カウンセリングの手法である。

　ピア・エデュケーションでは，専門のトレーニングを受けたピア・エデュケーターによって行われる教育支援活動である。従来の一方的な知識伝達型の授業形態ではなく，ピア・エデュケーターと受け手が相互に関わり合いながら，受け手が自分自身の抱える問題に自ら気づき，自発的に問題を解決しようとすることをサポートする教育活動である[10]。HIV/AIDS予防などを目的としたピア・エデュ

表 30.1 紙コップの水を用いた性感染症伝播を理解するゲーム（40名クラスの場合）[12]

1	紙コップに 1/3 程度の水を入れ，参加人数（40名）の紙コップを用意する。
2	現在の性感染症の患者の感染状況（例えば，10％と仮定）から算出した人数（4名）の水には，性感染症に罹患していることを意味するために，水彩絵の具などで色つけておく。
3	紙コップには蓋をし，自分の色が他者にわからないようにする。
4	他者とじゃんけんをし，勝った者がそれぞれの持つ紙コップの水を混ぜるか否かを決定する。混ぜた後は，各コップに均等に水を分ける。この場合のじゃんけんは，性交渉を意味し，じゃんけんで勝った者が混ぜるか否かの意思決定ができる。なお，「混ぜる」はコンドームの不使用を意味し，「混ぜない」はコンドームの使用を意味する。
5	じゃんけんをクラス内のいずれかと3回実施する。じゃんけんの回数は，対象者の年齢層の過去の性交人数に基づき設定するとよい。
6	色水を「混ぜる」を選択する者が多い場合には，色水を持つ者が多くなり，性感染症の伝播を意識することができる。

ケーターを養成する機関としては，各自治体の保健所や大学，あるいは東京都看護協会などの機関で行われている。ピア・エデュケーターの養成研修を経て，学校等でピア・エデュケーターの活動が実施されている。ピア・エデュケーションで行われる主な内容としては，性感染症などに関する知識教育，コンドームの使用における自己決定などをテーマとしたロールプレイ，ロールプレイの内容を話し合うグループ・ディスカッション，コンドームのイメージなどをテーマにしたグループ・ワーク，コンドームの装着実習で構成されている[10,11]。

ピア・エデュケーションの実践の一例として，HIV/AIDS 予防などに関する学習を済ませた看護学部生が，高校生を対象に予防教育を実践した[12]。アイスブレークを兼ねて紙コップの水を用いたじゃんけんゲームを実施し，性感染症の伝播の様子を参加者全員で確認した（表 30.1）。また，不特定多数の相手との性交によって HIV に感染した事例を示し，どうしたら感染を防げたか，自分だったらどうするかについて，グループでの話し合いを行った。受講した高校生の感想としては，質問のしやすさ，楽しさ，年齢差のない人に教わることの面白さを感想として述べており，仲間意識の効果があったと報告している。受講後には，HIV/AIDS を自分自身の問題として考えるようになり，また感染を自分自身で防げると考えるようになったと報告されている。

この章のまとめ

- ライフスキルとは日常生活で生じるさまざまな問題や要求に対し，建設的かつ効果的に対処するために必要な能力のこと。
- ピアによる働きかけは，同じ体験や境遇の者どうしであれば共感やお互いを理

解しやすいことを利用した教育，情報提供，カウンセリングの手法である。
- 性感染症の予防のためにはコンドームの使用が必要であり，使用を促進するためには，コンドームの使用に影響を与える心理・社会的要因を変容させるアプローチが必要である。

【引用文献】
1) 上田邦枝（2015）：ライフスキル教育に基づいた「生命と性の健康教育」の社会的意義に関する研究：中学生の性の健康心理尺度の開発ならびに生命・性のイメージ分析の検討から．九州保健福祉大学大学院（通信制）保健科学研究科　博士論文
2) 樋口匡貴・中村菜々子（2009）：コンドーム購入行動に及ぼす羞恥感情およびその発生因の影響．社会心理学研究．25(1)．61-69
3) 樋口匡貴・中村菜々子（2014）：コンドーム購入行動を阻害する羞恥感情の研究―VTRを使用したコンドーム購入集団トレーニングの効果―．現代日本の社会心理と感情．中央研究院人文社會科學研究中心専書．77-95
4) 古谷野淳子・松高由佳・桑野真澄ほか（2014）：「その瞬間」に届く予防介入の試み―MSM対象のPCBC（個別認知行動面接）の検討．日本エイズ学会誌．16(2)．92-100
5) 古谷野淳子・日高庸晴・松高由佳ほか（2015）：認知行動理論（CBT）によるHIV予防介入研究　厚生労働科学研究費補助金エイズ対策研究事業「個別施策層のインターネットによるモニタリング調査と教育・検査・臨床現場における予防・支援に関する研究（研究代表者：日高庸晴）」平成26年度総括・分担研究報告書．36-54
6) 木原雅子・木原正博（2004）：青少年の性行動の現状とこれからの性感染症予防教育のあり方について―科学的予防（Science-BasedPrevention）の導入―．学校保健研究．46(2)．149-154
7) 尼崎光洋・森 和代（2012）：Health Action Process Approachを用いた大学生のコンドーム使用行動の検討．健康心理学研究．24(2)．9-21
8) 木原正博・木原雅子（2009）：エイズと行動変容戦略―その現状と課題―．保健医療科学．58(1)．26-32
9) 橋本充代・日高庸晴（2010）：インターネットを用いたHIV及び近接領域の介入プログラムの効果について　文献レビューによる検討．日本エイズ学会誌．12(3)．193-204
10) 劔 陽子（2006）：ピア・エデュケーションでエッチ・愛・カラダ．明石書店
11) るるくめいと（2005）：今あなたにも伝えたい―高校生がつくったエイズ・ピア・エデュケーションのーと．せせらぎ出版
12) 奥野ひろみ・樋口まち子・永田文子ら（2006）：高校生に対するピア・エデュケーションによるHIV/AIDS予防教育実践と効果．公衆衛生．70(1)．76-79

索引

欧文索引

ABCD 判定	46
AED	114
AIDS 患者	150
ARMS	160
A 類疾病	15
BCG	96
BCG 接種	47
BLS	115
B 型肝炎	96
B 類疾病	15
CBT	217
CO	47, 89
CONSORT	204
DPT-IPV	96
DSM-5	134
GO	47, 89
HIA	173
Hib	43, 96
HIV 感染者	150
HPV	96
ICD-10	134
IgE 依存性反応	121
LGBT	147
PDCA	19, 60
PICO	205
PISA ショック	71
PISA 調査	71
PRISMA	204
PTG	110
PTG の包括モデル	110
PTSD	138
PTSG	110
PYLL	155
QOL	191
SGA 性低身長症	197
SPIRIT	204
SRQR	204
STROBE	204
TALK の原則	157

和文索引

あ行

愛情遮断症候群	197
悪性腫瘍	128
悪性新生物	128
アクティブ・ラーニング	75, 82
旭川学力テスト事件	68
アスペルガー症候群	11, 134
アデノイド増殖症	41
アナフィラキシーショック	121
アレルギー対策	120
安全点検	105
生きる力	71
医行為	114
いじめ	6
いじめ防止対策推進法	6
いす	29
異性愛	147
一次救命処置	114
一次予防	143
医療が必要な子ども	104
医療的ケア	189
因果関係	208
インクルーシブ教育システム	188
飲酒	183
インターセックス	148
咽頭扁桃肥大	41
インフルエンザ	55, 96
インフルエンザの流行	55
飲料水	28, 30
飲料水等の水質	27
後ろ向きコホート研究	210
うつ病	158
うつ病の 9 つの症状	158
う歯	120
運動器検診保健調査票	44
運動器の機能検査	43
影響評価	185
衛生害虫	30
衛生管理者	39
栄養教諭	2, 6
疫学診断	20
エスノグラフィー	207

援助要請行動	161
園長	2
横断的研究	208
大掃除	28
オタワ憲章	78

か行

外傷体験	110
介入研究	212
外部評価	200
学習指導案	82
学習指導要領	67, 176
学習指導要領の法的根拠	68
学習障害	12, 134
学齢簿	36
可視化	200
仮説	202
学校	6, 67
学校医	63, 120
学校環境衛生	22
学校環境衛生基準	3, 22, 25
学校管理下	113
学校給食法	5
学校教育法	2, 68
学校教育法施行規則	68
学校行事の健康観察	51
学校恐怖症	162
学校歯科医	63
学校での児童虐待予防対策	143
学校における自殺予防対策	157
学校の清潔	28, 30
学校保健	3, 17
学校保健安全法	2, 23
学校保健安全法施行規則	23
学校保健委員会	198
学校保健活動	19
学校保健計画	18, 23
学校三師	17
学校薬剤師	24, 63
家庭教育	7
科目	176
がん（癌）	128
がん教育	84, 169
関係性	181
観察研究	208
観察法	207
感受性	93
がん診療連携拠点病院	172

感染	93
感染経路	93
感染症	4, 14, 93
感染症対策	56, 93
感染症の予防の原則	94
感染症法	14, 98
感染予防	95
既往歴	44
気管支炎	127
寄生虫卵の有無の検査	41, 43
喫煙	183
基本的自尊感情	111
基本的人権	1
義務教育	2, 4
虐待	10
ギャングエイジ	181
救急処置	112
救急蘇生法	114
給食	5
救命処置	113
救命の連鎖	114
教育課程	34, 67
教育基本法	2
教育要領	67
胸囲の検査	41
教科担当制	164
教室環境	30
教室等の環境	26
教職員	24
共生社会	188
矯正視力	42
教頭	2, 63
胸部エックス線撮影	47
業務発令	83
空気感染	94
グラウンデッド・セオリー・アプローチ	207
クラス担当制	164
クラブ活動	87
グループダイナミクス	206
ゲイ	147
経口感染	94
系統的レビュー	204
刑法上の責任年齢	5
けがの防止	81
結核	37, 42, 47, 101
結果評価	185
欠席	50
ゲートキーパー	160

研究ガイドライン	204
研究仮説	202
研究デザイン	204
健康影響予測評価	173
現行学習指導要領	71
健康観察	50, 60, 167
健康観察集計表	54
健康観察の評価	57
健康観察簿	52
健康診断	3, 17, 33, 119, 193
健康診断の項目	41
健康相談	3, 17, 55, 59
健康相談の支援計画	61
健康相談の対象者	60
健康日本21	183
健康日本21（第二次）	183
健康問題	59
健康リテラシー	78
現象学的研究	207
憲法	1
公共の福祉	1
構造化面接	206
校長	2, 23, 63
後天性甲状腺機能低下症	197
高等学校	2
行動変容	21
行動変容のステージ理論	21, 144
広汎性発達障害	12, 134
国際人権法	149
黒板	29
心の健康	80, 91
心の病	158
個人情報保護	46
子育て支援事業	10
国会	7
子ども・子育て支援法	5
子どもの権利条約	130
子どもの定義	4
個別保健指導	85, 176
個別面接	206
コホート研究	210
孤立感	157

さ行

災害	104
座高の検査	43
雑用水	27
里親	10

産業医	39
三次予防	143
死因順位	155
視覚障害	130
次期学習指導要領	74
色覚の検査	41
施行規則	7
施行令	7
自己管理能力	57
事故傾性	157
自己肯定感	185
自己効力感	110
事後措置	59
自殺	154
自殺総合対策大綱	149, 157
自殺対策基本法	157
自殺の危険因子	157
自殺未遂	157
自殺予防教育	161
自殺率	154
四肢の状態の検査	43
歯周疾患要観察者	47
思春期	79
思春期早発症	197
視診	116
自治体の条例	8
質的研究	206
疾病管理	119
児童	4
児童虐待	140
児童虐待相談対応件数	143
児童虐待防止法	10, 141
児童生徒健康診断票	35, 37
児童生徒健康診断票（一般）	38
児童生徒健康診断票（歯・口腔）	39
児童生徒等の健康診断	34
児童相談所	142
児童等	6
児童福祉法	9, 141, 142
自閉症	11
自閉症スペクトラム障害	134
社会診断	20
社会性	182
社会的障壁	12
社会的自立	166
社会不安障害	216
就学義務	36
就学時健康診断票	35

就学時の健康診断	34, 36
修学旅行	37
集団保健指導	85, 176
授業時数の増加	72
宿主	93
主治医	122
受診義務	15
出席停止	98
守秘義務	46
準実験研究	213
障害者基本法	13
障害福祉	9
小学校	2
小学校学習指導要領	177
上気道炎	127
症候性肥満	196
上節下節比	43
小児がん	128, 171
小児の発達	122
小児の病気	127
小児慢性特定疾患	120
少年	5
省令	7
症例対照研究	209
初回エピソード	160
職員健康診断票	35
職員の健康診断	34, 37
触診	116
食物アレルギー	121
ショック	113
自立活動	67
視力	42, 46
視力検査	41, 46
視力低下	120
事例研究	208
親権	6
人権擁護	150
心身の管理	17
心身の苦痛	6
心臓検診調査票	45
身体虚弱	130
身体性	181
身体的虐待	141
身長	42
身長・体重	193
心的外傷後ストレス障害	110, 138
心的外傷後成長	110
心電図検査	41

心理的虐待	141
水泳プール	29
水質	27
水痘	96
スクリーニング	33, 160
スクールカウンセラー	63
スクールソーシャルワーカー	91, 138, 167
健やか親子21	141
健やかな体	72
スタンダード・プリコーション	95
スティグマ	160
ストレスチェック制度	38
ストレス反応	109
ストレスマネジメント教育	215
生活の管理	17
性感染症	150
性教育	176
性差の配慮	46
性自認	147
青少年	8
成人	5
精神病未治療期間	159
生態学的研究	208
成長曲線	43, 193
成長ホルモン分泌不全性低身長症	197
性的虐待	141
性的思考	147
性的マイノリティ	147
性同一性障害	148
性に関する指導	176
性分化疾患	148
政令	7
咳エチケット	95
セクシュアルマイノリティ	147
接触感染	94
セルフヘルプグループ	167
前駆症状	160
先行研究	203
全国がん登録	169
喘息	127
専用水道	27
騒音	27
総合的な学習の時間	77, 88
ソーシャル・サポート	161
組織活動	17
育ちゆくからだとわたし	81
損失生存可能年数	155

た行

体育	178
体育科	73
怠学	162
体質性肥満	196
体重	42
対人管理	17
対物管理	17
代理によるミュンヒハウゼン症候群	141
脱落者	211
単純性肥満	196
知・徳・体	70
地域学校保健委員会	200
遅刻	50
知的障害	130
知的発達の遅れ	135
知能についての検査	36
チームティーチング	87
チャンネル	194
中1ギャップ	164
注意欠陥多動性障害	12, 134
中央教育審議会	67, 163
中学校	2
中学校学習指導要領	178
中耳炎	41
抽象性	181
聴覚障害	130
長期入院	127
聴力	46
聴力検査	41, 46
通級による指導	187
机	29
ツベルクリン反応検査	42
詰め込み	71
定期環境衛生検査	24
定期の健康診断	14, 37
低身長	193
等価騒音レベル	27
登校拒否	162
登校刺激	166
統合失調症	159
同性愛	147
同性愛者	148
道徳	77, 88
道徳教育	69
特別支援学校	2, 36, 187
特別支援教育	136, 187
特別支援教育コーディネーター	136
特別な支援が必要な子ども	104
トータルケア	131
トータルペイン	131
トラウマ	110
トランスジェンダー	147
取組評価	60

な行

内的思考	147
肉腫	128
二次災害	106
二次障害	137
二次予防	143
日常の環境衛生点検	24
日常の健康観察	51
日本国憲法	1
日本脳炎	96
乳児	5
乳幼児健康診査	36
尿	42
認知行動理論	217
認定特定行為業務従事者認定証	189
ネグレクト	90, 141
ネズミ	30
ノーマライゼーション	189
ノロウイルス	94

は行

歯・口腔疾病	47
肺炎球菌	96
肺炎球菌感染症	43
バイセクシュアル	147
バイタルサイン	116
梅毒感染者	152
ハザードマップ	106
パーセンタイル	194
パーソナリティ障害	158
発達支援	12
発達障害	11, 133
発達障害児	12
発達障害者支援法	1, 134
パートナーシップ証明	150
パニック	138
半構造化面接	206
ピア・エデュケーション	217
非行	137
ビデオフィードバック法	216
避難物品	106

飛沫感染 94
肥満度 194
肥満度曲線 43, 194
病気の予防 81
病弱教育 130
標準予防策 95
風疹 96
フォーカスグループインタビュー 206
福祉 9
二人担当制 164
普通教育 2
不登校 137, 162
不登校傾向 56
プライバシー保護 46
フラッシュバック 138
プリシード・プロシードモデル 20, 185
ブレインストーミング 78
プロセス評価 185
平均聴力 47
ヘルス・ビリーフモデル 21, 144
ヘルスカウンセリング 59
ヘルスプロモーション 78, 86
ヘルスリテラシー 185
防災マップ 106
法律の三層構造 7
暴力 10
保管場所 106
保健 176
保健学習 17, 77, 176
保健管理 17
保健教育 17, 72
保健室 3, 18, 62, 113
保健室経営計画 18
保健指導 3, 17, 51, 55, 77, 85, 176
保健主事 17, 45, 198
保健体育 179
保健体育科 73
保健調査 42
保健調査票 43
保護者 5
母子感染 94
母子保健行政 9
ホームルーム 87

ま行

毎日の生活と健康 81
前向きコホート研究 210
麻しん 96, 102

マラソン大会 37
慢性疾患 122
未成年 5
無作為化比較試験 212
むし歯 89
ムーンフェイス 128
メタ解析 205
メンタルヘルス 154
モデリング 216

や行

薬物 183
やせ 196
遊離残留塩素 27
豊かな人間性 72
ゆとり 71
要観察歯 47, 89
養護教諭 2, 17, 40
幼児 5
幼稚園 2
抑うつ気分 158
予防医学 21, 48, 143
予防接種 15, 95
予防接種健康被害救済制度 95
予防接種法 15

ら・わ行

ライフスキル 184
ライフスキル教育 215
裸眼視力 42
量的研究 206
臨時休業 55, 99
臨時検査 30
臨時に実施する環境衛生検査 24
臨時の健康診断 37
レジリエンス 111
レズビアン 147
労働安全衛生法 37
ワクチン 15, 96

225

編著者紹介

松浦賢長（まつうらけんちょう）
　福岡県立大学看護学部ヘルスプロモーション看護学系 教授

笠井直美（かさいなおみ）
　新潟大学人文社会・教育科学系 教授

渡辺多恵子（わたなべたえこ）
　淑徳大学看護栄養学部 教授

NDC498　237p　26cm

保健の実践科学シリーズ　学校看護学

2017年3月27日　第1刷発行
2019年2月25日　第2刷発行

編著者	松浦賢長・笠井直美・渡辺多恵子
発行者	渡瀬昌彦
発行所	株式会社 講談社
	〒112-8001　東京都文京区音羽2-12-21
	販　売　(03) 5395-4415
	業　務　(03) 5395-3615
編　集	株式会社 講談社サイエンティフィク
	代表　矢吹俊吉
	〒162-0825　東京都新宿区神楽坂2-14　ノービィビル
	編　集　(03) 3235-3701
本文データ制作	株式会社 エヌ・オフィス
カバー・表紙印刷	豊国印刷 株式会社
本文印刷・製本	株式会社 講談社

落丁本・乱丁本は，購入書店名を明記のうえ，講談社業務宛にお送りください．送料小社負担にてお取替えいたします．なお，この本の内容についてのお問い合わせは，講談社サイエンティフィク宛にお願いいたします．定価はカバーに表示してあります．

© Kencho Matsuura, Naomi Kasai and Taeko Watanabe, 2017

本書のコピー，スキャン，デジタル化等の無断複製は著作権法上での例外を除き禁じられています．本書を代行業者等の第三者に依頼してスキャンやデジタル化することはたとえ個人や家庭内の利用でも著作権法違反です．

[JCOPY] 〈(社)出版者著作権管理機構 委託出版物〉

複写される場合は，その都度事前に(社)出版者著作権管理機構(電話 03-3513-6969, FAX 03-3513-6979, e-mail: info@jcopy.or.jp)の許諾を得てください．

Printed in Japan

ISBN 978-4-06-156320-9